ICH改革と
ICHガイドライン解説

国際調和の新展開

［編集］日本製薬工業協会
　　　　ICHプロジェクト編集委員会

International Council for Harmonisation of
Technical Requirements for
Pharmaceuticals for Human Use

じほう

はじめに

　1990年4月に設立されたICHの第1回全体会議が1991年11月にベルギー・ブリュッセルで開催されてから30年近い歳月が経過しました。この間多くの関係者の貢献により，新薬の審査安全対策を取り巻くレギュラトリー・サイエンスの分野は大きく発展しました。

　初回ブリュッセル会合には，米国においてサリドマイド禍を防いだことで有名なFDAフランシス・ケルシー女史（2015年8月7日101歳にて没）も参加され，集まった人々が新薬のレギュレーションの将来の方向性や国際的な整合化に期待を抱き，第1回会合をそのスタート地点とし，取り組む熱意に溢れていた姿が思い出されます。

　筆者自身はどちらかというと，当時は随行者的な役回りでしたが，産官の協力のもと日米欧という主たる新薬創出国間の会議体として，科学的方法論の妥当性を議論する場として誕生したICHは，先輩諸氏が編み出した柔軟で素晴らしい仕組みであったと今でも感じているところです。

　このような中，2015年10月にはスイス法人格を有するICH協会が設立されました。2016年からは，これまでの会議体としてのICHから徐々に協会組織を中心とした活動に移行してきている状況にあります。

　人類が天然生薬類に加え，人工的に初めて医薬品成分のアスピリンを化学合成し医薬品として一般利用開始したのは約120年前の1899年と言われています。その後，サルファ剤や合成抗生物質の開発など目覚ましい発展がありましたが，一方薬害と言われる事件・事故が少なからず発生し，新薬の研究開発やレギュラトリー・サイエンスに関わる人々に反省と再発防止に向けた取組が迫ってきたことも疑いありません。

　第1回ICH会合が開催された1990年前後は，我が国においても日本発の抗生物質，インターフェロン類，抗高脂血症薬，さらにはG-CSF，t-PA，EPOといった新たな先端技術を応用した遺伝子組換え医薬品も次々に登場し始めていました。

　現在では，いわゆる医薬品のモダリティは，化学合成の低分子の他，遺伝子組換え医薬品に加え，核酸医薬，抗体医薬，再生医療応用医薬品など，様々なものが出現しているところです。

　振り返りますと，このICH発展の時代は，上記のような科学技術の進歩や社会的な安全性確保の要請から，新薬創出国の規制当局にとっても大きな変革が求められ，新たな審査関連組織の構築，体制整備が迫られた時代でもあったということができます。

サリドマイド禍を免れた米国が，その後ドラッグ・ラグの問題に直面し，新薬審査体制の抜本的整備に着手することとなったユーザー・フィー法（PDUFA-I，以降5年毎に更新され現在はPDUFA-VI）のスタートの1992年もほぼ同時期でした。また，英国保健省（DoH）薬事部門から審査機能を担う組織が医薬品庁（当時はMCA）がエージェンシーとして切り離されて機能強化が図られたのは1990年でした（その後2003年に医療機器部門と併合され現在はMHRAとなっています）。

さらに，欧州では欧州単一市場形成の背景もあり，1995年に欧州全体の医薬品の審査安全業務の総合調整機関として欧州医薬品庁（設立当初はEMEA，現在はEMA）が設立されました。なお，我が国が厚生省本省内に新薬審査を担当する専門の課を新設したのは1985年で，これ自体はかなり先駆的な取組でしたが，その後はいわゆる薬害エイズ事件の反省などから，さらなる行政組織再編の議論が重ねられ，1997年に国立医薬品食品衛生研究所に医薬品医療機器審査センター（PMDEC）が設置され，これが2004年の医薬品医療機器総合機構（PMDA）の設立につながっていくという経過をたどりました。

今世紀に入ってからはインターネットの普及など，急激な情報化も相俟って，先進諸国においては，安全性確保が大前提ではあるものの，他国に遅れることなく先端研究・技術の成果である新薬をいち早く自国の医療の場（患者）に供給すべきとする社会的要請も日増しに強まってきているという状況もあります。すなわち，外国で受けられる優れた新薬を使用した治療がなぜ日本では受けられないのかという国民・患者さんたちの素朴な疑問の顕在化があります。

さらにこれは別の角度からの見方となりますが，有用な医薬品は普遍的な価値を有するものですから，経済のグローバル化の進行に伴い，内外製薬企業の活動が活発化する中で，不必要な重複を避けるなど，事業の円滑な展開のための環境整備が求められてきたという面もあります。

これからも新しい治療法を提供する新薬の登場は人々に期待され続けることと思われますし，現在も満足な治療効果が得られない疾患に対して，新しい治療法を研究開発し，人類に貢献していこうとする研究・開発に携わる人たちの熱意には心動かされます。しかし，いうまでもなく，新薬が一般的に使用されるようになるためには，科学的な方法論に基づいて信頼性が確保された状況で得られた結果が，統計学的な評価基準により客観的に有効と判断されることが必要です。これからも個別の方法論には変化が予想されますが，今後も適切な科学的・倫理的評価方法（方法論）に従って評価された後に，一般的な使用に供されるという社会的仕組みは基本的には不変だと考えられます。

これから先のことを見通すことは難しいですが，情報化のさらなる進展で，ビッグデータや人工知能（Ai）といったキーワードが次世代創薬を切り開くと期待される一方，世界的な貧富の格差の拡大が指摘され新薬へのアクセス問題も注目されています。また，情報化によるグローバル化も大きく進展しましたが，我が国では使用言語の問題など，まだ克服すべき

部分は大きいと考えられますので，これからのICH活動を担っていかれる方々の今後の御健闘を祈念せずにはいられない気持ちです。

　本書はこのようなICHの活動の大きな変化の時点でICH活動に携わった方々により企画，執筆されました。特に各ガイドラインについては作成作業に直接参加された専門家に担当いただきました。稿を御寄せいただいた行政当局及び産業界の方々の労に対し，心から感謝を申し上げたいと思います。また，出版に当たって御世話になりました株式会社じほうの方々にも感謝の意を表します。

平成30年3月

日本製薬工業協会　専務理事　川原章

日本製薬工業協会　ICHプロジェクト編集委員会　委員

（五十音順）

　川原 章　　　日本製薬工業協会　専務理事

○日吉 裕展　　ICHプロジェクト委員長，エーザイ株式会社

　三原 光雄　　日本製薬工業協会　国際規制調整部長

　横田 昌史　　ICHプロジェクト副委員長，第一三共株式会社

（○：委員長）

執筆者一覧（執筆順）

第1章　ICH活動の経緯と将来展望

1.1	ICH改革の経緯とその成果，及び将来展望	中島 宣雅	厚生労働省
	ICHの成り立ちと経緯	富永 俊義	独立行政法人 医薬品医療機器総合機構
	ICH改革を振り返って（規制当局の観点から）	安田 尚之	独立行政法人 医薬品医療機器総合機構
	ICH改革を振り返って（産業界の観点から）	齋藤 宏暢	第一三共株式会社
	ICH発足総会のエピソード	富永 俊義	独立行政法人 医薬品医療機器総合機構
	ICHにおける産業界の役割と体制	日吉 裕展	エーザイ株式会社
1.2	ICHの運営：総会・管理委員会・作業部会	高梨 文人	厚生労働省
	ICHにみるおもてなしの心	三原 光雄	日本製薬工業協会
1.3	戦略テーマ・新規トピックの検討プロセス	安田 尚之	独立行政法人 医薬品医療機器総合機構
	新規トピックをめぐる冒険	横田 昌史	第一三共株式会社

第2章　ICHガイドライン解説：各Topicの検討された背景とその意義

2.1	Quality（品質分野）解説	井越 伸和	ノバルティスファーマ株式会社
Q3	不純物	三島 雅之	中外製薬株式会社
Q7	原薬GMP	松村 清利	元大塚化学株式会社
Q8	製剤開発	大河内 一宏	日本製薬工業協会 （Q8 Deputy Topic Leader）
Q9	品質リスクマネジメント	松村 行栄	元エーザイ株式会社
Q10	医薬品品質システム	重光　真	メドライク Limited
Q11	原薬の開発と製造	尾崎 健二	塩野義製薬株式会社
Q12	医薬品のライフサイクル	仲川 知則	大塚製薬株式会社
2.2	Safety（安全性分野）解説	渡部 一人	中外製薬株式会社
S1	がん原性試験	久田 茂	あすか製薬株式会社
S3A	「トキシコキネティクス（毒性試験における全身的暴露の評価）に関するガイダンス」Q&As：マイクロサンプリング	三浦 慎一	第一三共株式会社
S5	生殖発生毒性試験	藤原 道夫	アステラス製薬株式会社

S9	抗悪性腫瘍薬の非臨床評価	西村 千尋	日本化薬株式会社
S11	小児用医薬品開発のための非臨床安全性試験	松本 清	武田薬品工業株式会社

2.3　Efficacy（有効性分野）解説　　金澤 誠器　　アステラス製薬株式会社

2.3.1　臨床上の安全性に関するガイドライン

E2A	臨床安全性データの取扱い：治験中に得られる安全性情報の取扱いについて	渡部 ゆき子	中外製薬株式会社
E2B	臨床安全性データの取り扱い：個別症例安全性報告を伝送するためのデータ項目	井上 学	MSD株式会社
E2C	定期的ベネフィットリスク評価報告（PBRER）	渡部 ゆき子	中外製薬株式会社
E2D	承認後の安全性情報の取扱い：緊急報告のための用語の定義と報告の基準について	渡部 ゆき子	中外製薬株式会社
E2E	医薬品安全性監視の計画	市川 高義	第一三共株式会社
E2F	治験安全性最新報告（DSUR）	渡部 ゆき子	中外製薬株式会社

2.3.2　その他の有効性分野のガイドライン

E6	GCP（医薬品の臨床試験の実施基準）	松下 敏	ヤンセンファーマ株式会社
E8	臨床試験の一般指針	松下 泰之 近藤 充弘	第一三共株式会社 大塚製薬株式会社
E9	臨床試験におけるestimandと感度分析	土屋 悟	大日本住友製薬株式会社
E11	小児臨床試験	尾﨑 雅弘	ユーシービージャパン株式会社
E17	国際共同治験の計画及びデザインに関する一般原則	小宮山 靖	ファイザー株式会社
E18	ゲノム試料の収集及びゲノムデータの取扱い	山﨑 高生	アステラス製薬株式会社
E19	安全性データ収集の最適化	渡部 ゆき子	中外製薬株式会社

2.4　Multidisciplinary（複合領域）解説

M1	MedDRA（ICH国際医薬用語集）とM1 PtC WG活動について	田中 陽	中外製薬株式会社
M2	医薬品規制情報の伝送に関する電子的標準	佐久間 直樹	帝人ファーマ株式会社
M4	Common Technical Document	藤川 明世	第一三共株式会社
M7	潜在的発がんリスクを低減するための医薬品中DNA反応性（変異原性）不純物の評価及び管理	橋爪 恒夫	日本たばこ産業株式会社
M8	eCTD	藤川 明世	第一三共株式会社
M9	BCSに基づくバイオウェーバー	高橋 豊	アステラス製薬株式会社
M10	生体試料中薬物濃度分析法バリデーション	田中 誠治	あすか製薬株式会社

目次

第1章 ICH活動の経緯と将来展望 … 1

1.1 ICH改革の経緯とその成果，及び将来展望 … 3

1. ICH改革の経緯 … 4
   - Column　ICHの成り立ちと経緯 … 4
   - Column　ICH改革を振り返って（規制当局の観点から） … 6
   - Column　ICH改革を振り返って（産業界の観点から） … 7
2. ICH改革の目的と基本方針 … 8
3. ICH改革の概要 … 8
   - Column　ICH発足総会のエピソード … 11
   - Column　ICHにおける産業界の役割と体制 … 17
4. ICH改革の成果（私見） … 19
5. ICHの将来展望（私見） … 19
6. おわりに … 20

1.2 ICHの運営：総会・管理委員会・作業部会 … 21

1. ICHの各組織の構成と意思決定 … 22
   - Column　ICHにみるおもてなしの心 … 25
2. ICHガイドラインの作成 … 26
3. 日本にとっての課題（私見） … 28

1.3 戦略テーマ・新規トピックの検討プロセス　31

1. 戦略テーマ　32
2. リフレクション・ペーパー　33
3. 緊急的なガイドラインの整備　35
   - *Column* 新規トピックをめぐる冒険　35
4. 新規トピックの検討プロセス　36

第2章 ICHガイドライン解説：各Topicの検討された背景とその意義　39

2.1 Quality（品質分野）解説　41

- **Q3** 不純物　51
- **Q7** 原薬GMP　58
- **Q8** 製剤開発　69
- **Q9** 品質リスクマネジメント　78
- **Q10** 医薬品品質システム　86
- **Q11** 原薬の開発と製造　97
- **Q12** 医薬品のライフサイクル　108

2.2 Safety（安全性分野）解説　117

- **S1** がん原性試験　123
- **S3A** 「トキシコキネティクス（毒性試験における全身的暴露の評価）に関するガイダンス」Q&As：マイクロサンプリング　130
- **S5** 生殖発生毒性試験　135
- **S9** 抗悪性腫瘍薬の非臨床評価　143
- **S11** 小児用医薬品開発のための非臨床安全性試験　149

2.3　Efficacy（有効性分野）解説　　155

2.3.1　臨床上の安全性に関するガイドライン　　163

- **E2A**　臨床安全性データの取扱い： 治験中に得られる安全性情報の取扱いについて　　163
- **E2B**　臨床安全性データの取り扱い： 個別症例安全性報告を伝送するためのデータ項目　　168
- **E2C**　定期的ベネフィットリスク評価報告（PBRER）　　174
- **E2D**　承認後の安全性情報の取扱い： 緊急報告のための用語の定義と報告の基準について　　179
- **E2E**　医薬品安全性監視の計画　　182
- **E2F**　治験安全性最新報告（DSUR）　　188

2.3.2　その他の有効性分野のガイドライン　　193

- **E6**　GCP（医薬品の臨床試験の実施基準）　　193
- **E8**　臨床試験の一般指針　　203
- **E9**　臨床試験におけるestimandと感度分析　　206
- **E11**　小児臨床試験　　212
- **E17**　国際共同治験の計画及びデザインに関する一般原則　　220
- **E18**　ゲノム試料の収集及びゲノムデータの取扱い　　227
- **E19**　安全性データ収集の最適化　　232

2.4　Multidisciplinary（複合領域）解説　　235

- **M1**　MedDRA（ICH国際医薬用語集）と M1 PtC WG活動について　　236
- **M2**　医薬品規制情報の伝送に関する電子的標準　　242
- **M4**　Common Technical Document　　252
- **M7**　潜在的発がんリスクを低減するための 医薬品中DNA反応性（変異原性）不純物の評価及び管理　　256
- **M8**　eCTD　　264
- **M9**　BCSに基づくバイオウェーバー　　268
- **M10**　生体試料中薬物濃度分析法バリデーション　　271

本書でよく使われている略語一覧

API	原薬	active pharmaceutical ingredients
BIO	バイオテクノロジーイノベーション協会	Biotechnology Innovation Organization
CAPA	是正措置及び予防措置	corrective action and preventive action
CPP	重要工程パラメータ	critical process parameter
CQA	重要品質特性	critical quality attribute
CTD	コモン・テクニカル・ドキュメント	common technical document
EFPIA	欧州製薬団体連合会	European Federation of Pharmaceutical Industries and Associations
EMA	欧州医薬品庁	European Medicines Agency
EWG	専門家作業部会	expert working group
FDA	米国食品医薬品局	Food and Drug Administration
GCP	医薬品の臨床試験の実施の基準	Good Clinical Practice
GMP	製造管理及び品質管理の基準	Good Manufacturing Practice
ICH	医薬品規制調和国際会議	International Council for Harmonisation of Technical Requirements for Pharmaceuticals for Human Use
IGBA	国際ジェネリックバイオシミラー協会	International Generic and Biosimilar Medicines Association
IGPA	国際ジェネリック製薬協会	International Generic Pharmaceutical Alliance
IPEC	医薬品添加剤協会	International Pharmaceutical Excipients Council
IWG	実施作業部会	imprimentation working group
JPMA	日本製薬工業協会	Japan Pharmaceutical Manufacturers Association
MedDRA	国際医薬用語集	medical dictionary for regulatory activities
PhRMA	米国研究製薬工業協会	Pharmaceutical Research and Manufactures of America
PIC/S	医薬品査察協定及び医薬品査察協同スキーム	Pharmaceutical Inspection Convention and Pharmaceutical Inspection Cooperation Scheme.
PQS	医薬品品質システム	pharmaceutical quality system
QMS	品質マネジメントシステム	quality management system
QTPP	目標製品品質プロファイル	quality target product profile
USP	米国薬局方	United States Pharmacopeia
WHO	世界保健機関	World Health Organization
WSMI	世界大衆薬協会	World Self-Medication Industry

第 1 章

ICH活動の経緯と将来展望

1.1 ICH改革の経緯とその成果, 及び将来展望

1　ICH改革の経緯

　医薬品分野の国際協力で最も成功した活動を問われれば，多くの関係者はICH（日米EU医薬品規制調和国際会議）をあげるのではないであろうか。

　1980年代には，OECD（経済協力開発機構），日米MOSS協議，日欧専門家会議等において医薬品分野における国際調和の必要性が強く求められた。これらの議論を踏まえ，ICHは1990年4月に，必要な患者に安全で有効な新医薬品をより早く提供するため，日米EU三極の規制当局および産業界の代表により，医薬品承認審査の基準の合理化，標準化を目的として設立された。

　ICH発足以来，新医薬品の品質・有効性・安全性の評価にかかわる技術的なガイドライン，承認申請資料の形式，市販後安全体制に関するガイドラインなど，60を超えるガイドラインが合意（調和）された。具体的には，医薬品の臨床試験の実施に関する省令［E6］，eCTD（電子化コモンテクニカル・ドキュメント：医薬品の承認申請のための国際共通化資料の電子化）［M8］，原薬のGMPガイドライン［Q7］など，薬事規制の根幹となるようなガイドラインが多くある。

　また，ICHガイドラインは，国際貿易障壁の軽減，重複試験と研究開発資源の削減に加え，ICHに参加していない地域との交流や情報の共有化においても大きな成果をあげてきた。

Column

ICHの成り立ちと経緯

　筆者はICHの成立を直接観察したわけではないので，諸先輩の書かれた記事等からICHの成立の経緯を再構成したいと思います。

　1980年代，日米EUの医薬品規制当局は，経済摩擦に起因するMOSS協議等の経済問題主導の交渉で医薬品規制（申請資料にかかるガイドラインの整合等）が議論されることに懸念を抱いていました。医薬品規制は担当当局とその被規制業界で議論すべき，というICHの構想を提案したのはEC（欧州委員会）で，1989年秋パリで開催されたWHO主催の第5回ICDRA（International Conference of Drug Regulatory Authorities）においてでした。ECは，域内単一市場形成のために，医薬品承認システムの域内ハーモニゼーションが必要だったので，日米を巻き込んだ国際ハーモニゼーションの「外圧」で域内をまとめようとしたとの見方もありました。なお，欧州医薬品庁（EMEA，後にEMA）が設立されたのは1995年，PMDAの前身である審査センターの設立は1997年です。

　ICH構想は日米の規制当局に受入れられ，日米EUの規制当局と製薬業界が参加して1990年から1991年にかけて計4回の準備会合が開催され，正式名称（International Conference on Harmonisation of Technical Requirements for Registration of Pharmaceuticals for Human Use。なお現在はConferenceの代わりにCouncilとなっています），基本的性格，メンバー構成等が決まっていきました。その中でICHの保健衛生上の位置づけとして，ハーモニゼーションは，優れた医薬品の登場を待つ患者や国民の保健衛生上の利益を第一としてなされるもので，医薬品の有効性・安全性を確保する行政上の義務につき妥協するもの

ではないという重要な合意が確認されています。第3回準備会合からは，準備（運営）委員会と並行して品質，安全性，有効性の三分野の専門家委員会が開催され，これが現在まで続く会議の形態となりました。

　1991年11月にブリュッセルで開催された第一回ICH本会議（ICH 1）においてICHの目的，構成，活動内容が広く一般に了知され，この会議の後，ハーモニゼーションの作業が本格的に展開されました。ICH本会議は，インターネットもウェブサイトもない時代のパブリシティのための重要な手段として，その後2～3年ごとに各極回り持ちで開催され，大阪開催のICH 6（2003）が最後となりました。

　当時のICHは，運営委員会（Steering Committee）と専門家作業部会（Expert Working Group）からなり，前者は，日米EU三極の規制当局と製薬業界団体計6者が対等の地位でのメンバーとして，そしてこれにヘルスカナダ，EFTA（スイス当局），WHOがオブザーバーとして加わって構成されていました。また事務局はIFPMAが務めました。「官民が一緒のテーブルで話し合いをすることは望ましくないのではないか」という議論は発足当時にありました。発足以来ICHでは規制当局と製薬業界は対等の地位にありましたが，今般の一連の改革の結果，規制当局優位の構造に変わりました。改革の契機のひとつが類似の議論であったことは興味深いことです。

［富永俊義］

※ICH設立の経緯詳細については，「医薬品開発の国際調和の歩み，（株）じほう」を参照。

　しかしながら，近年，新医薬品の開発，製造，販売に関するグローバル環境は劇的に変化している。具体的には，中国，インド，ブラジル，ASEAN各国などにおいて新医薬品の開発等が開始される，もしくは販売がなされてきている。これらの国においては，現在，薬事規制やガイドライン等の整備も進められてきているが，日米EUなどの先進国と異なるものが整備される，もしくはその可能性がある。その結果，ICH発足時に日米EU間で問題とされていた重複試験や国際貿易の障壁などと同様の問題を多国間で引き起こし，さらに画期的な医薬品への患者アクセスを阻害する可能性がある。

　このような状況を回避し，さらにグローバルな医薬品開発・審査の環境を改善するため，ICHは自ら改革の道を選んだ。本節では，ICH改革結果とICHの新たな取組みについて紹介する。

● ICH改革を振り返って（規制当局の観点から）

　ICHは医薬品の有効性・安全性・品質に関する各種ガイドラインに関して国際的な共通化を進める議論の場であり，医薬品以外にも存在する各種の多国間会合の中でも数少ない成功例と認識されています。成功をもたらした要因の1つは，産官が，コンセプトの段階からガイドライン作成に向けて協働作業を進めてきたことがあげられます。ICH改革が必要となった理由の1つに，この成功をもたらした点が問題であるとの指摘を最初に聞いたときは驚きでした。この点を含め，本コラムでは，ICH改革の議論で，私が忘れられないものを紹介したいと思います。

　私のICHへの関与は2011年秋の会合からでした。会合の前から，欧州委員会はICH改革が必要だ，と主張しており，私の最初に参加した会合が，まさにICH改革に向けた提案・議論の最初の会合でした。論点は，これまでに協働して議論を進めてきた産官の役割見直しや，ICHへの参加国・団体の拡大であり，これらの方向性は当時の日本にとっては望ましくないものでした。最初は，今後のありうるべき姿・方向性の議論から始まったことを記憶しています。

　具体的な議論が開始されたのは，2012年春の日本（福岡）での会合でした。この会合は，当方が初めて運営委員会議長となったときのものでもありました。会議は早朝から深夜まで，議論項目の整理と，その項目をもとに具体化していく作業であり，進行・とりまとめは大変なものでした。欧州委員会は，特に，産官の役割見直しが進まない場合には，ICHからの脱退をもちらつかせ，ICH設立以来の存続の危機とされたものでした。ただ，欧州委員会はICHから脱退をちらつかせるものの，産官が協働することが必要不可欠であることは理解していました。そのため，ICH参加国での議論終了後，毎晩，薄暗がりの中で欧州委員会参加者だけで，どのように解決していくか真剣な打合せをしていた姿は今でも忘れられません。

　改革議論は2年かけて改革概念を整理し，ICHのあるべき姿を作っていきました。総会と管理委員会の関係，メンバーの区分け，意思決定の仕方，そしてガイドライン作成に向けた産業界の関与の方法等が整理されました。この際もめたのはガイドライン作成に向けた産業界の関与でした。この点は，規制文書策定に向けたガバナンスとして，ステップ2を2aと2bで技術文書と規制文書で分け，技術文書の策定までは産官協働，その後は，規制文書の作業とすることでした。規定においては官優位となりましたが，規制文書の議論には産も参加できるとすることで，実質はこれまでの議論形式は維持できることとなりました。

　この作業が終了して，次は，この概念を定款に入れ込む作業でした。これは当初の概念の維持を目指したものの，独特の記載が必要であり，また会議が頻ぱんに開催される等，難儀なものでした。この際，最も意見対立のあった事項は，管理委員会における意思決定

の仕方でした。創設規制当局（日本を含める）の優越性と，規制当局と産業界の決定時の権限の違いに関するものでした。ICH改革の基本理念として規制当局の優位性が同意されていたことから，最終的には合意に達し，その後，2016年に，ICHが法人化することにつながりました。

　これら一連の議論に関わる中，私は日本そして世界各国にとって望ましいと思われる姿を模索してきました。その結果，現時点ではICHガイドラインの世界的な普及等の仕組みはできあがってきたと考えています。しかし，今後メンバーの拡大や，ICHをとりまくさまざまなステークホルダーとのコミュニケーションは増大していきます。ICHにおける議論の場の維持は各国・産業界が望むものである以上，日本は，欧米と協働しつつ対処していくことで，将来起こりうる議論をうまく解決していくことが必要と思っています。

　ICH改革の議論は，振り返ると，規制側・産業界側ともに，共通の議論の場を精緻にしていくためのものであり，今後もそうした対応が必要とされていることを強く実感させるものであったと考えています。

［安田尚之］

Column

ICH改革を振り返って（産業界の観点から）

　ICHの活動が25年を過ぎました。ICH活動により，GCPやCTDのガイドラインが日米EUで合意され，国際共同治験や共通の申請資料に関するガイドラインを提供することで，様々な業務の重複が軽減され，日米EU同時開発やCROへの委託が容易になりました。このように，より早期に世界中の患者さんへ新薬を届けるための基盤を整備するという点で，ICHは多大な社会貢献を行っています。

　私は平成20年度より5年ほどICHの活動に参加しましたが，私が参画した時点では，ICHによる貢献は一段落とし，今後メンテナンス中心の活動になるため，規制側のみで十分ではないかという話が持ち上がりました。今後も業界はICHのガイドライン策定に参加できるのか？　この命題に関し，JPMA内およびPhRMA/EFPIAと議論しました。現場を知っているのは業界であり，現場が必要としているガイドラインを提案していくには業界の貢献が今後も重要であるとして，ICHで参加の継続性を訴え，その後も新規ガイドラインを積極的に提案してきました。一方で，透明性は重要であり，行っている議論や結果を論文やワークショップ等で公表することとしました。

　ICH改革準備の際には，日本はICH初期には世界の医薬品市場のシェア25%を占めていましたが，現在10%を切っており，日本の業界団体が敢えてICHの中心にいる必要はないのではないかという議論が出てきました。加えて，ICHを日米EUのみの活動としてではな

く，新興国や他の国際団体にも参加してもらい，ガイドライン策定に参加してもらうと同時に，日米EUを超えた世界各国で活用してもらうべきとして議論がさらに大きくなりました。過去のICHでは，日本は欧米の議論の中に参加しただけで十分にリーダーシップがとれない状況が多々ありましたが，新しいメンバーが参加する状況となると参加だけでは許されません。そのため，JPMAで英語力のあるリーダーの卵を召集し，ICHプロジェクトに参加してもらい，JPMAがPhRMAとEFPIAと一緒になって，ICH活動に関する産業界の意見を集約する場であるIndustry Executive Council（IEC）を主導する体制を整備しました。新薬開発の経験（Phase 1の計画，用量設定，申請パッケージ戦略等）は日本の貴重な経験であり，経験したことのない国・業界に対して，この経験を生かして，日本の業界は自信をもってLeadできると確信しています。現在，このIECの活動がICHのひとつの大きな柱になっていると聞き，たいへんうれしく思っています。

ICHの活動はグローバル人材を育成する上でもよい機会と思います。欧米人と対等に議論し，世界で共通する成果物を作るという経験は今後の若手の人材を育てるよい機会であり，世界の当局と一緒に議論するためには，「業界のためではなく，患者を第一に」という気持ちがないと議論には入れません。そういう意味で，薬剤を開発する本当の意味を心に刻んだ貴重な5年間であったと思います。今後のICHの活動を応援します。

[齋藤宏暢]

2　ICH改革の目的と基本方針

以下の3つを主たる目的としてICH改革を行った。
①新ICHを国際的な薬事規制調和の主たる組織とする
②すべての薬事規制当局や関連業界に薬事規制調和により積極的に関与する機会を提供する組織を創造する
③効果的でよく管理された運営と調和作業を維持する

3　ICH改革の概要

各国の代表による3年以上にわたる精力的な議論と調整の結果，2015年10月23日に設立総会が開催されスイス法に基づく非営利法人として新ICHが設立された。1990年に旧ICHを設立した日米EUの薬事規制当局と新薬研究型製薬団体の6メンバーが創設メンバーとなった。また，設立総会においてはICH定款が合意されるとともに，ヘルスカナダ（HC）とスイスメディック（SM）が常任規制当局として参加が認められた。表1にICHの8つの任務を示す。

ICH改革のポイントは表2，3のとおりであるが，以下に主要なポイントを記載する。

表1　ICHの8つの任務（ICH定款3条・概要）

1）医薬品規制に関するガイドライン等の作成，改訂及びそれらの解釈を行う
2）規制当局と産業界の科学的事項に関する建設的な対話の場を提供する
3）国際的な観点から患者の視点で公衆衛生の保護に貢献する
4）相互に研究や開発のデータを申請データとして許容できるよう，ガイドラインの更新等を図る
5）選択したトピックの調和をとおして，各国ごとの多様なガイドライン等ができることを避ける
6）新規若しくは改良された技術的な研究や開発アプローチが行われることを推進する
7）調和ガイドラインの情報共有やトレーニングの提供により，ガイドラインの実装等を推進する
8）MedDRAの整備，管理，普及等を行うとともにMedDRAに関する方針を作成する

注）1）～8）は概要であり，本文は定款Article 3を参照すること

表2　ICH改革の主要なポイント

①ガバナンス
　ICH総会とICH管理委員会の設置，事務局の整備など新体制の整備
　ICHの意思決定における規制当局と業界団体の役割の明確化（規制当局がガイドラインの実施に最終的な責任を負う）

②透明性
　ICHとそのプロセスの透明性の向上（ICHウェブサイトでのより多くの情報の公表等）

③国際化
　ICHガイドラインを実装する世界各国の規制当局，グローバルな業界団体等にICHへの参加枠を提供

④法人化
　スイス法に基づき法人化を行い，メンバー拡大後も効率的な運営が続くよう，規則文書（定款等）の整備を推進

⑤資金
　規制当局と業界団体のメンバーが応分に法人運営費を負担する仕組みの構築

表3-1　ICH改革の概要

	従来ICH	新ICH
法人格	・法人格はなし（国際製薬協が各種支援） ・参加国の同意に基づく設置	・スイス法に基づく法人（規制当局が主体） [ICH定款　Art. 60 et seq.. Of the Swiss Civil Code]
名称	・International Conference for Harmonization of Technical Requirements for Registration of Pharmaceuticals for human use ・日米EU医薬品規制調和国際会議	・International Council for Harmonization of Technical Requirements for Pharmaceuticals for human use ・医薬品規制調和国際会議
組織・団体構成	・スイス　ジュネーブに本部 ・執行委員会，MedDRA委員会，作業部会，事務局，（監査法人） ・6メンバー（日米EU 3規制メンバー＋3業界メンバー）と準メンバー（スイス，カナダ規制メンバー）	・スイス　ジュネーブに本部 ・総会，管理委員会，MedDRA管理委員会，作業部会，事務局，監査法人 ・メンバー：1.規制当局創設メンバー（日米EU），2.産業界創設メンバー（日米EU），3.常任規制当局メンバー（スイス，カナダ），4.規制当局メンバー（その他），5.産業界メンバー（その他）

表3-2 ICH改革の概要

	従来ICH	新ICH
規制当局創設メンバーと他メンバーとの主な権限の違い	・議決権限があるのは6メンバーのみ（2014年からはスイス，カナダも投票権あり。ただし，拒否権はなし）	・各メンバーは総会における投票権をもつ ・規制当局創設メンバー（日米EU）には主要事項に関する拒否権 ・規制当局創設メンバー＋産業界創設メンバー＋常任規制当局メンバー計8団体は管理委員会の常任メンバー
規制当局メンバーと産業界メンバーの権限	・6メンバーの権限は原則，平等（2014年からはガイドライン作成については，規制当局メンバーが優位となる）	・産業界メンバーはガイドラインに関する投票権はなし。その他も原則，規制当局メンバーの判断を優先
総会と管理委員会の権限関係	・総会はないため，執行委員会がすべてを決定	・スイス法に基づき総会が最終的な決定を行わなければならない事項を除き，原則，管理委員会が決定 ・総会の決定事項のうち主要事項には規制創設メンバーによる拒否権を設定するか，管理委員会の推薦が必要な仕組み
総会新メンバーの加入条件，権限・義務等	―	規制当局：一定の期間オブザーバーとしてICH活動に参加，一定のガイドラインを既に実装など 産業界：国際的な組織。ガイドラインの影響を受けること。専門家を派遣することなど
管理委員会の構成	・すべての団体が執行委員会メンバー	・従来からの参加メンバーが管理委員会の常任メンバー（8メンバー） ・最大14メンバーのうち，最大6メンバーを新規メンバーから選出可能（2018年1月1日から） 4メンバーが規制当局，2メンバーが産業界。3年ごとに改選。再選可
管理委員会新メンバー選定基準，権利と責任など	・すべての団体が執行委員会メンバーのため選定基準は特になし ・執行委員会における投票権 ・専門家会合の議長やラポーターとなる　など	・過去4年にわたりICHに参加。ガイドラインの実装状況がすぐれているなど ・管理委員会における投票権 ・作業部会の議長やラポーターとなる ・規制当局創設メンバーには主要事項に関する拒否権あり　など
RoP（Rule of Procedure）等	・特に規定なし	・各規定の詳細は，RoPに記載されている
年会費等	・規制当局からの支払いはないため規定なし	・経費は，年会費，拠出金等によってまかなわれる。（日本は年会費として支払い） ・各メンバーの年会費等の支払金額は公平，比例的，透明性を確保する ・経過措置期間の2年間は，現行の8メンバーのみが支払う

3.1 名称の変更

表3のとおり，名称変更を行った。なお，日本語名称も今後の活動は日米EUに限定されないことから，当該部分を削除し，「医薬品規制調和国際会議」とした。

3.2 総会の設置（新ICHの組織体制 図1参照）

従来，執行委員会（組織運営と最終的な意思決定機関など）と専門家作業部会（ガイドライン策定など）から構成されていたが，新たに総会を設置し，執行委員会は管理委員会として，名称および役割の変更を行っている。なお，専門家からなる作業部会の役割にはおおむ

ね変更はない。

　総会は年1回以上対面にて開催され，ガイドラインの採択，予算の承認，手続規定の承認などを担う。最初の総会議長および副議長には，ECのリンドローム氏およびPMDAの富永氏が2年間の任期で指名された。

注）2017年11月に開催されたジュネーブ会合において，議長・副議長選挙が行われ，両者は再選されている（任期：2019年秋まで）。

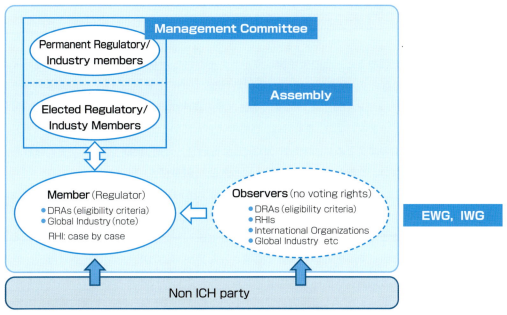

＊MedDRA management committeeの位置づけは組織図から除いている。
図1　新ICH組織体制

Column

● ICH発足総会のエピソード

　1991年11月にブリュッセルで開催されたICH 1は，ICHの発足を広く公表する場となりました。本「会議」と呼ばれていますが，一般聴衆に対して担当者がICHのポリシーや，作成中のガイドライン等に関して説明し，質疑応答や意見交換をする，むしろシンポジウムと呼ぶべき性格でした（ただし非公開の運営委員会と専門家作業部会が併催された）。会議後，議論を記録した600ページ近いProceedingが発行されています。筆者はICH 1に参加していないので，この本に基づきこの会議で何があったのかを述べたいと思います。

　まず全体セッションで，各極代表はICHの理念や活動に対する支持や期待を表明し，またICHの活動の継続がアナウンスされました。その後，品質，安全性，有効性に関する3つのワークショップが並行して開催され，最後に再度の全体セッションで議論が総括されました。

ワークショップでは表に掲げるトピックが取上げられました。当時は，他国・地域の規制（ガイドライン等）を知ることが容易ではなかったようで，エキスパートたちはまず自国の規制内容を報告し，その上でハーモナイズの可能性を議論しています。

表　ワークショップのトピック

(1) 品質：①安定性，②規格，③局方
(2) 安全性：①毒性試験総論，②生殖発生毒性，③バイオテクノロジー医薬品の毒性，④毒性試験と臨床試験のタイミング
(3) 有効性：①長期投与医薬品の安全性，②高齢者での評価，③GCP，④用量反応性

　これらを眺めると，その後順調にガイドライン化したものもありますが，随分時間がかかったものもあり，興味深いです。例えば安定性ガイドライン（Q1A）は1993年にまとまっていますが，GCP（E6）は1996年，毒性試験と臨床試験のタイミング（M3）は2000年までかかっています。なお，これらは，当時考えられていたトピックの一部にすぎません。本会議の議論の総まとめは，厚生省の代田官房審議官（医薬担当）（当時）がその最終発言で行いましたが，その中ですでに後続トピックを12個挙げています。

　さて，これは有名なエピソードですが，当時米国FDAからの参加者は，自らの制度に絶対の自信を持っていて，他国が米国の規制に倣うことはあっても，米国が他国の意見で規制を変えることはありえない，と，ハーモニゼーションには非常に消極的であったそうです。これに関して厚生省から改善を要請されたFDAは，CDERセンター長（当時）のPeck博士が，急遽会議の最後に（代田審議官の後に）予定外の発言を求め，FDAは国際的な規制ハーモニゼーションに積極的に参加する，これは昨晩午前一時に本国に電話してKessler長官（当時）に確認した方針であると明言しました（この発言はProceedingに記載されている）。これがその後のICHの活動に拍車をかけたとされています。

［富永俊義］

3.3 規制当局および産業界の新規加盟（加盟メンバーの拡大）

　先述したようにICHは当初，日米EUの三極のみが構成メンバーであったが，新薬の開発や規制がグローバル化し，画期的な新薬も先進国だけでなく世界中で承認されるようになる中で，ICH改革を実施し，メンバーシップの拡大を図っている。
　2015年12月には米国ジャクソンビル（フロリダ）にて第1回ICH総会が開催され，ブラジル薬事規制当局（ANVISA）と規制調和イニシアティブ（RHI）のSADC, GCC, PANDRHおよびAPECがオブザーバーとしての参加が認められた。また，2016年から17年にかけて，規制当局メンバーとして韓国（MFDS），ブラジル（ANVISA），中国（CFDA），シンガポール（HSA）が，産業界メンバーとしてIGBA，WSMI及びBIOが参加した。また，オブザーバーと

しての参加団体も随時増加しており，2018年3月現在，15団体がメンバーとして，24団体がオブザーバーとして参加している（図2，表4，5）。今後も，メンバーのさらなる拡大が見込まれており，メンバーの拡大にあわせて，ICHガイドラインが適用される地域が拡大していくことが期待される。

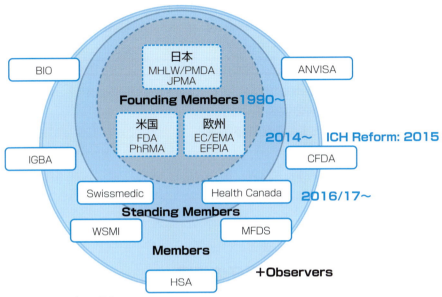

図2　ICHメンバーの拡大

表4　ICHメンバー（2017年12月現在）

【メンバー（15団体）】
- 創設規制当局メンバー（3）：厚生労働省・医薬品医療機器総合機構（MHLW/PMDA），米国食品医薬品局（FDA），欧州委員会・欧州医薬品庁（EC/EMA）
- 創設産業メンバー（3）：日本製薬工業協会（JPMA），米国研究製薬工業協会（PhRMA），欧州製薬団体連合会（EFPIA）
- 常任規制当局メンバー（2）：ヘルスカナダ，スイスメディック
- 規制当局メンバー（4）ブラジル国家衛生監督庁（ANVISA），中国国家食品薬品監督管理総局（CFDA），シンガポール保健科学庁（HSA），韓国食品医薬品安全処（MFDS）
- 業界団体メンバー（3）：バイオテクノロジーイノベーション協会（BIO），国際ジェネリック・バイオシミラー医薬品協会（IGBA），世界セルフメディケーション協会（WSMI）

表5　ICHオブザーバー（2017年12月現在）

【オブザーバー（24団体）】
- 常任オブザーバー（2）：世界保健機構（WHO），国際製薬団体連合会（IFPMA）
- 規制当局オブザーバー（9）：インド中央医薬品基準管理機構（CDSCO），キューバ国家医薬品医療機器管理機構（CECMED），メキシコ連邦衛生リスク対策委員会（COFEPRIS），コロンビア医薬品食品監督庁（INVMA），南アメリカ医薬品監理審議会（MCC），カザフスタン国会薬品医療機器専門機関，ロシア連邦保健・社会発展省（Roszdravuadzor），台湾食品薬物管理署（TFDA），オーストラリア医療製品管理局（TGA）
- 地域調和イニシアティブ（6）：東南アジア諸国連合（ASEAN），アジア太平洋経済協力（APEC），東アフリカ共同体（EAC），湾岸協力理事会（GCC），汎アメリカ医薬品規制調和ネットワーク（PANDRH），南部アフリカ開発共同体（SADC）
- 業界団体オブザーバー（1）：医薬品原薬委員会（APIC）
- 医薬品関連国際団体（6）：ビル＆メリンダ・ゲイツ財団（B&MGF），国際医学団体協議会（CIOMS），欧州医薬品品質理事会（EDQM），国際医薬品添加剤機関（IPEC），医薬品査察協同スキーム（PIC/S），米国薬局方（USP）

3.4 メンバー区分と権限・責任の相違

表3に示すようにメンバーに5つの区分が設けられた。これに加えて，その他のオブザーバーもICHに参加することが可能となった。

日本の規制当局としては，MHLWが代表として参加しており，PMDAがMHLWの代理として参加できる。

MHLWは他の総会メンバーと同様，各議決について投票権を保有するほか，創設規制当局として，米国FDA及び欧州委員会（EC）とともに主要事項に関する拒否権を有する。さらに，管理委員会の常任メンバーとなっており，3年ごとに実施される管理委員会メンバー選定のための選挙を受ける必要はない。

拒否権および管理委員会の常任メンバーポストの確保は，新ICHにおいても日本が従来と同様の権限を確保したことを意味していると認識している。

なお，日本は創設規制当局として，従来と同様ICHガイドラインの遵守や各専門家作業部会への専門家の派遣などに加えて，年会費の拠出などの責任を負う。

日本の産業界としては，JPMAが他の総会メンバーと同様，各議決について投票権を保有するほか，創設産業界として，PhRMA，EFPIAと同様に管理委員会の常任メンバーとなっており，4年ごとに実施される管理委員会メンバー選定のための選挙を受ける必要はない。

新ICHでは，メンバー数が多くなりすぎ，ガイドライン作成が遅くなったり，運営が複雑になることを防ぐため，上述した日米EUの3つの産業界を除き，各国の産業界は個々のメンバーとして参加できず，オブザーバーであるIFPMAの枠で参加することとなっている。各国と比較し，JPMAは創設産業界メンバーとして新ICHにおいて重要な権限を確保できたといえよう。

3.5 ICH新メンバーの加盟要件と権利・責任

ICHメンバーには，規制当局メンバーと業界メンバーの区分があり，それぞれの新メンバーとしての加盟要件と権利・責任が定められている。

3.5.1 規制当局メンバー

3.5.1.1 加盟要件

新ICHにおいては，表6に示す薬事規制当局であれば，どこの国の規制当局にも門戸が開かれている。加盟要件としては，過去のICH会合への参加実績やガイドラインの実装等が規定されている。新たな規制当局の参加要件とした実装ガイドラインは，多くのICHガイドラインのうち基本的な3つのガイドライン（Tier 1：表7）のみとした。これは，少しでも多くの規制当局に参加を促すため，参加のハードルを低くしたことによる。なお，将来的にはすべてのガイドラインの実装が求められている。

規制当局以外にRHIも要件を満たせばメンバーとなることができる。

表6 規制当局メンバー加盟要件

1. 法的位置づけが明確であること
   例えば，厚生労働省の場合，厚生労働省設置法により法的位置づけが明確化されている
2. 医薬品規制に責任を有すること
3. 過去のICH会合に（オブザーバー等として）適切な参加実績があること
4. 過去のICH会合専門家会合に専門家の適切な派遣実績があること
5. 以下のガイドラインを実装していること（適切な理由がある場合を除く）
   ICH Q1：安定性試験ガイドライン
   ICH Q7：原薬GMPガイドライン
   ICH E6：医薬品の臨床試験の実施基準（GCP基準）

表7 規制当局のメンバー区分と実装が求められるガイドライン

Tier 1：ICH新規メンバーとなるために実装をしなければならないガイドライン*
- Q1　安定性試験ガイドライン
- Q7　原薬GMPガイドライン
- E6　医薬品の臨床試験の実施基準

＊実装できない適切な理由がある場合を除く

Tier 2：ICH管理委員会メンバーとなるために実装を期待されるガイドライン
- E2A　治験中に得られる安全性情報の取扱いについて
- E2B　個別症例安全性報告を伝送するためのデータ項目
- E2D　承認後の安全性情報の取扱い：緊急報告のための用語の定義と報告の基準
- M1　ICH国際医薬用語集（MedDRA）
- M4　コモン・テクニカル・ドキュメント（CTD）

Tier 3：その他すべてのガイドライン
将来的にすべてのメンバーが実装することが望ましい

3.5.1.2 権利・責任

規制当局メンバーは総会へ参加する権利と投票権を有する。また，専門家作業部会への専門家の派遣と管理委員会への代表者の推薦も可能である。

なお，ICH法人への貢献や将来的にICHガイドラインの実装の責任を負うとともに，年会費を支払う必要がある。

3.5.2 産業界メンバーの加盟要件・権利・責任

3.5.2.1 加盟要件

産業界からの新規メンバー加盟要件を表8に示す。産業界からの新規メンバーは，日米EUの各地域での活動実績があるなど国際的な団体であることが求められる。すなわち，日米EUの新薬研究開発型業界団体がメンバーとして参加しているのに対し，それ以外の国々の業界団体は個々には参加することはできない。これは，多くの業界団体の参加を認めた場合，メンバーが多くなりすぎ活動が遅滞する可能性があるためである。

表8　産業界メンバーの加盟要件

1．法的位置づけが明確であること
2．少なくとも3つの大陸（日米EUを想定）のいくつかの国で活動を行っていること
3．ICHガイドラインによって規制もしくは影響を受けていること
4．過去のICH会合に（オブザーバー等として）適切な参加実績があること
5．過去のICH会合専門家会合に専門家の適切な派遣実績があること

3.5.2.2 権利・責任

産業界メンバーは総会へ参加する権利と投票権を有する。ただし，ガイドラインに関する最終責任は規制当局が担うことから，ガイドラインのトピック採択やガイドライン採択等ガイドラインに関する投票権は有さない。また，専門家作業部会への専門家の派遣と管理委員会への代表者の推薦は規制当局メンバーと同様，可能である。

なお，ICH法人への貢献，専門家の派遣やICHガイドラインの積極的な遵守などの責任を負うとともに，年会費を支払う必要がある。

3.6 管理委員会と管理委員会メンバー

スイス法に基づき総会が最終的な決定を行わなければならない事項を除き，原則，管理委員会がICHの運営方針等を決定する。

管理委員会は最大14メンバーから構成される。従来から参加している日米EU等の8メンバーは常任メンバーとなり，3年ごとに実施される管理委員会メンバー選出の選挙での改選対象とはならない。したがって，最大6メンバーが新規メンバーから選出される。そのうち，4メンバーが規制当局，2メンバーが業界団体から選出される。

規制当局に関する立候補の要件は以下のとおり。

- 4年間継続してICH会合に参加していること
- 少なくとも2つの専門家作業部会に専門家を派遣していること
- ICHガイドラインの実装の状況が優れていること（表5のTier 2ガイドラインが実装されていることを想定）。

また，産業界メンバーの立候補の要件は以下のとおり。

- 4年間継続してICH会合に参加もしくは専門家を派遣していること
- 多くのICHガイドラインによって規制もしくは影響を受けていること

総会メンバーの加盟要件と比較し，厳しいものとなっているが，管理委員会メンバーが通常の総会メンバーより多くの権限を有し，中心的な役割を担う必要があることから，よりICHに貢献していること，また，ICHガイドラインを広く活用していることなどの高い要件を求めている。

なお，管理委員会の規制当局の立候補の要件については，ICH改革直後であり，直ちに新メンバーに既存のメンバーと同様の要件を課すのは酷であることから，2017年12月現在，経過措置の検討をすすめている。

管理委員会は，年2回以上開催され，ICH総会の運営，作業部会の管理など実質的なICH活動を行う。管理委員会の初代議長には，FDAのムーリン氏，副議長にはPMDAの富永氏が就任した。

注）2017年11月に開催されたジュネーブ会合において，議長・副議長選挙が行われ，両者は再選されている（任期：2018年秋まで）。

なお，管理委員会とは，別にMedDRA管理委員会が設置され，MedDRAに関する活動は本委員会が実質的な運営を行うこととなった。

Column

ICHにおける産業界の役割と体制

　ICHのユニークかつ優れている点の1つは，規制する側（規制当局）とされる側（産業界）が協力して世界中の患者さんの利益のために規制要件の科学的な調和に取り組んでいる点にあります。本コラムでは，ICHの活動において産業界が果たす役割とその推進体制について，最近の動向とあわせて紹介します。

　産業界のICH活動は，創設産業界メンバーであるEFPIA，JPMA，PhRMAの3団体が牽引しています。医薬品開発における実務経験を活用し，ICHで取り上げるべき新規技術や調和課題を発掘，ガイドライン作成につなげるとともに，早期からその作成に参画することで，ガイドライン実施後の速やかな普及に貢献しています。そして，産業界メンバー間で意見を集約・調整する仕組みとしてIndustry Executive Council（IEC）を構築し，戦略議論や新規トピック選択，さらにはICH運営上の課題など，幅広く情報共有を図りながら，

必要に応じて産業界の統一意見を形成，発信しています。

　産業界オブザーバーであるIFPMAは，産業界の一員としてICH運営に参加しており，IECへもオブザーバーとして参加しています。IFPMAは，日米EU以外のICH規制当局メンバー管轄下にある業界団体にICHガイドライン作成への参画機会を提供するというユニークな役割も有しており，特定のWGに興味のあるIFPMA所属の当該業界団体がIFPMA内にサブWGを形成し，その代表者がIFPMAの枠を利用して，ICHの各WGに参画しています。

　ICHのグローバル化に伴い，2016年にはIGBA，WSMI，BIOが産業界メンバーに加わりました。これらの新規メンバーの参画により，ICHガイドラインのスコープが拡大，多様化し，最先端の科学技術の取り込みが促進されることが期待されます。2017年11月のジュネーブ会合直前には，ICHに加盟するすべての業界団体の代表者が一堂に会し，各団体の優先課題を共有するとともに，共通の戦略課題について意見交換しました。創設産業界メンバーのリーダーシップのもと，ICHで培われた文化やモメンタムを維持しながら，産業界全体が適切な範囲でひとつの意見を発信できれば，ICHの生産性向上にも寄与すると考えます。

　最近では，ガイドライン実施状況の評価への産業界の役割も注目されています。ICHに加盟している各規制当局には，積極的なガイドラインの実施が求められます。そして，ICHの透明性を高める観点から各規制当局のガイドライン実施状況の公表が開始される中，その状況を客観的に理解する重要性が高まっています。そこで創設産業界メンバーが中心となり，所属企業を対象に各規制当局のガイドライン実施状況についてパイロット調査を実施，ICHへ報告しました。この結果を踏まえ，ICHによる正式な調査の実施へ向けた検討が開始されており，より客観的な実施基準を用いたICH運営や，各当局へのトレーニングの必要性の把握，産業界のガイドライン実装状況理解度の向上などに活用されるものと期待しています。

　最後に，JPMA内のICH推進体制について，少し触れておきましょう。JPMAのICH活動は，「ICHプロジェクト」という半独立の組織体に委ねられています。ICHプロジェクトは，ICH活動全体について戦略や方針を議論する諮問委員会，運営実務委員会，各分野・領域を管轄するコーディネーター，各WGを担当する総勢約80名の専門家，そして事務局で構成されています。ICHにおける戦略やトピックについての議論が多様化する中，産業界の主力としての存在感を発揮していくには，特に人材の発掘と育成に力を注ぎながら，JPMAの総力をあげて臨む必要があります。医薬品評価委員会，品質委員会，薬事委員会をはじめとする他の委員会との連携をさらに深めながら，JPMAによるICH活動のさらなる充実へ向けて尽力する所存です。

［日吉裕展］

3.7 透明性の確保

ICHに関する関係者の増加や関心の拡大を踏まえ，透明性の確保をより一層すすめている。ICHのホームページ（http://www.ich.org/home.html）には，ICHの組織・体制やその成果物であるガイドラインだけでなく，各国の代表の履歴や各国のガイドラインの実装状況まで公開されている。

とりわけICHの実装状況に関する情報は，新たなメンバーは必ずしもICHのガイドラインすべてを実装していないことから重要である。各企業は，ICHに参加していても国によって実装しているガイドラインが異なることに留意し，試験の実施や申請を行う必要がある。

4 ICH改革の成果（私見）

ここまで，ICH改革の概要を説明したが，この改革におけるメリットと留意点を以下にまとめる。なお，以下については私見であることを申し添える。

（メリット）
- ICH加盟国，加盟産業界の増加によるICHガイドライン利用地域の拡大
- ICH加盟業界の増加による新薬以外の領域におけるICHガイドラインの普及
- 新たな専門家によるICHガイドライン作成の推進
- 事務局機能の充実（外部契約等を円滑に実施）に伴う作業効率の改善
- 財政基盤の安定　など

（留意点）
- メンバー増加や組織拡大に伴う，意見調整や手続の複雑化

なお，留意点に対しては，円滑な運用方法の構築をガイドラインの採択方法の改善やSOPの作成などにより対応していくこととしている。

5 ICHの将来展望（私見）

今後のICHは，さらに国際規制調和の中心的な役割を担うことが期待される。その根拠としては，先述した参加メンバーやオブザーバーの拡大に加え，以下のものがあげられる。

まずは議論する対象範囲の拡大。ICHは主として新医薬品を対象にガイドラインの作成をしてきたが，医療費低減の観点からジェネリックの意義が高まり，またメンバーとしてジェネリック業界が参加したことから，ジェネリックの調和もICHでの重要な検討課題になっていくと考えている。また，再生医療等製品にはICHのような規制当局間の国際調和のプラットフォームがないことから，ICHがその役割を担う可能性もある。

次に，その他の規制当局間との連携強化。2018年1月からは，規制当局間の情報交流プラットフォームであったIPRF（国際薬事規制当局フォーラム）とジェネリックの国際調和を

推進していたIGDRP（国際後発医薬品規制当局プログラム）が統合され，新たにIPRP（国際薬事規制当局プログラム）が設立された。このIPRP事務局の業務はICH事務局が担うこととなり，IPRPで整理されたトピックをICHでガイドライン化するという動きもできつつある。また，各国の薬事規制当局長官から構成されるICMRA（国際薬事規制当局連携会議）やWHOとのさらなる協力についても議論がすすめられている。

最後に，ICHガイドラインのアウトリーチの促進。ICH自身における積極的なトレーニング活動に加え，PMDAのアジア医薬品・医療機器トレーニングセンターやAPECの中核優良トレーニングセンター（CoE）によるICHガイドライン普及活動は現時点ではICHに参加していない国・地域にもICHガイドラインの利用を促すことになるであろう。

6 おわりに

ICHの活動は，日米EUの官学民が長期にわたって協力し，世界の患者に対して，より早く品質の確保された有効で安全な医薬品の供給に貢献してきた。ICH改革の成功により，ICHはさらなる貢献のための新たなステージに入ったと考えている。新ICHが真に大きな成果をもたらすことができるよう，関係者の方々の皆さまのご協力をお願いしたい。

［中島宣雅］

1.2 ICHの運営：総会・管理委員会・作業部会

はじめに

2015年のICH改革により，従来は主に運営委員会（Steering Committee）と作業部会（Working Groups）から構成されていたICHが，総会（Assembly），管理委員会（Management Committee），作業部会（Working Groups）から構成されるようになった。また，参加団体も，従来の日米EUの規制当局と産業界から拡大されることとなり，それ以外の地域の規制当局や，国際業界団体が，正規のメンバーとしてICHに参加することができるようになった。このように拡大・複雑化したICHにおいて，組織の意思決定，特に，ICHガイドラインの作成等に関する決定が，どのような構成員によりどのような過程を経て行われるかを把握することは，改革後のICHを理解する上で重要なポイントである。本節では，ICHガイドラインの作成プロセスに注目して，前半ではICH内の各組織の構成と役割，意思決定方式をそれぞれ説明し，後半ではICHガイドラインが原案の作成からパブコメ，完成と公表，そして各地域の規制への取入れに至るまでの流れ（ステップ1前，ステップ1～5）について説明する。

なお，これらの手続きを行うためのルールが，ICHの法人化に伴い作成された「定款」（Articles of Association）と，その下位文書として詳細を定めた総会及び管理委員会の「RoP」（Rules of Procedure，手続き規定），そして作業部会の運営に関する原則を記載した「SOP」（Standard Operating Procedure，標準手順書）の中で文書化されており，明文化されたルールに基づいてICHの運営がなされている。これらの文書はICHウェブサイト（http://www.ich.org/about/articles-procedures.html）で公表されているので，必要に応じて参照していただきたい（本文での条番号は執筆時点）。表1にICHのルール文書を示す。

表1 ICHのルール文書

文書	概要
ICH法人定款 (ICH Articles of Association)	ICH法人の設立及び運営に関する原則を規定（目的，メンバー構成，組織（構成，権限，意思決定手続），資金 など）
総会手続規定（RoP） (Assembly Rules of Procedure)	定款のうち，総会の運営，作業部会の構成等に関する部分の詳細を規定
管理委員会手続規定（RoP） (Management Committee Rules of Procedure)	定款のうち，管理委員会の運営に関する部分の詳細を規定
ICH作業部会 標準運営手順書（SOP） (Standard Operating Procedures for the ICH Working Groups)	作業部会の設置，構成，運営，ICHガイドライン作成のプロセス，ラポーター等の役割等に関して標準的な手順を規定

ICHウェブサイトで入手可能：http://www.ich.org/about/articles-procedures.html

1 ICHの各組織の構成と意思決定

ICHを構成する各組織の基本的な構成，役割などは前節「ICH改革の経緯とその成果，及び将来展望」に記述されている。本節では，ICHガイドラインの作成の観点から整理する。

図1にICHの組織図を示す。

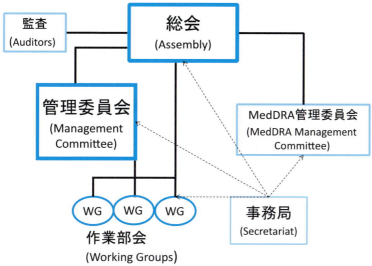

図1　ICHの組織図

 1.1 総会（Assembly）

　総会は，ICHガイドラインに関する事項を含め，ICH全体の最終的な意思決定を行う組織であり，すべてのメンバー，オブザーバー（投票権なし）が出席する。議論は議長と副議長による進行で進められるが，議長は管理委員会に参加する規制当局メンバーから，副議長はすべての規制当局メンバーから，総会での選挙で選出される（任期は各2年間）。

　総会の意思決定は，原則としてコンセンサス方式（全会一致）で行われ，まずは全参加者で合意を目指した議論を行う。合意に達しない場合には，投票が行われることとなる。ICHガイドラインの作成等に関する事項（新規トピックの選定，ガイドラインの承認，既存ガイドラインの改廃）の決定に関する投票は，規制当局メンバーのみによって行われるが，これは規制当局が公衆衛生の保護と規制の実施に責任を有するという考え方に基づいている。決定には，「各創設規制当局メンバーの賛成を含む過半数の規制当局メンバー」の賛成が必要である。「各創設規制当局メンバー」はMHLW/PMDA，FDA及びEC/EMAを指すことから，つまり，日米EUの規制当局はガイドラインに関する事項の拒否権を有していることを意味する（定款 Article 26 Adoption of Decisions 5-6, 総会 RoP 3.6. Assembly Decision-Making Process 1-2）。

　なお，総会の議題の用意は管理委員会によって行われ，管理委員会はICHガイドラインに関する事項の意見を総会に提出することとされていることから，ガイドラインの作成に関する事項を総会で議論するためには，総会の前に，次の1.2で述べる管理委員会で合意を得る必要がある（定款 Article 24 Meetings of Assembly 4, Article 36 Competencies of the Management Committee(g)）。

 1.2 管理委員会（Management Committee）

　管理委員会は，総会の議題など議論の準備やICH法人の運営に関して責任を担う組織である。ICHの主要メンバーで構成され，日米EU・スイス・カナダの規制当局と日米EUの産業界

の計8団体は，常任の管理委員会メンバーに指定されている。これに加え，それ以外のメンバーから選出枠があり，最大で規制当局メンバーから4団体，業界団体メンバーから2団体が，総会における選挙で選出されることで参加可能である。また，管理委員会にはWHOとIFPMAがオブザーバーとして参加するが，投票権はない。議論は議長と副議長による進行で進められるが，議長，副議長は常任の規制当局メンバー（日米EU・スイス・カナダ当局）から選挙で選出される（任期は各1年間）。

管理委員会の意思決定は原則としてコンセンサス方式で行われ，まずは全参加者で合意を目指した議論を行う。合意に達しない場合には，投票が行われることとなる。ICHガイドラインに関する事項を決定するためには，まず「各創設規制当局メンバーの賛成を含む3分の2以上」の賛成票が必要とされる。3分の2に満たない場合には，次に，「各創設規制当局メンバーの意見の一致」により決定をすることができる（定款 Article 38 Decision-making 7，管理委員会 RoP 7.1 General Decision Making Process）。このように，管理委員会は最終的には日米EUの規制当局の合意によって意思決定できる仕組みになっている（したがって日米EUの規制当局は拒否権を有している）が，どの段階で決定がなされたか（つまり意見の一致がどの程度だったか）は議事概要に記録される。

また，管理委員会の重要な役割として作業部会の運営管理がある（定款 Article 36 Competencies of the Management Committee 2.(f)，管理委員会 RoP 9.3 Oversight of Working Groups）。管理委員会は，定期的に作業部会から作業計画文書を受け取るとともに，年2回の対面会合で各作業部会が対面会合を実施するかどうかの決定を行う。また，作業部会の人数を管理し，オブザーバーからの専門家参加希望の承認を行う。作業部会の運営上の問題や，作業部会で解決できない論点（作成中のガイドラインの内容が各国の規制制度に整合しない等）が生じた際には，作業部会からの報告を受け，管理委員会が解決策を検討する。

1.3 作業部会（Working Groups）

ICHメンバー及びオブザーバーが指名した専門家から構成される。日米EUの規制当局は，すべての作業部会に専門家を指名することとされている。他のメンバーは専門家を指名する権利を有しているが，作業部会の議論の効率性の観点から，一般に25～30人程度の上限があり，それを超える場合は管理委員会の承認等を必要とする。オブザーバーの専門家の指名は，すべて管理委員会の承認を必要とする。

作業部会の議論は，ラポーター（Rapporteur，報告者）を中心に行われる。ラポーターは管理委員会に所属する規制当局または産業界の専門家（ただし産業界はステップ2まで）から指名され，総会の承認を受ける（トピックの提案団体から指名されることが多い）。また，レギュラトリーチェア（Regulatory Chair）は管理委員会に所属する規制当局の専門家から指名され，管理委員会の承認を受ける。その役割は，議論の進捗やスコープの管理，ガイドラインの規制への影響について管理することである。意思決定はメンバーからの専門家によるコンセンサス方式で行われる。オブザーバーは議論に参加できるが，決定には参加できない。作業部会内で合意できない場合には問題点を特定して，管理委員会に報告して解決策を得る（SOP 2.1 Formal ICH Procedure by EWG）。

なお，各組織のガイドラインに関する意思決定は，対面会合の機会に限定されない。通常，年2回，各4日間程度開催される対面会合で大きく議論が進むためその機会に合意されることが多いが，それ以外でも進捗があった場合には対面会合の開催を待たず，メール等での確認により合意手続きが行われる。

Column

• ICHにみるおもてなしの心

　ICH会議におけるおもてなし，それはICH会議に参加していただく方々が，参加する会議において，会議に集中し，議論・検討を尽くし，期待される，あるいは期待以上の成果を生み出すことができる場を提供する，ということではないかと思います。

　ICH会議が日本で開催される際には，JPMAが中心となり，開催場所の選定を行い，ICH事務局と連携して会議室の確保，会場の準備，運営等を行ってきました。

　日本でICH会議が開催される際に最も重要なのは，開催場所の選定だと思います。ICH会議はホテルでの開催を中心に行いますが，総会開催のための大会場と作業部会の対面会議を実施できるだけの会議室を備えたホテルが必要です。その規模のホテル数は限られるため，まずICH会議の日程をできるだけ早く決定していただき，その日程で会議が開催できるホテルを探すことになります。2016年の大阪会議は，2年くらい前に日程を決めていただき，私の前任者の方が，その時点から，その日程の下で可能性のあるホテルを検討し，交渉し，会議室や宿泊のための部屋をおさえていました。

　会議は，土曜日，日曜日に行うMedDRAマネジメントボード（現在は管理委員会）から始まり，ICH管理委員会，総会へと続きます。また，作業部会の対面会議も同時に始められます。対面会議を行う作業部会の数は，ICH会議の開催の3カ月位前に最終決定されました。また，対面会議の日程も，月曜日から木曜日の4日間という規定の会議だけでなく，その前の週の土曜日あるいは日曜日から開催できないか，とか4日間ではなく，5日間実施したい，あるいは，サブチームに分けて内容を検討したいので，余分に小部屋3部屋が必要となるのだが，対応できるだろうか，等さまざまな要求が出されました。これらの要求に可能な限り対応していこう，それによって，ガイドライン案の検討をよりスムーズに実施していただこう，という考えで，会議運営委託会社や会場担当の方の協力を得て，会議室を確保していきました。

　実際の対面会議の場では，会議時間の変更，レイアウト変更，スクリーンやマイクの追加等細かな要求がありましたが，それらに対しても可能な限り対応いたしました。

　大阪会議においては，各会議体で十分な議論が尽くされ，多くの成果が得られたと信じています。

2018年神戸会議に向けて

　2018年6月は，神戸でのICH会議開催となります。2019年以降に開催されるICH会議は，ICH協会が外部の会議運営会社に委託して実施するようになることから，JPMAが担

当して開催するICH会議はこれが最後となるかもしれません。ICHのグローバル化が進み，前回の大阪会議よりもさらに多くの国や団体の方が参加されると思われます。大阪会議で気付いたいくつかの反省点を踏まえ，参加される皆様が参加される会議に集中し，よい成果を生み出すことができ，また日本開催のICH会議を心から楽しめる，そんなICH会議にできるようおもてなしをしようと思います。

[三原光雄]

2 ICHガイドラインの作成

　ICHガイドラインの作成過程は「ステップ」により区切られ，ステップ1〜5に分けられる。これにどのトピックでガイドライン作成するかを選定する「ステップ1前」を加えて，計6段階で構成される。作業部会の設置からガイドラインの完成・公表までには，通常，3〜4年の期間を要する。SOPにおいて，ステップ1前については1. ICH Harmonisation Activities before Step 1，ステップ1〜5については2. ICH Process for Each Harmonisation Activityで標準的な流れが詳しく規定されている。図2にICHガイドライン作成のステップを示す。

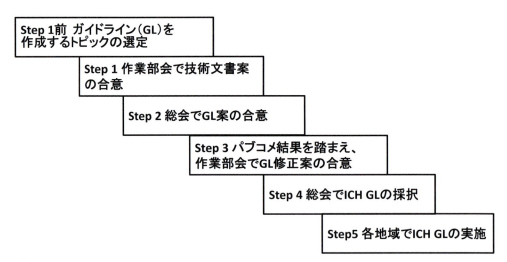

図2　ICHガイドライン作成のプロセス

2.1 ステップ1前（新規トピックの提案と選定）

　本項目は，次節「戦略テーマ・新規トピックの検討プロセス」で詳述されるが，概略は以下のとおりである。ICHガイドラインのトピック提案は，メンバー，オブザーバーのいずれも提出することができる。11月の対面会合後に募集が行われ，6月の対面会合までの間に管

理委員会でトピック化すべき課題とその優先順位が決められ，総会に提示される。総会でトピックが承認されれば，非公式作業部会（Informal Working Group, IWG）が設置され，コンセプトペーパー，ビジネスプランを作成する。管理委員会がこれらを承認すると，正式に専門家作業部会（Expert Working Group, EWG：新規ガイドラインや既存ガイドラインの改訂版を作成）や実施作業部会（Implementation Working Group, IWG：既存ガイドラインのQ&A文書やトレーニングマテリアルを作成）が設置される。以下ではこれらをまとめて「作業部会」と呼ぶ。

2.2 ステップ1（作業部会で技術文書案の合意）

作業部会の議論はラポーターによって主導される。ラポーターが技術文書案をすべて提案して他の専門家が修正意見を出す場合と，各団体の専門家が分担して技術文書案を作成する場合がある。原則として，年2回の対面会合と，その間の電話会議・メールによって議論が進められる。管理委員会は定期的に進捗確認を行うとともに，対面会合では，ラポーターによって総会に進捗報告が行われる。この際，作業の方針に管理委員会や総会から方針の指示が与えられることがある。

作業部会の意思決定は，全メンバーの専門家の意見の一致によりなされる（コンセンサス方式）。オブザーバーは意見を述べることはできるが，意思決定には参加できない。作業部会の専門家間の議論で意見の一致にいたらない課題があった場合，必要に応じて管理委員会に報告され，管理委員会で議論することで解決を図る。なお，作業部会の合意（Sign-Off，署名）を得た文書は，「Step 1 Technical Document（技術文書案）」と呼ばれる。

2.3 ステップ2a/b（総会でガイドライン案の合意）

作業部会で合意を得た技術文書案は，管理委員会の意見をもとに，総会で議論される。まずステップ2aでは，総会の全メンバー（規制当局，産業界を含む）による決定が行われる。その後，ステップ2bでは，規制当局メンバーだけで決定が行われる。規制当局はガイドラインを国内規制に取り込むことから，ガイドラインの内容に責任を負うことになるという考え方に基づき，2段階のプロセスとなっている。ステップ2aと2bの間に変更があった場合，議事概要に記録される。なお，ステップ2aに到達した技術文書案は「Step 2a Technical Document（技術文書）」，ステップ2bに到達した文書は「Step 2b Draft Guideline（ガイドライン案）」と呼ばれる。規制当局と産業界が作成する「技術文書」と，規制当局が責任を有する「ガイドライン案」に用語が区別されている。

ステップ2bまで総会の合意を得たガイドライン案は，ICH事務局のホームページで全世界を対象とした意見公募が行われる。同時に，日本を含む各国・地域の規制当局が，それぞれの規則に従って管轄地域内でのパブリックコメント手続きを行う。

2.4 ステップ3（作業部会でガイドライン修正案の合意）

各地域のパブリックコメントで寄せられた意見は作業部会に集約され，意見を踏まえたガイドライン案の修正の検討が行われる。検討を経て，作業部会の全メンバーの専門家の合意

(Sign-Off）が得られたガイドライン案は，ステップ3に到達する（「Step 3 Draft Guideline」と呼ばれる。）。

2.5 ステップ4（総会でICHガイドラインの採択）

作業部会で合意されたガイドライン案は，管理委員会の意見をもとに，総会に最終的な議論に付される。意思決定は，規制当局メンバーにより行われ，コンセンサスが目指されるが，得られない場合は投票で行われる。総会で採択されれば「ICHガイドライン」（ICH Harmonised Guideline）としてステップ4に到達し，ICHウェブサイトで公表される。これでICHガイドラインの文書は確定である。

2.6 ステップ5（各規制当局によるガイドラインの実施）

ICHガイドラインは，各地域の規制当局によって規制として取り込む「実施」（implementation）が行われる。日本では基本的に，ガイドラインをそのまま和訳したものを厚生労働省担当課の課長通知または事務連絡として発出することでガイドラインを実施している。各規制当局のガイドラインの実施状況はICH事務局にフィードバックされ，ICHウェブサイトで公表される。

ここで，ICH改革前からのメンバー（日米EU・スイス・カナダ当局）では基本的にすべてのICHガイドラインを実施しているが，ICH改革後の新規メンバー（中国，韓国，ブラジル等の当局）は，規制当局ごとに実施状況が異なり，必ずしもすべてのICHガイドラインを実施しているわけではないことに留意が必要である。ICHメンバーに対するガイドラインの実施に関する要件は総会RoPでルールが定められているが，規制当局には，メンバー参加の条件としてTier 1ガイドライン（Q1（安定性試験），Q7（GMP），E6（GCP））の実施，メンバー参加後にTier 2ガイドライン（E2A（治験中の安全性情報），E2B（個別症例安全性報告のデータ），E2D（承認後の安全性情報），M4（CTD），M1（MedDRA））の優先的な実施と5年以内に実施を完了させるための計画書の提出，さらに，できるだけ速やかにTier 3ガイドライン（Tier 1，2以外のすべてのガイドライン）を実施することが求められている。今後は，各地域の実施状況の継続的なモニタリングや，トレーニング等の提供により早期の実施を促していくことがICHの課題になっている。

3 日本にとっての課題（私見）

ICHガイドラインの作成は，ICHがその目的を達成する上で中心的な活動である。ここで日本が積極的に役割を果たすことは，国際的な規制調和を促進するだけでなく，日本の医薬品開発や薬事規制の国際的な存在感の発揮にもつながる。日本はICHの創設地域の1つとして規制当局と産業界がそれぞれこの役割を果たしてきたが，ICH改革により参加メンバーが拡大する中で，今後も日本が積極的にガイドライン作成を主導していくことの重要性が増している。各作業部会における積極的な議論への参加はもちろんであるが，特に，新規トピックを提案して作業部会の発足につなげ，さらにガイドライン作成の中心を担うラポーターを

輩出することが重要である。

　これと同時に，新規の規制当局メンバーや今後ICHに参加しうる規制当局にICHガイドラインに関するトレーニングを提供し，ICHガイドラインの普及拡大を進めることも日本が積極的に果たすべき役割となっている。

 結語

　本節では，ICHガイドラインの作成の観点から，ICH内の各組織（総会，管理委員会，作業部会）の構成と意思決定方式，ガイドライン作成のプロセス（ステップ1前，ステップ1〜5）について説明した。実際のルールはICH定款，RoP，SOPの各文書で記載されているが，英語の規則文書であるため通読することは容易ではないことから，本節がICH改革により拡大・複雑化したICHのシステムの理解と，今後のICHガイドラインの作成に役立てば幸いである。

［高梨文人］

1.3 戦略テーマ・新規トピックの検討プロセス

はじめに

過去における新規トピックの提案については，それぞれの国・産業界が希望する単発でのトピック提案が多かったため，ガイドライン化は系統立って進めることができなかったという問題点がある。これを改善し，戦略的に必要なICHガイドラインを整備していくやり方として，戦略テーマ及びリフレクション・ペーパーの提案・議論が新たにガイドライン化を進める際の一要素として含められることとなった。

1 戦略テーマ

1.1 戦略テーマとは

戦略テーマの定義は現時点ではない。意味合いとしては，特定の分野における規制調和を進めるにあたり共通課題を整備した上で，その実現に向けた新規ガイドライン群の考え方を提案するものとなっている。

長所としては，ICHで今後進めるべき調和作業の方向性をメンバーが共通に理解した上で，その流れを踏まえ，順次新規トピックの提案・検討を進めていくことを可能としている点があげられる。

1.2 留意点

戦略テーマは，ICHで今後進めるべき新規ガイドライン群の考え方を提案するものであるものの，個別のガイドライン提案を行うものではない。そのため，ICH内部で戦略テーマとして各国で合意されても，そのテーマに関する個別トピックとしての提案は個別に行っていく必要がある。

戦略テーマをもとにした個別トピックは，他の個別トピックと同じ検討プロセスを経ることになる。一見迂遠なように見えるが，先にテーマとしての重要性が認識されている分，メンバーからの理解は得られやすいという点がある。

戦略テーマを踏まえた個別トピックの提案は，横断的なガイドラインとなることが多く，こうした議論に対応できる人材の整備も重要なものとなっており，産官ともにまさに挑戦的なものとなっている。

1.3 戦略テーマの例示

有効に機能したものとして，FDAが提案した「GCPの刷新（GCP Renovation）」がある（2016年提案）。戦略テーマ「GCPの刷新」では，臨床試験計画のさらなる最適化・改善を進めていくこと，各種の試験の信頼性確保を検討していくことが合意された。その結果，全メンバー合意のもと，当該戦略に基づいてE8（臨床試験の一般指針）の改訂作業に着手することとなった。E8の改訂後，E6（GCP）の抜本改訂に数年の期間をかけて進めていくこととなっている。

1.4 今後の見通し

　戦略テーマによる議論は個別トピック提案とは違って，必要な分野ごとに全体を俯瞰して，議論となる新規トピック提案をしていくため，効果的な議論形式であるとICH内では認識されている。そのため，今後はこの議論形式を踏まえた新規トピック提案が増加することが想定されており，その分，これに対応することができる専門家の育成が急務となると思われる。

2　リフレクション・ペーパー

2.1 リフレクション・ペーパーとは

　定義は現時点ではないものの，特定の領域（Q／S／E／M）における規制調和を進めるにあたり，問題となる点を整理した上で，将来的に必要となる個別のガイドライン群の提案が行われるものである。過去においても，品質分野等の検討グループにおいて作業が行われ，提案がされてきた経緯があり，これと同じ位置づけのものとなっている。

　長所としては戦略テーマ同様，ICHで今後進めるべき調和作業の方向性をメンバーが共通に理解した上で，その流れを踏まえ順次新規トピックの提案・検討を進めていくことを可能としている点があげられる（図1）。

2.2 留意点

　リフレクション・ペーパーは，ICHで今後進めるべき個別の新規ガイドライン群の提案がされるものであるが，個別のガイドライン提案を行うものではない。そのため，ICH内部で合意されても，個別トピックとしての提案は個別に行っていく必要がある。あとの考え方は戦略テーマと同様である。

2.3 リフレクション・ペーパーの例示

　これまでにいくつか提案されているが，その中で最も有効に機能したものとして，PhRMAが提案した「品質案件リフレクション・ペーパー（Quality Reflection Paper）」がある（2016年提案）。この中で提案される新規ガイドラインは毎回の新規トピックの検討で，いずれかのメンバーから提案され，新規トピックとして採択され，議論が進められる結果となっている。

2.4 今後の見通し

　リフレクション・ペーパーによる議論は個別トピックの提案とは違って，必要な領域ごとに今後必要となる個別ガイドライン群が提案され，それに基づき新規トピック提案が個別にされて，実現化に向けるという点で有効な方法であるとICH内では認識されている。そのため，戦略テーマ同様に，この形式を踏まえたトピック提案とガイドラインの実現に向けた対応が増加していくことが想定されている。

- 新規トピック小委員会を中心にプロセスを整備。ガイドライン作成における戦略優先課題（Strategic Priorities）を明確にしたうえで，個別トピック提案と連動させている。

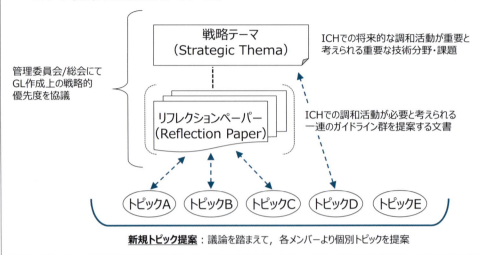

図1　戦略テーマ／リフレクション・ペーパーと新規トピック議論

- 原則，秋に戦略テーマ／リフレクション・ペーパー議論，春に個別トピックの新規採択に向けた運営が実施。
- しかし，秋・春とも，戦略テーマ／リフレクション・ペーパーに関する議論が行われている状況。

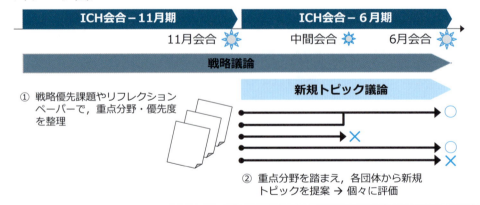

図2　検討スケジュール

3 緊急的なガイドラインの整備

これまでに経験はないものの，各メンバーの合意を得ることで，緊急的にガイドラインを整備することができる可能性は残している。これまで，こうしたガイドラインの整備に向けた検討は行われていないが，柔軟な対応・検討を行っていくことは合意されている。

Column

● 新規トピックをめぐる冒険

　ICHにはさまざまな活動がありますが，今後も活動の中心に位置付けられるのは，ICHガイドラインの作成（含む既存ガイドラインの改定）といって差し支えないのではないかと思います。

　ICHでは，日米欧中心に議論をしていた時代も含め，これまでに60超のさまざまなトピックに関するガイドラインを調和（合意）してきました。その過程で，MedDRA（国際医薬用語集：M1）が生まれ，GCP（E6）が整備され，CTD/eCTD（M4/M8）での同時申請が可能となり，ついには，世界規模での同時開発をより確かなものとする国際共同試験に関する調和ガイドライン（E17）ができるに至りました。産業界側からみると，この四半世紀の国際規制調和の進歩には目を見張るものがあります。

　これまでの成果が素晴らしいだけに，殊に新規トピックという話になると，いささか悩ましいことがあります。ひとつには，ICHで取り上げるに相応しい技術的課題を見極めるのが難しくなってきていることがあります。年々，科学技術は進歩しており，それに対応する規制の整備が大事なのですが，ICHでの国際調和となると，実際に研究開発・承認審査の場での経験が積まれたサイエンスに根ざした技術的課題であることが前提となります。ICH改革以降，各団体からの新規トピック提案が活発になり多数の候補が提案されているのですが，適切な新規トピックを採択するため，毎回みなで頭を悩ませています。また，産業界では比較的最先端の科学技術に触れる機会が多いのですが，何でもすぐに調和ガイドラインにすればよいというものではなく，適切な時期を見計らうことに気をつけています。その一方で，じっくり頃合いを見計らっていると，旬を過ぎてしまって，代替する別の技術的課題を取り上げたほうがよいなどということもあったり。見通し良く「冒険」するには地図が必要で，今後は，先進的な技術的課題に対応した新規トピックをタイムリーに採択できるよう，新規トピック作成に関するロードマップ（青写真）作りがより一層重要になってくるように思います。

　また，これは「国際調和」という点にも関連しますが，ICH改革を経て，ICHに新たな仲間が増えてきていること自体は大変嬉しいことなのですが，これまでの主要3極の行政・産業界中心のメンバーと比較して，ICHに求めるものが多様化してきています。最先端の科学技術の応用より，より基本的なICHガイドラインや特定領域のICHガイドラインの普及の方が，パブリックヘルス上の優先度が高いという国・地域や国際団体もあるでしょう。

このような新たなチャレンジに直面しつつも，ICHでは将来を見据えた施策を進めつつあります。新規トピック提案では，青写真作りの議論により力点が置かれる方向にあり，産業界の視点から将来的な技術的課題を的確にとらえた具体的な意見・提案が出せるよう，JPMAとしてPhRMA・EFPIAとの連携を深めていっています。また，産業界ひとつとっても，ジェネリック・バイオシミラーの国際団体（IGBA）やOTCの国際団体（WSMI），バイオに注力する国際団体（BIO）と多様であり，具体的に関心のある技術的課題を持ち寄ることによって，共通で取り組める課題をより多く見つけることができるよう対話を進めています。

　最後に，さらなる国際化が進むICHにおける日本の，JPMAの相対的な地盤沈下を心配する声に対して一言。ICHではさまざまな貢献の仕方があります。これまでのICHでの実績・経験に加えて，「決めたがり」の欧米人が多い中で，地に足の着いた考え方，バランスを重視する日本人が合意形成の過程で果たせる役割は，より一層多様性が増すICHだからこそ，小さくないのではないかと考えています。多様な意見を摺り合わせるICHでの議論はときに抽象論・一般論に流れてしまうこともあります。「一般論をいくら並べても人はどこにも行けない」と某作家も言っていましたが，周りのメンバーから「JPMAがいてくれて良かった」「あの具体的な代案は助かった」などと言ってもらえるよう，現地現物を重んじる日本人らしい貢献の仕方で，社会に役立つ新たな調和ガイドラインを1つでも多く世の中に送り出し，JPMAの仲間たちとICHの更なる発展に尽力していきます。

［横田昌史］

4　新規トピックの検討プロセス

　ここでは，上記の1．～3．をも踏まえ，どのようにして新規トピックが提案され，検討されていくのかを紹介したい（図2）。

4.1　新規トピック提案は年に1回

　以前は新規トピック提案は，ICH会合で随時行い，各メンバーの合意によって，新規トピック化が可能であった。しかしこの場合，将来のガイドライン整備に向けた安定性がとれないことから，現在では新規トピックの提案等を系統立てて行えるよう手順が定められている。具体的には，今後5カ年におけるガイドライン策定の計画表（5カ年計画表）をICH事務局が作業部会の進捗情報をもとに作成され，それをもとにどの作業部会がいつ終了するかを考慮した上で，今後立ち上げが必要な作業部会の数を検討する。同時に，ICH事務局はICHメンバーに新規トピックの提案を求める。提案がある場合には所定の様式に記載の上，提出が必要である。なお，この新規トピックの提案はメンバーのみでなく，オブザーバーでも可能となっている。

この提案募集の作業は，毎年秋に行われ，提案の締め切りは12月中旬である。ICH管理委員会にはいくつかのサブ委員会があるが，提案された新規トピックの議論は，その後「新規トピックサブ委員会」が段取り・調整を進めていくことになる。

4.2 提案国は事前に説明が必要

新規トピック提案が出そろった後，1～2月に，新規トピックサブ委員会が開催（電話会議）される。各提案者より提案趣旨・方向性についてプレゼンをしてもらい，その後，各メンバーから質疑等が行われ，内容理解・深化を進めることとなる。この時の議論を踏まえ，必要な場合には設定された期限までに類似の提案はまとめたり，提案内容を再整理したりすることとなる。

4.3 選定する前に実行可能性評価と優先度付け

4.2を経た後，新規トピックサブ委員会メンバーは，提案された新規トピックが科学的に議論できうるものであるのか，実行可能かどうかを検討する。それぞれの結果は，所定の評価シートにまとめ，ICH事務局に提出することになる。また，各メンバーは提案された新規トピックの優先度付けも行うことが求められ，その優先度付けリストもICH事務局に提出することになる。

新規トピックサブ委員会はこれらの結果をとりまとめ，管理委員会に提出するための提案資料を作成する。

4.4 管理委員会での採択・総会提案

管理委員会では，4.3で策定された提案リスト・資料をもとに，議論を進めることになる。採択数は，4.1で想定する数を念頭において行われる。

管理委員会における議論・採択の結果をもとに，総会に提案されることになる。

総会で合意された後に新規トピックとして採択され，その後，コンセプトペーパー作成・ビジネスプラン作成に向けた非公式作業部会（Informal Working Group）を整備していくことになる。

おわりに

ICHの目的は，国際的に調和したガイドラインを整備していくことである。この観点からは新規トピックをいかに系統立てて提案を受け付け，検討していけるかが重要なものとなる。これまでは日本も積極的に調和が必要な新規トピックの提案等をしてきた経緯がある。しかし，次第に戦略テーマやリフレクション・ペーパーをもとにした議論に変わっていく中，日本側の各専門家に横断的な知見・能力と合わせ，さらにそうした観点からのとりまとめ能力が必要になっていくように思われる。

叡智をもって提案をし，国際的な中での議論を経ていくことで，日本の産官関係者のガイドライン整備能力の発展を願うところである。

［安田尚之］

第2章

ICH ガイドライン解説：
各Topicの検討された背景とその意義

2.1 Quality（品質分野）解説

はじめに

1990年4月に第一回ICH準備会議がブリュッセルで開催され，人体に使用される医薬品の承認申請のための各種資料について調和を図ることが決定された。以来，多くの品質トピックが調和されてきた（表1）。

1997年7月のICH 4において，三極共通ガイドライン作成を主体としたこれまでの活動は非常に大きな成果を挙げたことが確認された。そして今後は作成されたガイドラインの運用状況を注視しつつ，より広い範囲で国際調和を目指す次の段階の活動を展開していくことが謳われた。

ICH 4後の活動はCTD（コモン・テクニカル・ドキュメント）の作成に重点がおかれた。CTDは調和された各種試験ガイドラインに基づく試験結果を承認申請資料にどのような形式で記載するかを日米欧三極間で共通化し，申請資料作成や審査を効率化することを目的としたものである。CTDガイドラインは，2000年11月のICH 5においてStep 4に達した。

品質分野においては，高品質の医薬品を恒常的に供給することを目的として，開発段階から市販段階までを見通した品質保証システムを確立するためのガイドラインを整備していくこととされた。

2003年7月ブリュッセル会議とあわせて「Pharmaceutical cGMP for 21st Century：A Risk-based Approach」をテーマとしたワークショップが開催された。このワークショップでは「リスク管理と科学に基づいた製品ライフサイクル全体に適用可能な調和された品質保証システム／A harmonized pharmaceutical quality system applicable across the lifecycle of the product emphasizing an integrated approach to risk management and science」というビジョンが採択された。ICH 5以前に承認された医薬品，特に化学合成医薬品の品質保証は「出荷試験を行い，承認された品質規格に適合していること」に重点が置かれていたが，当該ビジョンでは，科学的なリスクマネジメントに基づき，企業における品質保証体制と規制当局における審査・査察に対する総合的な新たなアプローチを行うことにより，継続的な品質の改善（continual improvement）を目指すこととされた。これを実現するため，Q8製剤開発，Q9品質リスクマネジメント，Q10医薬品品質システム，Q11原薬の製造と開発，すなわちQカルテットと呼ばれるガイドラインが作成され，実施段階に移っている。

2014年7月ミネアポリス会議とあわせてICH Quality Visionに基づく各種活動のレビューをすることを目的としてInformal Quality Discussion Group（IQDG）ワークショップが開催された。当該ワークショップでは，これまでの活動が有益であったことが再認識されるとともに2003年のICH Quality Visionは変更不要であることが合意された。あわせて，さらに議論すべき課題も明らかになった（表2）。このうち，将来ガイドライン作成が必要と考えられるトピックを5つに絞り込み，優先順位を付けてEWGを結成し，ガイドライン作成の議論を行っていくことが提案された。IQDGが提案し，運営委員会（当時）に承認されたトピックは表3の通りである。そして，最優先事項とされたLifecycle ManagementがQ12として，API Starting MaterialsがQ11 Q&Aとして正式なEWGとして承認され，活動しているところである。なお，Q11 Q&Aは2017年8月にStep 4合意に達し，日本では通知発出の準備中である。

表1 品質分野における各ICH品質トピックの調和状況

	トピックコード	内容	国内通知日（ステップ5）
Step 5	Q1A(R2)	新有効成分含有医薬品	2003.6.3
	Q1B	光安定性	1997.5.28
	Q1C	新投与経路等及び一部変更	1997.5.28
	Q1D	ブラケティング＆マトリキシング	2002.7.31
	Q1E	安定性データの評価	2003.6.3
	Q1F	Zone III／IV（廃止）	2006.7.3
	Q2A	分析法バリデーション実施項目	1995.7.20
	Q2B	分析法バリデーション実施方法	1997.10.28
	Q3A(R2)	原薬の不純物	2006.12.4
	Q3B(R2)	製剤の不純物	2006.7.3
	Q3C(R5)	医薬品の残留溶媒	2011.2.21
	Q3D	医薬品の元素不純物	2015.9.30
	Q4B（Core）	相互利用するための評価と勧告	2009.5.26
	Q4B(Annex1)(R1)	強熱残分試験法	2009.5.26
	Q4B(Annex2)(R1)	注射剤の採取容量試験法	2010.2.8
	Q4B(Annex3)(R1)	注射剤の不溶性微粒子試験法	2010.2.8
	Q4B(Annex4A, 4B, 4C)(R1)	微生物限度試験法及び非無菌医薬品の微生物学的品質特性	2010.9.17
	Q4B(Annex5)(R1)	崩壊試験法	2010.9.17
	Q4B(Annex6)(R1)	製剤均一性試験法	2014.4.17
	Q4B(Annex7)(R1)	溶出試験法	2011.7.26
	Q4B(Annex8)(R1)	無菌試験法	2010.9.17
	Q4B(Annex9)(R1)	摩損度試験法	2011.1.27
	Q4B(Annex10)(R1)	ポリアクリルアミドゲル電気泳動法	2011.1.27
	Q4B(Annex11)	キャピラリー電気泳動法	2011.1.27
	Q4B(Annex12)	粒度分布法（ふるい分け法）	2011.1.27
	Q4B(Annex13)	かさ密度及びタップ密度試験法	2012.11.8
	Q4B(Annex14)	エンドトキシン試験法	2013.3.21
	Q5A(R1)	バイオ医薬品の品質：ウィルスバリデーション	2000.2.22
	Q5B	バイオ医薬品の品質：遺伝的安定性	1998.1.6
	Q5C	バイオ医薬品の品質：製品の安定性	1998.1.6
	Q5D	バイオ医薬品の品質：細胞株管理（セルサブストレート）	2000.7.14
	Q5E	バイオ医薬品の品質：同等性・同質性比較	2005.4.26
	Q6A	医薬品の規格及び試験方法（化学物質／三薬局方との調和を継続）	2001.5.1
	Q6B	バイオ医薬品の規格及び試験方法	2001.5.1
	Q7	原薬GMP	2001.11.2
	Q8(R2)	製剤開発	2010.6.28
	Q9	品質リスクマネジメント	2006.9.1
	Q10	医薬品品質システム	2010.2.19
	Q11	原薬の製造と開発	2014.7.10
	M7	潜在的発がんリスクを低減するための医薬品中DNA反応性（変異原性）不純物の評価及び管理	2015.11.10
Step 4	Q3C(R6)	「医薬品の残留溶媒」改定	2016.11.9
Step 3			
Step 2a/2b	Q12	医薬品のライフサイクル管理	2017.11.16
Step 1			
Step1 到達前	Q3C(R7)	「医薬品の残留溶媒」改定	

表2 Informal Quality Discussion Groupにおいて認識された品質課題

既存のガイドラインの実施における課題	用語の統一
	承認上の出発物質の設定
	デザインスペースの実用化
	管理戦略の開発と記載
	申請書類上の記載レベル
	リスク評価の実施方法
規制プロセスの改善に関する事項	審査とGMP調査の一本化
	許容可能な品質リスクと患者へのベネフィットとのバランス
	患者への有効性・安全性に関連する品質リスクの特定
	潜在リスクと患者への医薬品の安定供給のバランス
今後扱うべきトピックまたはガイドライン	ライフサイクル／変更管理－規制要件
	Continuous manufacturing
	新規添加剤
	改訂版Quality overall summaryの利用の可能性
	プロセスバリデーション

表3 品質分野のFuture ICH Topics

Lifecycle Management
API Starting Materials
Quality Overall Summary
Enhanced Approaches for Development and Utilization of Analytical Procedures
Continuous Manufacturing of Pharmaceuticals

　2003年ICH Quality Visionが合意されて以来，開発段階で得られた情報や実績・知識に基づいて，有効性・安全性・品質に影響を与えるおそれの大きい部分に重点を置く「リスク管理」という概念が導入された。申請者は開発段階で得られた情報や知識を積極的に規制当局に提供するとともに，潜在的リスクをあらかじめ特定・評価しておくことにより，承認後変更を円滑に進めることができるものと期待している。リスク管理を体系的に実施するには，企業は自己責任において品質保証システムを整備・運用することが求められる。企業が品質保証システムを確立・運用することにより，規制当局も規制の柔軟な対応を図ることが可能となる。

　リスク管理の概念は，2005年の改正薬事法（現 医薬品医療機器等法）の下での軽微変更届出制度，将来導入が期待される年次報告制度とも共通したものである。今後も規制当局と企業お互いが努力し，新たな品質システムの構築・実施に取り組んでいくことが効果的だと考えられる。

1 品質ガイドライン概説

1.1 Q1（安定性試験）

　1990年4月のICH第一回準備会議において，安定性試験ガイドラインが調和トピックと

して提案され，1991年1月にQ1Aとして採択された。

その後，1993年9月にはStep 4に達し，日本では1994年4月に安定性ガイドラインが改定された。

本ガイドラインにおいては，不必要な厳密さを排除すると共に，安定性試験の性格を「観察」から「保証」へと転換した。

さらに，1998年にQ1Aの低温保存品や半透過性容器の医薬品についての試験法改定議論が始まり，加速試験の測定頻度に関する調和が図られ，2001年11月にQ1A(R)が合意された。この改定で原薬のリテスト期間の概念が採択された。すなわち，原薬については設定したリテスト期間を超えたものでも再度試験を行い，品質が保証できれば製剤の原料として使用できるようになった。

その後，さらに日米EU（Climatic Zone I，II）だけでなく，高温乾燥や高温多湿（Climatic Zone III，IV）に広げて適用するために，WHOの安定性試験ガイドラインとの調和の議論がICHにおいて進められた。その結果，2003年2月に気候区域III，IVにおける承認申請のための安定性試験成績に関するガイドラインQ1Fが合意に達した。また，Q1Fの合意を受け，Q1A(R)の中間的試験の相対湿度条件が改定され，現行のQ1A(R2)となった。

Q1B光安定性試験ガイドラインは，Q1Aを補完する目的で検討が開始され，1996年11月に合意に達した。なお，光安定性ガイドラインはJPMAが作成したガイドライン案をドラフトとして採用した。

Q1Aには安定性試験を合理化する方法としてブラケティング法とマトリキシング法が初めて紹介され，安定性試験への適用が認められていたが，具体的な実施方法は記載されていなかった。2001年11月にQ1A(R)が合意された際に，ブラケティング法とマトリキシング法はQ1A(R)から独立したガイドラインとして作成されることとなった。本ガイドラインは，具体的な試験デザインの妥当性を特別に示すことなくブラケティング／マトリキシングを適用できる事例，妥当性を示すことが求められる事例を列挙すると共に，これら減数試験がもつリスクを説明するガイドラインQ1Dとなった。また，ブラケティング法とマトリキシング法で得られたデータの評価方法や全数試験から得られたデータの評価方法はQ1Eガイドラインとして記載されることとなった。

Q1A(R)では有効期間又はリテスト期間を設定する際は品質の経時変化を適切に説明できる関数を選択すること，ロット間変動を統計的に評価できる適切な解析方法を用いることにより信頼性の高い有効期間又はリテスト期間が得られるようにすべきである，との記載にとどまっていた。また，Q1E「安定性データの評価」は2003年6月に合意された。これにより，安定性データの統計的な評価方法が確立された。

1.2 Q2（分析法バリデーション）

医薬品の試験を行う目的は，原薬や製剤に含まれる有効成分の量や不純物の量の平均値とバラつきを知ることにより，それらがあらかじめ定めた規格に適合しているかどうかを判定することにある。

分析法の誤差が大きいと，試験結果から製品品質を正確に判定することが困難となること

から，例えば分析操作に由来する誤差が十分に小さいこと，限度値付近の量にある分析対象成分を確実に検出できること等を確認しておくことが非常に重要となる．この確認作業が分析法バリデーションである．

ICHでは新薬の承認申請に用いられる分析法のバリデーション用語の定義と，検討すべき分析能パラメータを記載したQ2A，各分析能パラメータの簡単な決定方法を記載したQ2Bの２つに分けて検討が行われた．

Q2は，化学合成医薬品を対象としており，生物学的製剤及びバイオテクノロジー応用医薬品は適用除外としている．

化学合成医薬品の規格に含まれる分析法の中では確認試験，純度試験，有効成分の定量試験に用いられる分析法が対象となっており，含量均一性試験及び溶出試験に用いられる分析法も含まれている．

分析法の性能を表すパラメータは特異性，範囲，直線性，真度，精度，検出限界，定量限界であり，分析バリデーションは分析操作に由来するランダムエラーの影響を検討することを主眼に置いている．

表4に，ICHのテキストに定められた試験法ごとに検討が必要な標準的パラメータを示した．

表4　試験法と検討が必要なパラメータ

試験法のタイプ 分析能パラメータ	確認試験	純度試験 定量試験	純度試験 限度試験	定量法 含量／力価 溶出試験 （分析のみ）
真度	−	＋	−	＋
精度				
併行精度	−	＋	−	＋
室内再現精度	−	＋ [1]	−	＋
特異性 [2]	＋	＋	＋	＋
検出限界	−	− [3]	＋	−
定量限界	−	＋	−	−
直線性	−	＋	−	＋
範囲	−	＋	−	＋

−：このパラメータは通常評価する必要がない．
＋：このパラメータは通常評価する必要がある．
(1) 室間再現精度を評価する場合には，室内再現精度の評価は必要ない．
(2) 分析法が特異性に欠ける場合には，関連する他の分析法によって補うことができる．
(3) 評価が必要な場合もある．

Q2Bには「このテキストに示すバリデーションの手法とは異なる方法を用いても良い」と明確に述べられている．これは，分析法は多種多様であり，それぞれの分析法について詳細な解説を記載するガイドラインの作成を目的としたわけではないからである．それぞれの分析法に適したバリデーション手法を選択することは申請者に求められるべきものであり，科学的な視点で合理的かつ妥当な評価実験を実施する必要がある．また，分析法パラメータを推定するため実験計画法を利用することは合理的であると述べられている．

システム適合性試験は多くの分析法に必要不可欠なものであり，この試験は分析機器，分析操作，分析試料など，それぞれが独立したシステムを構成しているという考えに立脚したものである。確立すべきシステム適合性のパラメータは，バリデーションしようとする分析法のタイプに依存する。日本薬局方参考情報にシステム適合性試験の基本的考え方が示されているので参照されたい。
　Q2Aには再バリデーションがどのような場合に必要となるか記載されている。

1）原薬の製造方法を変更する場合
2）製剤の組成を変更する場合
3）分析法を変更する場合

　再バリデーションの程度と方法は，変更の影響度によって決められる。1）や2）の場合は特異性の検討が，3）においては特異性のみで十分な場合からフルバリデーションが必要となる場合まで考えられる。

1.3 Q6A（化学合成医薬品の規格：試験方法と判定基準）

　Q6Aは規格及び試験方法をどのように設定すべきか基本的な考え方を示すガイドラインであり，日本における品質確保のあり方に与えた影響は多大なものであった。本トピックは1995年11月にトピック化され，1999年10月にStep 4に到達した。
　Q6Aは第一章 序文において，原薬や製剤の品質の恒常的な確保のためには，1）開発段階での製品の特性の十分な解析，2）適切な規格の設定とそれに基づく製品の品質試験の実施，3）GMPの遵守による製品の安定した製造，この三本の柱がリンクして行われることが非常に重要である，との基本的な考え方が示されている。そして第二章 一般的概念において，規格及び試験方法の開発と設定にあたって重要とされた考え方が11項目にわたり述べられている。第三章 ガイドラインでは，規格項目がUniversal Tests（原薬や製剤の規格に必ず設定すべき項目）とSpecific Tests（原薬や製剤の用途，剤形の特性に応じて設定が必要となる項目）に分類したことが述べられている。Universal Testとしては，原薬，製剤とも，a）性状，b）確認試験，c）定量法，d）純度試験の4項目が設定されている。Specific Testsは原薬，そして代表的な製剤として経口固形製剤，経口液剤及び注射剤の3剤形につき，設定を考慮すべき項目が挙げられている。最後に附属書として，各試験項目をどのような場合に規格に設定するべきか理解しやすくするために，原薬及び製剤中の不純物，粒子径分布，結晶多形や溶出性，微生物限度など8項目についてDecision Treeが示されている。
　Q6Aの一般的概念としてスキップ試験／定期的試験，工程内試験，パラメトリックリリースといった医薬品の製造工程を厳しく管理することを前提として試験省略を認める考え方が盛り込まれた。これは先に述べた「三本の柱」を前提としたものである。スキップ試験やパラメトリックリリースを実施するためには，製造販売承認書に規定する等の事前手続きが必要である。
　スキップ試験・定期的試験は，製造業者にとって経費と労力の削減に繋がる手法である。

定期的試験とスキップ試験の違いは試験省略において「期間」と「ロット」のいずれを選定するかである。重要なのは省略した期間・ロットにおいても規格に適合していることが保証されていることであり，製造工程の変動要因が明らかであり，かつ適正にコントロールされていることが前提条件となる。そのため，実製造の実績が少ない承認申請時ではなく，承認後に実製造ロットのデータを積み上げた後に適用可否を判断するのが肝要である。

出荷時の規格と有効期間を考慮した規格については，日本では出荷時の規格を承認申請に必要な規格として設定することは要求されていないため，出荷時から有効期間が満了するまでの期間，同一の判定基準が適用されることとなる。申請者は自社の製品が有効期間を通して承認された判定基準に適合することをよりよく保証するため，より厳しい判定基準を有する社内規格を出荷の際に適用することも時には必要であると考えられる。

工程内試験とは出荷の際に行われる一連の正式な試験の一部としてではなく，原薬や製剤の製造工程において実施される試験のことである。工程内試験そのものは，Q6Aが通知される以前から運用されていた試験であるが，新たにQ6Aで盛り込まれたことは「ある試験項目について出荷の際に要求されるのと同等のあるいはそれより厳しい判定基準の下で製造工程中に行われるある種の試験（例えば，溶液のpHの試験）のデータは，その試験項目が規格に含まれている場合には，出荷の際に規格要件を満たしているかどうかを判定するのに用いてもよいであろう」という記載である。すなわち，一定の条件を満たしていれば，工程内試験結果を出荷試験の一部として用いて良いとしていることである。

パラメトリックリリースが可能な例として，最終段階で滅菌を行う製剤の無菌試験を挙げている。製品全体の無菌性を保証するには，少数のサンプルを用いて行う無菌試験よりも，最終滅菌における温度や圧力，時間のパラメータを適切にコントロールしたほうが高い信頼性を得ることが可能との考えに基づく概念である。ただし，パラメトリックリリースを実行するには当然ながら規制当局の承認が必要であり，滅菌工程が適切にバリデートされ，その状態が維持されることを説明しなければならない。

日本では第十三改正日本薬局方第二追補において通則4が改正され，それらを許容する文章が追加された。さらに，参考情報に「最終滅菌医薬品の無菌性保証」が盛り込まれ，パラメトリックリリースの概念を明確にし，合わせて製剤通則にパラメトリックリリースを許容する規定が設けられた。

Q6Aの国内通知にあたり，記の第2として「新医薬品の規格及び試験方法の設定に関する留意事項」が記載されている。これはQ6A通知に伴って廃止された「新医薬品の規格及び試験方法の設定に関するガイドライン」のうち，参考となる事項を抜粋したものである。Q6Aが通知されても，承認申請書の規格及び試験方法は，できるだけ従来の形式を踏襲するという方針が示されていたことから，Q6Aで規定した項目以外にも必要となる試験項目等を追記すると共に，Q6Aに合わせるための修正を行っている。

1.4 M7（潜在的発がんリスクを低減するための医薬品中DNA反応性（変異原性）不純物の評価及び管理）

M7は，Q3A/Bガイドラインの補完を目的に作成されたガイドラインである。Q3Aに「見

かけ上のレベルが構造決定の必要な閾値以下（≦）の不純物については，通例，構造決定を行う必要はない。しかしながら作用が強く，構造決定の必要な閾値以下（≦）のレベルでも毒性又は薬理作用を示すと予測される不純物については，その不純物を分析し得る方法を開発する必要がある。」との記載があり，M7で対象とされた「変異原性不純物」は低暴露量であっても潜在的リスクを伴うため，まさにQ3A/Bで示された閾値レベルよりも低い量で管理しなければならない。

1,4-butane sultone, alkyl mesylateやethyl methane sulfonateの混入が問題となった2000年代より，遺伝毒性不純物に関するガイドライン作成の提案がなされ，EUでは2006年に，米国では2008年にそれぞれガイドラインが公表された。しかしながら，方針や推奨事項が異なっていたこともあり，ICHで取り上げ共通のガイドラインを作成するべきとの声があがり，2010年にM7-EWGの結成が正式承認され，ICHガイドラインの作成に入った。

M7-EWGは毒性の専門家と品質の専門家より構成され，さらに前臨床試験の内容にも踏み込むことが想定されていたため，これまでのような品質（Q）ガイドラインではなく，複合領域（M）ガイドラインとして作成されることとなった。

EWGの議論の中では，既存のQ3A/Bガイドラインとの関係，既承認製品への適用，ハザード評価の要件，リスクの特性解析，管理手法，適用時期等が主な課題として議論された。

Q3A/Bとの関係については「長期投与において不純物の1日量が1 mgを超える場合には，ICH Q3A/Q3Bで推奨している遺伝毒性評価を考慮することができる。」とされ，試験の重複を避けるような措置がとられている。

既存製剤への適用については議論が重ねられた結果，「市販製品の承認後申請，及び既承認製剤に含まれている原薬を用いた製剤の新規製造販売承認申請に対しても適用されるものの，いずれも以下の場合にのみ適用する。」とされた。

- 原薬の合成法の変更により，新規の不純物が生じるか，既存の不純物に対する判定基準が高くなる場合。
- 製剤処方や組成，製造工程の変更により，新規の分解生成物が生じるか，既存の分解生成物に対する判定基準が高くなる場合。
- 適応症又は投与方法の変更により，許容される発がんリスクレベルに著しく影響を及ぼす場合。

また，実施時期についても付記があり，「M7は公開後に実施が推奨される。ただし，ガイドラインが複雑であるため，ICHでの公開18カ月後までは，M7の適用は求められない。18カ月という期間とは別に下記の事項が適用される。」とされた。

- ICHでの公開後はM7に従ってエームス試験を実施すること。ただし，M7の公開前にエームス試験を実施している場合，やり直しをする必要はない。
- M7の公開前に，開発プログラムが第IIb相又は第III相の治験を開始していた場合，これらのプログラムの製造販売承認申請や承認までの期間については，次に挙げる事項が適

　　　　用される。
　　　　　－6項に概要を示した，2つのQSAR評価を実施する必要はない。
　　　　　－5項に概要を示した，製品中の不純物の評価範囲に準拠している必要はない。
　　　　　－9項に概要を示した，ドキュメンテーションの推奨事項に準拠している必要はない。
　・商業生産工程の開発も同様の課題が伴うことを考慮し，M7がICHで公開されてから36ヵ月後までは，第IIb相又は第III相治験を含まない新規製造販売承認申請へのM7の適用は求められない。

　日本ではM7ガイドラインを発出するにあたり，治験届への影響が考えられたことから，厚生労働科学研究において検討が行われ，以前の厚生労働科学研究で作成されたS2モックである「サクラミル原薬」のシナリオに準拠した治験届モックが作成されている。

　以上，ICH設立から約25年間の品質ガイドライン作成に至る背景及び内容を紹介してきた。引き続き次頁より，2014年以降検討されたあるいは現在検討されているガイドラインについて，提案の背景，主要ポイント，意義について紹介する。

　　　　　　　　　　　　　　　　　　　　　　　　　　　　　　　　　　［井越伸和］

Q3 不純物

はじめに

医薬品には，原薬や添加剤の製造に用いる原料，試薬，溶媒，触媒，製造の過程で発生する副生成物，それらの分解生成物等，さまざまな不純物が含まれる。医薬品に含まれる不純物は，医薬品を服用する患者にとっては何ら益をもたらさないので，できるだけ除去されるべきである。医薬品の現実的な製造の中で，不純物をどのように，どのようなレベルまで管理すべきか，Q3シリーズガイドラインはその考え方と具体的な方法を示している。

ガイドラインで定める不純物の許容値と管理の方法は，安全性の側面と，製造及び品質管理の側面から定められたものである。安全性の面から許容できる量を超えて不純物が混入することは許されないので，リスクとベネフィットの考えに基づき適切に管理することが必要である。安全性の確認なしで許容できる不純物量は，有効成分の1日投与量が2 gの製剤では3 mg/dayであるが（Q3B），原薬ではより厳しく1 mg/dayまでとしている（Q3A）。これは原薬がさまざまな製剤に使用されることのほか，製剤よりも添加剤の影響もなく試験及び管理しやすいためと思われる。安全性の面と製造及び品質管理の面のバランスは，安全性評価や製造・分析技術の進歩に伴って将来的に変わっていくべきものであろう。

ICH Q3シリーズは，Q3A新有効成分含有医薬品のうち原薬の不純物に関するガイドライン，Q3B新有効成分含有医薬品のうち製剤の不純物に関するガイドライン，Q3C医薬品の残留溶媒ガイドライン，Q3D医薬品の元素不純物ガイドラインの4つからなり，Q3A/Bが分解生成物等の有機不純物，Q3Cが残留溶媒，Q3Dが無機不純物に対応する。これらのガイドラインは，医薬品に混入する不純物のヒトへの曝露限度値と，標準的な管理戦略について定めており，医薬品製造の現場に大きな影響を与えている。なお，不純物の管理に関しては，ICH M7の「潜在的発がんリスクを低減するための医薬品中DNA反応性（変異原性）」もICH Q3シリーズガイドラインを補完するガイドラインであり，これについては本書別項で解説している。

第17改正日本薬局方では，通則34にQ3Cを踏まえた残留溶媒に関する規定が記載され，一般試験法として，残留溶媒の規制値と分析法を記載した2.46残留溶媒が収載された。さらに，Q3A/B/Dも日局への取り込みのための検討が開始されている。ICHガイドラインはもともと新薬開発のためのガイドラインであったが，Q3シリーズガイドラインは日局に取り込まれることによって，新薬のみならず，ジェネリック薬も含めて，医薬品全般の標準的な品質を規定するものになりつつある。

Q3A及びQ3Bは10年間以上にわたって改定されていないが，Q3Cは継続的に改定されて

おり，Q3C(R6)が2016年11月にStep 4に至ったものの，現在（2017年12月）も次の改定に向けた作業が継続中である。Q3Dは2015年9月に国内発出した最も新しいQ3ガイドラインだが，現在個別適用の製剤の拡大に向けEWGによる改定作業が進められている。

1 Q3A

1.1 提案の背景

化学的合成法で製造される原薬には，有機不純物，無機不純物，残留溶媒等さまざまな不純物が含まれる。そのうち，有機不純物は製造工程に由来する出発原料，副生成物，中間体のほか，原薬の保存中に生成する分解生成物があり，無機不純物は，試薬や触媒，重金属を含む各種元素，無機塩類等が挙げられる。それらの不純物は，患者に健康被害を与えないレベルに管理される必要がある。Q3Aは，原薬の不純物プロファイル，構造，安全性をどのように確認し，どのように報告するか，承認申請にあたっての指針を示している。

1.2 主要ポイント

本ガイドラインは化学合成された原薬について適用される。バイオテクノロジー応用医薬品（以下，バイオ医薬品という），ペプチド，オリゴヌクレオチド，放射性医薬品，醗酵生成物，醗酵生成物を原料とした半合成医薬品，生薬及び動植物由来の医薬品は適用外である。バイオ医薬品等では，その製法や精製法が化学合成される医薬品と大きく異なるため，同じ基準を適用することは適切でない。

Q3Aでは有機不純物を対象に，原材料由来物，製造過程で生成する可能性のある物質について，不純物としての存在が予想される不純物について評価，管理することを求めている。1日最大投与量によって，報告の必要な閾値，構造決定の必要な閾値，安全性確認の必要な

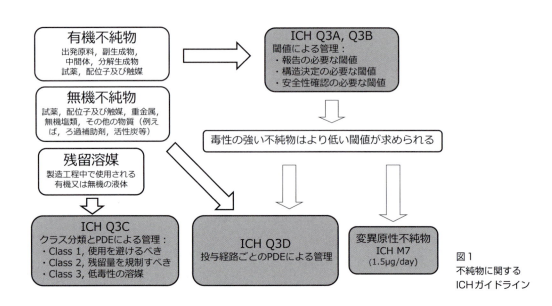

図1 不純物に関するICHガイドライン

閾値が定められており，必要な対応がわかれる。

分析法は報告が必要な閾値以下を測定できる十分な感度とバリデーションが必要である。なお，異常に作用が強いか，または毒性もしくは予期せぬ薬理作用のあることが知られている不純物については，その不純物を管理すべきレベルまで分析可能な方法を用いる必要がある。

構造既知の不純物だけでなく，構造決定の必要な閾値を超えるレベルで存在すると見積もられる構造未知の不純物も，個別規格設定不純物として規格に設定する必要がある。判定基準は，安全性からみて許容されるレベル以下で，かつ，製造工程や分析法の性能により達成できるレベルと相応のレベルに設定する。安全性について懸念がない場合には，判定基準は，通常の製造上及び分析上の変動，ならびに保存中における変化に対応し得るような幅を考慮して設定すればよい。個別規格を設定しない不純物については，その一般的な判定基準を構造決定の必要な閾値以下とする。不純物の総量についても判定基準を設定する必要がある。構造未知の不純物で，構造決定後にその不純物の感度係数を求めたとき，その値が仮定した値とかなり違っている場合には改めて評価が必要になる場合がある。

既に安全性試験や臨床試験で十分安全であることが確かめられている新原薬中に存在しているすべての不純物については，試験に用いられた試料中に存在するレベルまでは安全性が確認されたものと考えることができる。規格に設定しようとする判定基準のレベルにおける安全性を確認できるデータがなく，かつ，その判定基準が安全性確認の必要な閾値を超える場合には，安全性を確認するための試験を行う必要がある。

安全性確認として必要な試験は，Ames 試験，染色体異常試験，14 日～90 日の一般毒性試験（1 動物種）である。一般毒性試験の投与期間は，医薬品の投与期間を考慮して決定する必要があるだろう。なお，不純物の Ames 試験については ICH M7 に詳細な記載があり，単離した不純物を用いて試験することが求められている。Q3A の記述では，不純物を含むロットで試験を実施してよいと読み取れるが，現在の科学的な合意としては，遺伝毒性評価は単離した被験物質を用いて実施すべきと考えられている。不純物を含むロットで Ames 試験を実施した場合，M7 の要求に適合せず，科学的にも妥当性を説明しにくいので注意が必要である。

1.3 意義

医薬品の投与量は食物の摂取量と比較するとはるかに少ない量であるため，不純物の暴露量は極めて低い。それら不純物のすべてについて毒性を確認したり，除去したりしなくとも，健康被害を防止することは十分可能であろう。そのためには，不純物の検出，測定，品質管理，安全性の確認をどのように実施すれば良いのか，具体的な方法についてガイドラインが制定されたことで，原薬に求められる標準的な品質が明確となった。

2　Q3B

2.1 提案の背景

Q3B ガイドラインは製剤中の不純物の量及び安全性の確認についての指針を示している。

Q3BはQ3Aガイドラインを補完するものであり，基本的な考え方についてはQ3Aガイドラインに定められている内容を共有する。

2.2 主要ポイント

　Q3Bは新製剤中の不純物のうち原薬の分解生成物または原薬と医薬品添加剤もしくは容器／施栓系との反応による生成物（以下，両者をあわせて「分解生成物」という。）のみを対象としている。新原薬中に存在する不純物については，その不純物が分解生成物でなければQ3Bガイドラインの対象として個別規格を設定する必要はない。添加剤由来の不純物，容器／施栓からの溶出物は対象としない。生物学的製剤，バイオテクノロジー応用医薬品，ペプチド，オリゴヌクレオチド，放射性医薬品，醗酵生成物，醗酵生成物を原料とした半合成医薬品，生薬及び動植物由来の医薬品も対象としない。さらに，（1）新製剤中に本来含まれるはずのない外部からの混入物質でGMPの問題として扱うほうがより適切なもの，（2）結晶多形，ならびに（3）原薬の対掌体（エナンチオマー）である不純物もQ3Bの対象としない。

　分析法，規格設定，安全性の確認に関する考え方はQ3Aの原薬の場合と同様である。ただし，報告の必要な閾値，構造決定の必要な閾値，安全性確認の必要な閾値はQ3Aの場合と異なる。

2.3 意義

　原薬の製造に十分な品質管理をしたとしても，実際の医薬品は製剤の状態で長期間保存され，その間に分解生成物が増加することもある。製剤中分解生成物の分析，品質管理，安全性の確認をどのように実施し，どのような品質の製剤を世の中に供給すべきか，Q3Bではその具体的な指針が示されている。

3　Q3C

3.1 提案の背景

　Q3Cは化学合成によく用いられる溶媒について，それぞれのヒトへの曝露限度値を定めている。化学合成に用いる溶媒は原薬の不純物として残留する可能性が高いため，溶媒をターゲットとした特有の管理が必要である。

　ガイドラインが提示する曝露限度値は，それぞれの物質に関するヒトの労働曝露や動物実験の結果に基づき，各種不確実係数を用いて算出されている。ガイドライン中には，不確実係数の定め方などの詳細な手法が記載されているため，新しい溶媒について製薬企業がガイドラインの考え方に基づき独自に曝露限度値を設定できるが，実際の製造現場では，ガイドラインに曝露限度値が記載されていない溶媒の使用を極力避ける傾向にある。製薬企業が曝露限度値を自社で算出しても，それが規制当局に受け入れられるとは限らないため，そのような場合，規格の変更，あるいは製造方法や分析法を見直すことになり，医薬品供給に大きな障害が発生する可能性があるためである。

新しい溶媒がガイドラインに追加記載されれば，確実な許容値に基づく管理戦略の策定が可能となる。国内であれば，ICH 参加メンバーである MHLW または JPMA を通じて，ICH に溶媒の追加を提案することができる。ICH MC でその必要性が承認された場合には，IWG による毒性情報のレビューと許容値の算定が行われ，パブリックコメントを経てガイドラインに追記される。現在およそ 60 の溶媒がガイドラインに記載されているが，新しい合成法などの開発に伴って医薬品製造に用いられる溶媒の種類は増加しており，継続的なメンテナンスが必要となっている。2016 年には methylisobutylketone と triethylamine が追加され，2017 年の時点では，2-methyltetrahydrofuran，cyclo pentyl methyl ether，tert-butanol の 3 物質について，ガイドラインに追加記載するための議論が行われている。

3.2 主要ポイント

残留溶媒はその毒性に応じて，クラス 1～3 に分類される。クラス 1 は，発がん性や環境への影響から，医薬品の製造において使用を避けるべき溶媒である。クラス 2 は非遺伝毒性発癌，神経毒性，催奇形性など重大な毒性が疑われる溶媒で，毒性情報に基づいて設定された暴露限度値（PDE）による規制が必要である。クラス 3 の溶媒は，毒性が低く，ヒトの健康に及ぼすリスクも低いと考えられるもので，50mg/kg 以下の残留はその妥当性についての理由を示さなくても許容される。

溶媒の残留量を明らかにするためには，製剤で試験を行ってもよいし，製剤の各構成成分中の残留溶媒の量から製剤中の量を積算的な方法により計算してもよい。計算値が Q3C ガイドラインの許容値以下の場合には，製剤について残留溶媒の試験を行う必要はない。しかしながら，計算値が許容値を超える場合は，その溶媒の量が製剤化の過程で許容し得る量以下にまで減少したかどうかを確かめるために，製剤の試験を行う必要がある。また，製剤の製造工程で溶媒が用いられている場合にも，製剤の試験を行う必要がある。

ガイドラインに記載されていない溶媒の PDE を設定するためには，最低限の毒性学的情報が必要であり，遺伝毒性試験と 3 カ月間の一般毒性試験があれば PDE 値を算出することができる。しかしながら，たとえば LD50 の数値から PDE を算出することはできないし，類似化合物のデータから PDE を算出することは毒性の判断を誤るリスクを伴う。算出に必要な修正係数等の考え方はガイドラインに明記されているが，具体的な修正係数の決定にはトキシコロジストなどの専門家による毒性学的知識に基づく判断が必要とされる。

3.3 意義

化学合成のさまざまな場面で用いられる溶媒の多くは，人体に有害な影響を及ぼす有機溶剤で，毒劇物取締法において製造，輸入，販売，取扱いなどにおいて，毒物，劇物指定を受けているものもある。有機溶剤は脂溶性に富み，分子量が比較的小さいため，さまざまな曝露経路において体内に吸収されやすく，たとえ低用量でも繰り返し長期にわたって曝露されることで，神経系の障害や肝毒性をはじめ，さまざまな健康被害の原因となり得る。このため，医薬品中に残留する溶媒の量は，ヒトの安全性に影響を及ぼさない範囲内に管理されている必要がある。ガイドラインでは，長期間曝露されても健康被害をもたらさないと考えられる

1日曝露許容値をPDEとして示し，PDEに基づく管理戦略の具体的な方法を明示している。

4 Q3D

4.1 提案の背景

ICHでQ3Dガイドラインのトピック化が提案された時点では，EUでは医薬品の製造に用いる触媒に由来する金属不純物についてガイダンスを公表していたが，日本および米国にはそれに匹敵する規制が存在しなかった。各国の薬局方に記載されていた重金属試験は，水道管や製造設備に由来する重金属汚染を防止することを目的として広く使われてきたが，各条で定められた重金属の規格値は毒性学的な観点で決められたものではなかった。こうしたことから，最終形態である製剤に混在する，原薬や添加剤の製造に用いられる金属触媒や溶媒に加え，環境由来の元素不純物の残留による健康被害防止のための新たな調和ガイドラインが求められた。

4.2 主要ポイント

Q3Dガイドラインは，新製剤及び既存の原薬を含有する新製剤に適用される。精製されたタンパク質及びポリペプチド（遺伝子組換えまたは非組換え基原から製造されるタンパク質やポリペプチドを含む），それらの誘導体及びそれらが構成成分で ある製品（例えば，コンジュゲート）を含有する製剤は，合成により製造されたポリペプチド，ポリヌクレオチド及びオリゴサッカライドを含有する製剤と同様に，本ガイドラインの適用範囲に含まれる。Q3Dは，生薬，放射性医薬品，ワクチン等のほか，薬理作用を目的として製剤に添加された元素には適用されない。

Q3Dは，個々の元素について毒性学的な知見に基づく許容値を設定し，品質管理の方法を示すQ3Cのアプローチをモデルとしている。EWGではガイドラインの対象を当初16元素と見込んでいたが，日米EUの製薬企業より追加要請があり，現在24元素がガイドラインに記載されている。追加された元素のほとんどは，国内企業からの要望によるものだった。

Q3DはQ3Cをモデルに作成されたガイドラインであるが，金属はさまざまな経路で容易に吸収される有機溶媒とは違って，投与経路ごとに吸収性が異なり，発現する毒性も異なる。このため，経口，注射，吸入の投与経路ごとにPDEを設定している。PDEの算出は，Q3Cに示された考え方に従い，各種修正係数等もQ3Cに従っている。元素はその毒性に応じてクラス1，2A，2B，3にクラス分類され，クラスごとにどのような場合にリスクアセスメントが必要か決められている。なお，意図的に添加されている場合はクラスにかかわらず，すべてリスクアセスメントが必要である。

リスクアセスメントは3つのステップで構成される。①製剤の製造過程での元素不純物の混入源を明確にする，②製剤中の個々の元素不純物の存在に関して，実測値または予測値と設定PDEとの比較を行うことにより評価を行う，③当該リスクアセスメントの結果を概括し，文書化する。当該工程に組み込まれた管理が十分なものであるかどうかを確認し，製剤

中の元素不純物を制限するために考慮されるべき追加の管理について確認する。この追加の管理の要否を判断するために用いる指標として，ICHガイドラインとしては初めて管理閾値という概念がQ3Dで取り入れられた。管理閾値はPDEの30％のレベルと規定し，管理閾値を超える可能性がある元素については，PDEを超えないことを保証するため，工程の変更や規格設定などの対策を実施する。PDEから製剤またはその構成成分中の元素不純物濃度換算については，Q3Cと同様，3つのオプションが示されている。また，PDEそのものについても，ケースバイケースでより高い数値が許容される例がトレーニングマテリアルに記載されており，柔軟な運用が認められている。

4.3 意義

　Q3Dは毒性に基づくPDEと，それを保証するための管理戦略を明確にした。Q3Dは元素不純物を個々に管理することを要求しており，元素不純物の量を測定するには薬局方収載の試験法または適切にバリデートされた代替法を使用するとされた。これは，従来の重金属試験は個々の元素特異的ではない硫化物沈殿を指標とする試験法であるため，日米欧三薬局方検討会議（PDG：Pharmacopoeial Discussion Group）＊における新たな元素特異的な試験法の調和を前提とした記載であった。2014年11月にはPDGにおいて分析法の調和が開始され，担当となったUSPが，USP既収載の＜233＞Elemental Impurities − Proceduresを基にした原案を提案し，現在三局での調和作業が進められている。薬局方の一般試験法として元素不純物の分析法が収載されることで，意図的に添加した元素の除去や，天然物由来原材料等からの元素不純物の持ち込みを防止する基盤が整備されることになる。

　Q3D作成の議論は，Q3シリーズガイドラインの日局への取り込みが具体化するきっかけになった。一方で，Q3CやQ3DにおけるPDE設定などの毒性情報に基づく許容値設定の基本的な考え方が，国内では特に企業のトキシコロジストに十分浸透していないという事実が認識されるきっかけとなり，自主的な勉強会が開催されるようになった。日本毒性学会ではこのような許容値設定やその啓発を目的とする指針値検討小委員会を設置した。

＊欧州薬局方（EP），日本薬局方（JP）ならびに米国薬局方（USP）の試験法と医薬品添加物各条について調和活動を行う，三薬局方に関する会議

［三島雅之］

■参考文献

1) Q3A(R2)，新有効成分含有医薬品のうち原薬の不純物に関するガイドライン，2002年
2) Q3A(R2)，新有効成分含有医薬品のうち原薬の不純物に関するガイドラインの一部改定，2006年
3) Q3B(R2)，新有効成分含有医薬品のうち製剤の不純物に関するガイドライン，2003年
4) Q3B(R2)，新有効成分含有医薬品のうち製剤の不純物に関するガイドラインの一部改定，2006年
5) Q3C(R6)，Guideline for Residual Solvents, 2016年
6) Q3D，医薬品の元素不純物ガイドラインについて，2015年
7) Q3D training, Implementation of Guidelines for Elemental Impurities.
8) EMA/CHMP/SWP/4446/2000, Guideline on the Specification Limits for Residues of Metal Catalysts, 2008年

Q7 原薬GMP

はじめに

　1998年のICHワシントン会議において，原薬のGMPガイドラインの作成がICHの正式の議題として取り上げられ，日米EUの規制当局側と企業側の代表により構成されたEWG（Expert Working Group：専門家作業部会）により検討を進めていくことが決定された。

　第1回のパリ会議から2000年まで9回に及ぶ国際会議が開催された結果，2000年にICH Q7「原薬GMPのガイドライン」として日米EUの合意となり，日本では2001年（平成13年）に局長通知 医薬発第1200号「原薬GMPのガイドライン」として発出され，以後も原薬GMPのバイブル的存在（Saint Guideline）のガイドラインであることは周知の通りである。

　本ガイドラインの作成を開始するにあたり，各国行政の規制当局のGMP査察官から構成したPIC（Pharmaceutical Inspection Co-operation Scheme：医薬品査察協同スキーム）によって作成された原薬GMPガイドを検討のたたき台として採用することになった。

　本ガイドラインは，企業側から原薬製造におけるGMPに係る製造管理と品質管理での多くの具体的項目に関するあり方を提示し，また規制当局側からは会議参加関係国あるいは区域ですでに施行されている規制の指導的立場からそれに対する見解が示された。調和に向けて多くの議論が行われた結果，約2年半を経て本ガイドラインは最終的に合意となった。この検討過程において特に多くの議論となった事柄について概説する。

1 提案の背景

　ICH Concept paper（1998年2月5日）には原薬のGMPガイドラインの作成を必要とする事情が述べられている。より高い経済性を求めた原薬の国際的な商業生産が増加する中，原薬の製造を自国内において行う以外に海外で行う上で共通した製造管理の適切なあり方を定めることがますます必要となっていた。当時は国，地域，国際機関あるいは査察協同組織などから出されたさまざまな目的と内容の原薬GMPガイドライン／ガイドが存在していた。それらは各国と地域特有のもの，あるいは協同組織等の固有なGMPガイドライン（原薬のGMP査察ガイドライン／ガイドを含む）であった。このため，関係国間で合意できる原薬の生産全般の管理に係る共通する調和のとれた原薬GMPガイドラインに統一するものを作成することが必要となった。このような事情からICHは原薬の共通したGMPガイドラインの必要性を認め専門家会議（EWG）で作成活動が開始された。また，GMP査察側の規制当局と企業間のGMP管理に関する理解の共有化の促進を期待すると共に，ICH関係国のみならず

WHOを通じてnon-ICH国への展開を図ることも念頭に置くガイドラインを作成することになった。

1.1 合意されるまでの経緯

1.1.1 本ガイドラインの作成目標

　検討を開始するにあたり，原薬生産における出発時点から製品の包装，さらには輸送に関わる過程まで原薬の品質の保証を目指し，また原薬の生産全般を網羅する範囲で必要となる標準的なGMP管理のあり方はどうあるべきかを検討し，規制当局側と企業側とで調和できる内容とすることを確認した。GMP管理を必要とする事項は原薬の生産形態により異なるが，一般的に企業の生産管理の活動において実施されている事柄をできるだけ多く選択し，それらをGMP管理の対象事項として適切に取り扱う上でのあり方を解説するものとした。

1.1.2 検討に使用するGMPガイドライン／ガイドの選択

　PIC，FDA，EFPIA/CEFIC，PhRMA，WHO及びMHLWですでに作成されている原薬のGMPガイドライン／ガイド／GMP規則のどれを本検討のたたき台として適しているのかがまず議論され，最終的にはその中でも概念的なガイドのPICのGMPガイドが選択された。

1.1.3 What to do

　新たに作成する原薬のガイドラインの内容は，標準的なGMP管理において何を設定し，また，その適切なあり方は何かを明確に解説するものとすることを確認した。

1.1.4 期待されること

　ICH 3極（日米EU）のみならず，その他の関係国・地域への適用の展開が可能な内容とする。また調和された内容は，規制当局者と企業との間でGMP管理の必要事項に関して誤解のない共通理解が得られるものとする。

2 主要ポイント

2.1 目的・適用範囲（第1章）

原薬出発物質

　製造工程でGMP管理を必要とする範囲の設定では，規制当局と企業側との間で多くの議論となった。原薬出発時点に関しては特に企業側が原料，中間体あるいは原薬の外部委託製造におけるGMP適用にも関連することから，本GMPガイドラインを対象とする工程（範囲）を明確にすることには多くの議論となった。企業側からはGMP管理が適用される工程はなるべく原薬に近い範囲に，それとは反対に規制当局側は原薬の品質への影響が少なくなるように原薬開始点を設定する範囲とすべきと各々の立場からの見解の相違となった。その結

果，原薬の多様な生産形態に応じて，原薬出発物質の工程への導入から原薬の最終包装までの工程においてGMP管理を実施することで合意となった。また，同時に原薬出発物質を導入する前段階にはGMPの適用はしないことを明らかにした。一方問題になったのは，原薬出発物質の固有の要件とは何かであったが，最終的には原薬の構造中の重要な構成部分として組み込まれる原料，中間体または原薬として，市販品，委受託契約による購入品及び自社製造品として明記された。市販品に関しては規制当局側から多くの問題となる事例の提示が行われたが，さらなる要件としての追加にはならなかった。原薬の多様な生産形態に応じた原薬開始時点（GMP管理を開始する）を規定することとして，その一般的な開始時点については表1にまとめられた。この原薬製造工程における原薬開始時点の選択とその根拠の妥当性については，以後に出されたICHガイドラインの原薬の開発と製造（ICH Q11）で明らかにされている。表の下のGMP要求事項の増大の矢印は一般的に原薬に近い工程ほど原薬の品質に影響を与える傾向が大きいことから，GMP管理としての要求事項は増加する必要性を示したものである。

表1 原薬生産に対する本ガイドラインの適用

生産形態	形態ごとの生産工程の事例 （灰色部分：本ガイドラインを適用する工程）				
化学的合成による原薬	原薬出発物質の製造	原薬出発物質の工程への導入	中間体の製造	分離及び精製	物理的加工処理及び包装
動物由来の原薬	器官，液体又は組織の収集	細断，混合，及び初期加工処理	原薬出発物質の工程への導入	分離及び精製	物理的加工処理及び包装
植物から抽出する原薬	植物の収集	細断及び初期抽出	原薬出発物質の工程への導入	分離及び精製	物理的加工処理及び包装
原薬として使用する生薬抽出物	植物の収集	細断及び初期抽出		再抽出	物理的加工処理及び包装
粉砕又は粉末化した生薬で構成する原薬	植物の収集又は栽培及び収穫	細断／粉砕			物理的加工処理及び包装
バイオテクノロジー（発酵・細胞培養）を応用した原薬	マスターセルバンク及びワーキングセルバンクの確立	ワーキングセルバンクの維持管理	細胞培養又は発酵	分離及び精製	物理的加工処理及び包装
クラシカル発酵を応用した原薬	セルバンクの確立	セルバンクの維持管理	セルの発酵工程への導入	分離及び精製	物理的加工処理及び包装

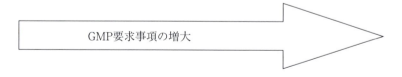

GMP要求事項の増大

2.2 品質マネジメント（第2章）

原則では，品質の責任は組織におけるすべての人々にあることを明記し，それぞれの責任活動を明確に文書化することを求めた。また，効果的な品質マネジメント体制の確立と，それぞれの組織内での責務での責任と権限のあり方を明確にした。この品質マネジメントにつ

いては以降にICHから出された医薬品品質システムに関するガイドライン（ICH Q10）としてさらに管理に係る要件が明らかになっている。

Q7作成検討で明らかにしたことは，製造部門及び品質部門（Production & Quality Unit）の責任（責務と権限）を明確にしたことである。特にすべての品質の評価を担当する品質部門は製造部門から独立し，また，その主要となる責任事項を個々に明らかにするとともに，それらを他部門に委任しないことを明らかにした。また品質部門では品質管理（QC）と品質保証（QA）との責務分けを明確に設定することなく共通事項としている。

検討初期では製造部，品質管理部，品質保証部との責務体制が提案されたが，国内では当時原薬製造業者では品質保証部はあまり一般的ではなかったことから，部門という表現を採用した。また，この品質マネジメントの対応状況の適切性を確認し評価するため，定期的に内部監査及び製品品質の照査の実施が必要であるとした。

2.3 従業員（第3章）

適格性では，従業員の教育訓練により適格性を維持し，また定期的にそれを評価する仕組みがあること，及び衛生管理としては，原薬・中間体の品質への影響をなくすためと作業員への健康影響を防止するために，適切な衛生管理と健康管理の実施の必要性も明らかにした。

2.4 構造及び設備（第4章）

構造設備では混同と汚染防止への対応のあり方を明らかにした。

製造段階に応じた使用水の品質に関しては，製造工程水として水道法に基づく水質基準などが要件になるとした。また製造業者が自ら工程水を供給する場合は，その処理工程を検証し（Validate），モニタリングの必要性を明らかにした。

2.5 封じ込め

ペニシリン類やセファロスポリン類のように少量で強い感作性を有する物質の製造に関する封じ込めでは，専用の製造区域を用いることとした。この専用の製造区域の理解として，同じ建屋内での適切な交叉汚染防止対策が十分に施され分離された作業区域内での使用が可能ではないかとの是非が議論されたが，過去にペニシリン薬剤によるアナフィラキシーショックが社会的な問題となった事例もあることから規制当局側から強い指摘が出された。したがって微量でも強い感作性の特性を有する物質を取り扱う上での安全性を確実にする必要性がある認識下にただし書等の説明を加えて，適切な交叉汚染防止の対応次第ではそれを緩和できることにはならなかった。これについては以降にFDAからベータラクタム交叉汚染防止に関するガイダンスGuidance for Industry Non-Penicillin Beta-Lactam Drugs：A CGMP Framework for Preventing Cross- Contamination（2013年4月）が出されている。

2.6 工程装置（第5章）

汚染防止，交叉汚染防止等のための適切な設計及び組立，保守及び清掃の必要性について

議論された。また校正による保守点検の必要性を明らかにした。製造管理などにコンピュータ化システムが採用される現状もあることから，コンピュータ化システムの基本的なGMP管理のあり方として管理項目を明らかにした。コンピュータ化システムのハードウエア及びソフトウエアでは据付時適格性評価と運転時適格性評価の必要性を明らかにし，さらにコンピュータ化システムのバリデーションの実施が必要であると明記した。

すでに適格性を確認している市販のソフトウエアの使用は，再度適格性評価を実施する必要はないことを追加した。また使用するソフトウエアプログラムの機能の保持を保証するために，未承認のアクセス及び変更の防止対策が必要であることを明記した。また，入力したデータの保護のために適切なバックアップシステムが必要であり，またデータの保護を保証する対策の設定が必要とした。

2.7 文書化及び記録（第6章）

品質を保証する上で重要となる文書化と記録については，GMP管理を必要とする関係業務を想定し，各々詳細な管理項目を定めている。特に文書管理システム及び規格の構築は電子媒体を用いる場合も含め文書の取り扱いを定めた文書化された手順に従い行うことが必要であるとした。製造工程で使用される状況表示ラベル（status label）の管理は承認されたマスターラベルを設定して管理することとした。

製造指図書原本（Master Production Instructions（Master Production and Control Records））はロット間の同一性を保証するため，製造での指図を明らかにした管理事項の詳細を定めて作成することを示した。ロット製造指図・記録では製造指図書原本に従い各ロットの製造前に発行し，必要な作業とそれを記録する事項を明らかにした。試験室管理記録に関しては実施されたすべての検査及び試験に関して詳細な作業内容に基づいた完全なデータを含む必要性とそれらの完全な記録を明らかにした。ここで完全との表現は品質記録の重要性を強調するものである。

ロット製造指図・記録の照査は，ロットの使用または出荷前に行うもので，逸脱，原因調査及び規格外試験結果も含め必要事項の記録の適切性を照査する必要性を明らかにした。使用された原文表現のmaster（原本）について当初はなじみのないものであったが，現在ではマスターの使用は特に違和感がないようである。

2.8 原材料等の管理（第7章）

原材料の受け入れ，受け入れ後の区分保管及び品質の再評価の一連の原材料の管理必要事項を明らかにした。新たに入荷した原材料に関しては，品質確認として少なくとも1つの確認試験の必要性と検体採取及び試験の実施以外に，原材料の供給業者を評価するシステムがある場合には，原材料の供給業者を評価する具体的確認事項の必要性を明らかにした。

2.9 製造及び工程内管理（第8章）

工程内管理では中間体及び原薬の品質特性に影響を及ぼす工程について管理のあり方を明らかにした。中間体・原薬のロット混合の前提条件，汚染防止の管理すべき項目を明らかに

し，連続バッチ生産時の製造装置の前ロットの残留物（キャリーオーバー）による品質影響がないようにすることとした。

2.10 原薬・中間体の包装及び識別表示（第9章）

中間体及び原薬の保管，出荷管理での合否判定に伴い保管，ラベル表示，包装作業などの際の管理項目のあり方を明らかにした。特に中間体及び製品に使用する規定したラベル発行及びその管理の重要性を強調した。

2.11 保管及び出荷（第10章）

原薬及び中間体の保管条件と輸送に関しては，表示ラベルに記載した条件に従い実施する必要性を明らかにした。

2.12 試験室管理（第11章）

一般的管理，中間体・原薬の試験，試験成績書，安定性モニタリング，使用期限及びリテスト日，参考品・保存品に関して，基本的な管理の概念は一般的管理で述べているが，品質評価を信頼あるものとするため，必要となる詳細な管理事項のあり方を明らかにした。特に重要な事柄としての規格，検体採取計画及び試験方法は，設定した品質及び純度の基準に適合するために科学的で，かつ適切なものであること。また，それらは承認申請の内容と一致することを示した。規格外試験結果（OOS）の対応では，重要な品質問題の有無，是正措置及び予防措置（CAPA），再試験など含む取り扱い手順書があること。標準品との比較確認においては，一次標準品及び二次標準品の対応とその管理のあり方を明らかにした。また，品質の評価として製造工程および起源に由来する不純物プロファイルを設ける必要性を明らかにするとともに，製造過程での変更が品質に影響する評価において設定した不純物プロファイルとの比較を行うことを明らかにした。原薬の安定性モニタリングでは，原薬の保管条件，リテスト日または使用期限を設定する根拠となるもので，その試験の重要性に適応するモニタリングのあり方を示した。モニタリングをより信頼性のある結果とするために，販売用に用いる容器と同等または同一の小スケール（mimic）なものを使用することも述べている。

2.13 使用期限及びリテスト

安定性試験から得られたデータの評価に基づく原薬の使用期限と再試験日の設定を明らかにするとともに，一般的通例としては再試験日を使用することを追加した。

2.14 バリデーション（第12章）

文書化，製造設備機器の適格性評価，プロセスバリデーションの手法（予測的バリデーション，コンカレントバリデーション，回顧的バリデーション），計画，洗浄のバリデーション，分析法のバリデーションに関して，バリデーション方針，文書化，適格性評価，プロセスバリデーションの手法と計画，検証したシステムの定期的照査，洗浄バリデーション，分析法のバリデーションの実施におけるあり方を体系的に示した。バリデーションの対象をプ

ロセス，洗浄，分析法，工程内試験，コンピュータ化システムとすること及びバリデーション実施におけるバリデーション実施計画書の評価項目には，原薬の品質及び純度に影響する重要なパラメータ・特性を設定し，その結果の評価を行うことを明らかにした。

　プロセスバリデーションでは使用する装置・機器については事前にその使用に関する妥当性評価を行うこと。それらには設計時適格性評価（DQ），設備据付時適格性（IQ），運転時適格性（OQ）及び性能適格性評価（PQ）がある。プロセスバリデーションの手法では予測的バリデーションが望ましいが，企業の実情に鑑みた選択肢を持たせ，例外的にその他の手法として，コンカレントバリデーション，回顧的バリデーションを記載した。ただし，例外的なバリデーションの実施に際しては，実施前の前提条件を明らかにすることとした。プロセスバリデーションの計画では，工程稼働回数については実際に起こり得る製造状況に鑑み一律とはせず，予測的及びコンカレントの場合では3回の連続バッチでの実施，回顧的な場合は工程の恒常性を評価するために一般的には10から30の連続するロットで評価するとした。

　洗浄のバリデーションについては，原薬の品質への影響を汚染または偶発的な原材料のキャリーオーバーについて最大のリスクをもたらす状況または工程に対して行うとした。適切な対応として詳細な条件を記載。最大のリスクをもたらす状況または工程については，当時リスク評価をどうあるべきか等のICH Q9に記載されたような検討はしていない。

　分析法のバリデーションの実施では，薬局方及び認知された文献に記載された方法に従うものでない場合は，バリデーションのICH Q2Aに含まれる特性を評価対象として分析バリデーションを実施することとしている。また，分析バリデーションの程度は分析の目的及び原薬製造工程の段階を反映するものとして，対応に関しては柔軟性があることを付け加えた。

2.15 変更管理（第13章）

変更管理体制の確立

　変更管理手順書では，製造過程におけるすべての変更に係る変更確認，記録，照査，承認及び原薬に影響する可能性がある場合には製剤業者への連絡等を網羅した対応手順書があること。それは品質部門が照査し承認を得ることが必要とした。提案された変更を正当化するために，実施する前に中間体及び原薬への品質影響の確認を必要とする検討のあり方及びバリデーション実施済みに係る変更であれば，再バリデーション実施の必要性については科学的判断に基づき決定をするものとし，選択に余地を与えた。

2.16 中間体・原薬等の不合格及び再使用（第14章）

　不合格，再加工，再処理，中間体・原薬等及び溶媒の回収，返品，再加工・再処理に関して，原薬製造において対応が必要となる中間体・原薬の品質不適合品に関し再精製で品質の救済を必要とする場合，その処理方法としての2つの選択肢のあり方を明らかにした。再加工は，設定された製造工程の操作を繰り返すこと。一方，再処理は，工程戻しによる品質の救済が不可能とされるものに対し，すでに設定した手順あるいは操作とは異なる方法を選択する場合であり，再処理実施計画書には再処理手順，評価，試験方法，必要な場合には安定

性試験の実施等を明らかにし，それに基づく実施報告書を作成すること。特に品質評価として不純物プロファイルでの影響についての評価が必要とした。

2.17 中間体，原薬等及び溶媒の回収

中間体，原薬等及び溶媒の回収，返品

　中間体，原薬等及び溶媒の回収があらかじめ承認された回収の手順に従い実施され，得られた回収品が適切な規格に適合する場合，回収品の使用は認められること。また，新規なものと回収品との混合を行う場合は，得られた混合品の使用での適合性が事前に証明されていること。返品については返品された中間体・原薬の保管等の取り扱い，措置及び適切な事項を設定した記録が必要とした。

2.18 苦情及び回収（第15章）

　苦情及び回収では，必要となる事項を設けた手順書を作成して対応すること。特に回収手順においては回収方法，連絡先をあらかじめ明らかにし，重篤または生命を脅かす恐れがある場合に対応するように規制当局への連絡体制を記載しておくことを明らかにした。

2.19 受託製造業者（試験機関を含む）（第16章）

　重要な事柄として，受託製造業者は本ガイドラインに従う同等の管理が必要となることを明らかにした。また，交叉汚染防止対策の必要性及び該当するロットあるいは管理番号により，トレーサビリティが取れることが必要とした。委託の際に取り交わす委受託契約書には規格，GMP管理での責任分担のあり方，委託者による監査，下請けの事前承認，変更管理等の詳細な取り決めが必要であることを示した。

2.20 代理店，仲介業者，貿易業者，流通業者，再包装業者及び再表示業者（第17章）

　適用範囲，出荷された原薬・中間体のトレーサビリティ，品質マネジメント，原薬・中間体の包装，再表示及び保管，情報の伝達，苦情及び回収の処理，及び返品の処理に関して，オリジナルの製造業者から製剤業者に届けられるまでの流通過程に係るすべての関連業者に対し，品質の担保と保証を管理する上で本GMPガイドラインに従うことを明らかにした。特に当時欧州等で業者として存在する再包装業者及び再表示業者に対応するため，トレーサビリティが取れることが重要とした。このトレーサビリティは原薬の回収を行うケースが生じた時，すべての該当ロットを速やかに回収することが必要であり，それを確実に行うために流通過程での完全なトレーサビリティが確認できることが必要となる。このため，流通過程に係る業者は製造業者の名称及びロット番号を記録することとした。

2.21 細胞培養，発酵により生産する原薬のガイドライン（第18章）

　全般的には本ガイドラインの各原則が適用されるとし，ここでは天然生物体または組み換

え生物体を使用し，細胞培養または発酵により得られる原薬・中間体の特異的な管理について述べた。バイテクとクラシカル発酵による原薬・中間体の製造は，培養，抽出及び精製の生物学的工程により構成されており，品質の維持のために特に微生物汚染のリスクを最小にする製造での取り扱い及び防止対策のあり方を記載した。また，ウイルス除去及びウイルスの不活化工程は重要処理工程として，バリデーション実施の対象となるとした。

2.22 臨床試験に使用する原薬（第19章）

　開発段階にある臨床用新規原薬生産については，まだ検討段階でもあり工程変更及びその他管理すべき事項の変更の必要性等もあることから，本ガイドラインの各原則には必ずしもすべて適合できないこともあり，さまざまな状態に対応できるようにそのあり方を固定しない，臨床用原薬に柔軟なGMP管理のあり方を示す特異的なガイドラインとした。ただし臨床用原薬の使用が製剤の製造段階に到達した場合には，原薬の品質を保証する製造管理については製造管理手順書が必要とした。

　品質にかかる管理では，臨床試験用の原薬の出荷の合否判定をするためには，製造部門から独立した品質部門の設置をすることとした。また開発中に生じる製造手順，規格または試験方法のすべての変更については記録する必要があるとした。製造記録は適切な方法で記録し，製造での臨床用原薬の保証は，プロセスバリデーションの実施対応が不適切である場合には，製造管理，校正，及び必要に応じて装置の適格性評価の組み合わせで行うとした。

　試験室で行われる原薬の品質評価分析については，科学的に信頼できる方法を適用できる場合は，分析バリデーションの代わりとすることができるとした。臨床試験に使用する原薬の開発段階で得られた記録及び情報は文書化し，適切に保管されることを保証する体制が必要とした。

2.23 用語集（第20章）

　原薬製造管理及び品質管理におけるGMP管理で必要となる種々の要件事項に関する語彙の解説を行い，関係者間の理解の共通化を図った。例えば，一次及び二次標準品，逸脱，原薬出発物質，工程内管理，再加工，再処理，使用期限，リテスト日，適格性評価，バイオバーデン，及び不純物プロファイル等には明確な説明を行った。

　その他では，文中に用いた"重要な"についての解釈は，原薬が規格に適合することを保証するために，あらかじめ定めた基準内で管理する必要がある工程段階，工程条件，試験要件またはその他の関連パラメータまたは項目を説明した。原文では"critical"を使用しており，重要工程（control of critical steps）との記載はあるが，よく使用される重要中間体の記載はない。

　また，受託製造業者については，原薬製造で，中間体及び原薬の委託製造において必要となるGMP管理要件を明らかにした。これにより原薬及び中間体の受託製造業者でのGMP管理のあり方が明らかとなり，委受託製造が促進されることになった。

バリデーション

原薬の製造において必要となるバリデーションに関して明確化が行われた。
　製造プロセスバリデーション，試験バリデーション，洗浄バリデーションなどの適切な対応が明らかにされた。

3 意義

　原薬の生産に関するGMP管理の詳細なあり方を明らかにした本ガイドラインにより，原薬製造業者，製剤業者及び規制当局間での原薬GMPの適切な理解の共有化が図られ，また原薬製造業者にとって原薬GMPの管理のあり方がより明らかとなり，それに従い製造及び品質に係る管理が適切に体系化され，理解を深めることに貢献した。

　また，原薬製造のGMP管理のあり方が調和できたことにより，国際的に共通したガイドラインとして，各国及び地域において原薬の薬事規制及び指導での共有化が図られ，国際的な規制当局の査察においても同じ理解で実施されることが期待できる。

ガイドラインの問題点と今後の課題

　技術の発展に伴う本ガイドラインの運用での解釈を改めて理解する活動のQ＆Aにより，さらに本ガイドラインの基本概念の有用性が明らかになった。これにより改めてQ7ガイドラインの記載内容を変えることなく"Saint Guidline"としてその存在意義が再認識されている。しかし現在の医薬品開発における科学の展開に伴い，新しい原薬製造が行われることになり，GMP管理ではこれまでと異なる基本概念の適用が求められる時代がすぐに到来しそうである。例えば，生物医薬品の目覚しい発展と展開に伴い，生物原薬への原薬GMP管理のあり方の見直しが必要となり，より専門的で具体的な生物原薬に適用することが求められてくるのではないだろうか。

　その他の課題としては，例えば臨床試験用原薬のGMP管理のあり方の見直しが必要になるだろう。本ガイドラインでは，臨床試験用原薬の具体的なGMP管理のあり方に関しては基本概念的に記載されているが，与えられた柔軟性の範囲において，新規医薬品の開発を促進する事情もあり，臨床試験用原薬のGMP管理のあり方について，さらにより具体的な対応を示唆するものが必要になると考える。

おわりに

　原薬ガイドラインの調和が承認された2000年から約18年が経過し，いまだに原薬のGMP管理の基本としてその有用性が認められ，企業及び規制当局において，それぞれの原薬の管理活動に継続して使用されていることは，誠に意義深いものである。しかし今後の医薬品の発展に伴い，具体的な原薬GMPのあり方は，基本的管理事項の適切な拡大解釈では対応できなくなり，さらなる新たな科学的考え方に従って変化するか，またはそれぞれに適合できる新たな原薬のガイドライン作成の必要性が今後ますます求められてこよう。

［松村清利］

■引用文献

1) ICH Concept paper（1998.2.5）
   Q7：Good Manufacturing Practices for Pharmaceutical Ingredients, Dated and endorsed by the Steering Committee on 5 February 1998
2) 1987 PIC（Pharmaceutical Inspection Convention）guideline on GMP for active ingredients.
3) 1991 FDA, Guide to Inspection of Bulk Pharmaceutical Chemicals. Rev., September 1991.
4) 1987 FDA Guideline for Submitting Supporting Documentation in Drug Applications for the Manufacture of Drug Substances.
5) 1992 Good manufacturing practices for pharmaceutical practices, WHO Expert Committee on Specifications for Pharmaceutical. Preparations WHO Technical Report Series 823.
6) The FDA is currently（since 1994）developing guideline on GMP for active pharmaceutical ingredients.
7) IPEC GMP Guide for Bulk Pharmaceutical Excipients in 1995.
8) Good Manufacturing Practices for Active ingredient manufacturers, EFPIA, CEFIC, April 1996
9) FDA Guidance for Industry Manufacturing, Processing, or Holding Active Pharmaceutical Ingredients March1998（Draft）
10) 1999 APIC Good Manufacturing Practices in Active Pharmaceutical Ingredients Development
11) 医薬品及び医薬部外品の製造管理及び品質管理規則（平成11年厚生省令第16号「GMP規則」（1999）（改正（平成十六年十二月二十四日）（厚生労働省令第百七十九号）
12) 医薬品及び医薬部外品の輸入販売管理及び品質管理規則（平成11年厚生省令第62号）（平成十七年三月三十一日失効）
13) 薬局等構造設備規則（昭和36年厚生省令第2号）

Q8 製剤開発

1 提案の背景

1998年に申請資料の国際的な共通を目指して，コモンテクニカルドキュメント（Common Technical Document, CTD）の活動が開始され，2000年にStep 4に到達後，CTDガイドラインは記載内容までの完全な調和に至らなかったことから，優先して作成が期待されるガイドラインについて議論されてきた。

CTDの項目で，既存ガイダンスがなく，評価するための3極共通の手法がないことから，総括的な内容を記載する最も有益な項目としてCTD第3部（Module 3）のP.2「製剤開発の経緯」が選択され，「製剤開発」を新トピックとするJPMAのCTD-Q専門家による提案に関し，PhRMAを中心にコンセプトペーパーが提案された。

2003年7月のブリュッセル会議において，製品ライフサイクルを通じて，適用可能な調和された医薬品品質システムに関する議論が行われ，国際的計画を策定するための共通のビジョンと手法について合意を得るに至った。この計画では，リスク&サイエンスに基づく審査と査察に対して総合的な取組みを行っていくことが強調され，こうした理想像の実現に向けいくつかの方策がまとめられた。さらに，製品ライフサイクル全体を網羅するような「製剤開発」のガイダンスを策定するために専門家委員会も設立された。その後，専門家による協議を経て，Q8「製剤開発[1]」とQ9「品質リスクマネジメント[2]」は，それぞれ2006年9月に制定された。Q10「医薬品品質システム[3]」は，2010年2月にMHLWより通知された。

Q8に新しく採り入れられたQuality by Design，デザインスペース，リアルタイムの品質管理などの概念を，具体例を用いた説明を加え，「製剤開発に関するガイドライン補遺（Q8R）」として，Q8は改定された（最新版はQ8R2）。行政と企業で共通の理解を得て，Qトリオ（Q8，Q9，Q10）の一貫性のある運用を行うため，ICH品質に関するガイドライン実施作業部会（Q-IWG）が結成された。Q-IWGにより，質疑応答集[4]作成，運用実務研修会[5]開催，「ICHによって承認されたICH Q8/Q9/Q10の実施に関する指針[6]」（留意事項）が作成された。

2 主要ポイント

Q8の基本的な考え方を示す。

品質は，製造工程で造り込まれるものである。製品およびその製造工程の開発について，

科学的手法やリスクマネジメントによって得られた知識を，製剤開発の経緯の項に記載する。製剤開発の経緯の項は，製造販売承認申請のために作成されるが，製品のライフサイクルを通じて新たな知識が得られた場合，更新することができる。さらに，製剤学と製造科学の観点から，製品及びその製造工程が十分に理解されていることが示された場合，柔軟な規制による取組みの基盤を創出することが可能となり，本ガイドラインは柔軟な取組みが可能な領域を示す。また，製剤開発の経緯の項によって審査官及び査察官がその製品と製造工程をより総合的に理解することも，目的の1つである。

Q8は，ICH M4コモンテクニカルドキュメント（CTD）形式にて行政当局に提出される資料のうち，CTD 第3部（Module 3）のP.2「製剤開発の経緯」の項において推奨される記載内容を示す。Q8は，P.2 の各項目に，「何を（What）」記載するかを例示することを目的とする。製剤の使用方法・品質に応じて妥当な方法で記載すべきことから，「どのように記載するか（How）」の観点は扱わない。そのため，Q8に記載される内容を参照し，化合物の物性，設計する製剤特性に応じて記載内容を決め，どのように記載するかを申請者が決める必要がある。

Q8は，最新の科学を製剤開発に取り入れることを一律に要求するのではなく，従来実施されている製剤開発研究も有効であるとする。Q8Rは，製剤開発手法に応じて「最小限の手法（Minimal Approach）」と「より進んだQuality by Design手法」の2種類に大別し，対比表「異なる製剤開発手法」（Q8R・付録1）として，相違点を纏めている。「最小限の手法は受け入れられるが，ICH Q8(R2)に記述されている「より進んだ手法」が，推奨される。」と質疑応答集にある。製品及び工程の複雑さや特異性に応じて開発アプローチを決める。

最小限含めるべき要素として，「①投与経路，剤形，生物学的利用能，製剤含量，安定性などを考慮して，品質，安全性，有効性に関連する目標製品品質プロファイル（QTPP）を定義する，②製剤の品質に影響を及ぼす製剤特性の研究や管理が可能となるように，当該製剤の見込まれる重要品質特性（CQA）を特定する，③目的とする品質の製剤とするための，原薬，添加剤などのCQAを決定し，添加剤の種類と量を選択する，④適切な製造工程を選択する，⑤管理戦略を決定する」とQ8Rにある。

Quality by Designという概念は，Quality cannot be tested into products；i.e., quality should be built in by design. と説明され，「品質は，製品の試験では得られない。品質は造り込むべき，すなわち，設計すべきものである。」という考え方である。ニュアンスとしては，詳細に計画されて入念に設計されている方法で製造されることによって保証されている高度な品質とされる。「処方／製造工程が品質に及ぼす影響を明確にした上で，製品規格を設定する。」とされ，Product and Process Understanding という概念と関係する。

Q9に，「品質に対するリスクマネジメントを適用することにより患者を保護するということが最優先されるべきである」とある。QTPP により，患者にとって製品の品質，安全性及び有効性を保証するものは何かについての理解が得られる。当該製品の設計基準を記述したQTPPは，CQA，重要工程パラメータ（CPP），及び管理戦略を開発するための基礎となる。

CQAは，「要求される製品品質を保証するため，適切な限度内，範囲内，分布内であるべき物理学的，化学的，生物学的，微生物学的特性又は性質」と定義される。最終製品のCQA

は，有効性・安全性を担保する上で必要であり，経口固形製剤の一般的なCQAは，製剤の純度，製剤含量，薬物放出性及び安定性に影響を及ぼす特性が挙げられる。原薬，原料，中間体，最終製品などの対象により各種CQAが存在する。原薬，原料及び中間体のCQAには，製剤のCQAに影響を及ぼす特性（粒度分布，かさ密度など）が含まれる。

製剤開発から製造販売承認，商業生産，販売中止に至る製品ライフサイクルにわたり，Quality by Design下の製品に対する重要段階を把握し管理する（図1）。既に得られている知識，品質リスクマネジメントの原則を適用し，必要に応じ実験計画法を用い，製剤開発を進める。QTPPを検討する際，CQAとの関連が重要な意味を持つ。QTPPとCQAが相互に連携し関係することを図1に上下矢印で示す。CQAを特定後，科学的根拠や品質リスクマネジメントにより，CPPを設定する。製品・製造工程の理解を深め，デザインスペース，あるいはリアルタイムリリース試験を設定することもできる。QTPPやCQAを満足する製品を製造するための管理戦略を製造販売承認書に記載する。製造販売承認後に商業生産が開始され，企業の医薬品品質システムに基づくバッチリリース戦略にて，製品を出荷する。技術移転，さらには商業生産段階に至る，継続的改善を含む製品ライフサイクルを管理する。

重要工程パラメータ（CPP）は，「工程パラメータのうち，その変動が重要品質特性に影響を及ぼすもの，したがって，その工程で要求される品質が得られることを保証するためにモニタリングや管理を要するもの。」と定義される。

管理戦略は，「最新の製品及び製造工程の理解から導かれる，製造プロセスの稼働性能及び製品品質を保証する計画された管理の一式。管理は，原薬及び製剤の原材料及び構成資材に関連するパラメータ及び特性，設備及び装置の運転条件，工程管理，完成品規格及び関連す

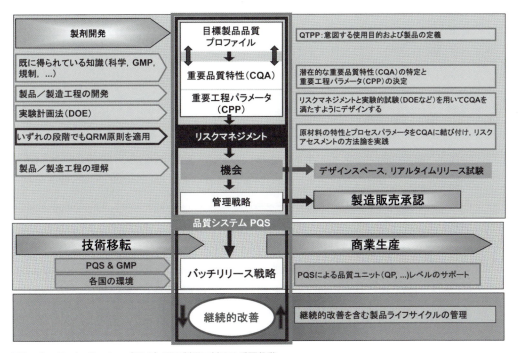

図1　Quality by Design（QbD）下の製品に対する重要段階

るモニタリング並びに管理の方法及び頻度を含み得る。」とQ10に定義される。

「より進んだ手法（Quality by Design）での製造販売承認申請における資料の程度」として，リスクマネジメントの方法論や実験計画法について申請資料への記載事項が留意事項にある。「提出する情報はわかりやすく整理するべきであり，企業の開発アプローチに関する十分な理解を規制当局に提供するものでなければならない。」とあり，提出資料に記載されるデータ量ではなく，データから得られた知識・情報を記載することが重要である。

リスクとは，「危害の確率とそれが発生したときの重大性の組み合わせ」とされており，リスクマネジメントの原則を適切に適用すれば，製剤開発研究の優先順位付けに役立つ。製品が規格に適合するという観点だけでなく，医薬品の使用に際し，消費者（患者）のリスクを下げる観点での考察が必要である。

製剤開発で得られた情報に基づき，リスクマネジメントを実施する。製剤開発の段階では，リスクマネジメントのためのツールとしては，予備危険分析（PHA），欠陥モード影響解析（FMEA），故障の木解析（FTA）などが挙げられる。これらツールの活用により，何が重要なパラメータか，どのように品質に影響を及ぼし，それがどのようにコントロールされているかを明らかにすることが重要である。

化合物の溶解性，吸収性，臨床試験での安全性，最高投与量などから予想されるリスクの大きさ（重大性），および，規格が不適となる発生確率を予測し，リスク評価・分類を行う。具体的な候補化合物を対象に，例えば，固形剤では製品品質の同等性担保の観点で，溶出の規格上限を超えた場合などを想定し，リスクマネジメントを活用する。さらに，潜在するリスクを低減するために活用する。

デザインスペースは，「品質を確保することが立証されている入力変数（原料の性質など）と工程パラメータの多元的な組み合わせと相互作用。」と定義された（2005年11月）。なお，立証された許容範囲は，「ある一つの工程パラメータについて，他のパラメータを一定とするとき，その範囲内での操作であれば関連する品質基準を満たすものが得られるとして特定された範囲。」であり，一変量実験に基づき設定される。一変量実験から得られる立証された許容範囲をただ組み合わせてもデザインスペースとはならない。

Q8（R2）では，「錠剤の摩損度及び溶出率という2つのCQAと2種類の造粒工程パラメータとの関係を図2a及び2bに示す。パラメータ1及び2は，錠剤の溶出率に影響を及ぼす造粒操作の2種類の因子である（添加物特性，水分量，顆粒径など）。図2cは，これらが重なる領域を示し，デザインスペースの最大領域を提示している。申請者は，領域全体をデザインスペースとすることもできるし，その一部分をデザインスペースとすることもできる。」と説明されている（図2）。

この重ね合わせた領域をProposed design space（提案されたデザインスペース）と称しているのは，申請者により提案されたものとのニュアンスであり，デザインスペースであるかは，開発段階で得られた知識を考慮し当局により決定される。すなわち，「図2a，bの設定に至った経緯を踏まえ，それぞれのパラメータの相互作用も考慮してデザインスペースが設定される。デザインスペースであるかどうかは，相互作用も考慮して，申請者により提案され，当局により承認される。」という趣旨である。

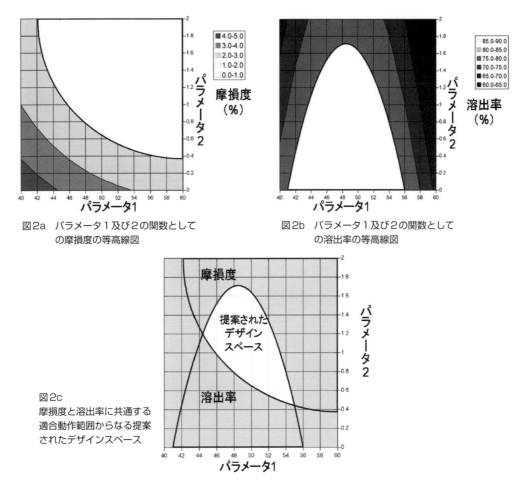

図2a パラメータ1及び2の関数としての摩損度の等高線図

図2b パラメータ1及び2の関数としての溶出率の等高線図

図2c 摩損度と溶出率に共通する適合動作範囲からなる提案されたデザインスペース

図2 複数の重要品質特性の適合動作範囲の共通領域により規定したデザインスペース

「一変量実験のみに基づく立証された許容範囲では，工程パラメータ間，原料特性間，あるいは工程パラメータ／原料特性間の相互作用に関する理解が欠如している可能性がある。」と，質疑応答集にある。

工程パラメータの相互作用を把握するため，実験計画法を活用しデザインスペースを開発する。デザインスペース内で製造された製品や中間体は，要求される品質が担保される。デザインスペースの境界付近で操作する場合，入力変数のバラツキ・変動により，失敗するリスクが高まることを考慮し，製造工程の管理戦略を構築する。

デザインスペースの目的及び利点は，医薬品のライフサイクルにわたって生産の最適化ならびに品質を確実なものとするため，原料特性など入力変数の変動（Input variables）に応じて製造パラメータが調整可能になることである。放出制御製剤であるコーティング粒を製造する際，たとえば，コーティング前の粒子の比表面積がCQAであり，コーティング工程において，コーティング液量をCPPとし，CQAとCPPがデザインスペースの構築に含まれていた場合，コーティング前の粒子の比表面積に応じてコーティング液量を調整することで，製品の薬物放出特性（放出制御製剤のCQAの1つ）を確実なものにすることができる。

「温度及び/又は圧力の経時変化に影響される乾燥操作のデザインスペース」が，Q8（R2）に例示されている。ある品質特性（アウトプット）を満足するように設計されたデザインスペースは，中間製品のCQAを満足するよう，工程管理し製造する事例である（図3）。

「既存製品に対してデザインスペースを開発する場合は，過去の製造データの回顧的評価に多変量モデルを用いることができる。過去のデータにおける変動レベルはデザインスペースを開発する能力に影響を及ぼすため，追加試験の実施が適切な場合がある。」と留意事項にある。

プロセス解析工学（Process Analytical Technology：PAT）の定義は，「最終製品の品質保証を目標として原材料や中間製品／中間体の重要な品質や性能特性及び工程を適時に（すなわち製造中に）計測することによって，製造の設計，解析，管理を行うシステム」である。

製造工程の開発経緯では，PAT適用の可能性を検討することを推奨する。PATは，製造工程の理解に有益であり，さらには製造工程の制御にまで適用することが好ましい。

PAT採用のメリットとしては，原材料や中間工程品の品質をモニターし，得られた結果を直ちに活用することで，次工程の製造パラメータに反映させ，製品の品質を担保できることである。さらに，PATの採用により製品出荷時の最終製品による品質試験を削減することも可能となる。究極の活用法としては，製造工程で品質を担保できる製造方法，品質システムを確立し，製品出荷時の最終製品による品質試験を行う必要がない，"Real Time Release" の姿である。

Quality by Designにおけるモデルの役割について，「モデルとは，数式にてシステムを簡略化して表したものである。モデルによって科学的理解が深まるとともに，一連の条件下でシステムの挙動を予測できる場合もある。」と留意事項にある。粉体プロセス設計や粒子流動化

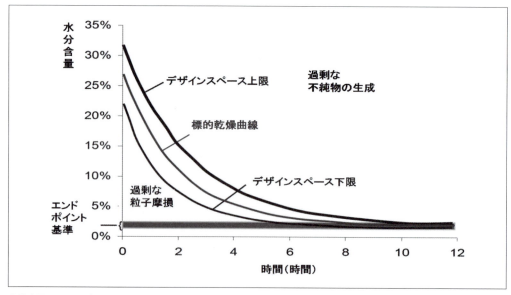

水分含量のエンドポイントは1〜2%である。デザインスペースの上限を上回る操作は過剰な不純物の生成を引き起こすおそれがあり，下限を下回る操作は過剰な粒子摩損を引き起こすおそれがある。

図3　温度及び／または圧力の経時変化に影響される乾燥操作のデザインスペース

挙動の解析などを目的に，シミュレーションモデルを活用した製品開発が可能である。モデルの選択はシステムに関する既に得られている知識，利用できるデータ及び試験の目的に依存する。モデルを影響の大きさで分類する場合を次に示す。

影響	説明及び事例
小さいモデル	通常，製品及び／または工程の開発を支援するために用いる（処方の最適化など）
中程度のモデル	製品品質を保証する上で有用となり得るが，製品品質の唯一の指標ではない（ほとんどのデザインスペースモデル，多くの工程管理など）
大きいモデル	モデルによる予測が製品品質の重要な指標となるモデル（製品の定量のための計量化学モデル，溶出試験の代替モデルなど）

　使用目的に基づき，プロセス設計を支援するモデル，分析法を支援するモデル，工程のモニタリング及び管理のためのモデルに分類される場合もある。

　「製品および製造工程の理解の展開」として，溶出性に影響を及ぼす諸因子を用いて実験計画法を用いた事例がある[5]。溶出性に影響する4因子（原薬粒子径（API），滑沢剤の比表面積（MgSt），滑沢剤混合時間（LubT），打錠圧力を用いて錠剤硬度（Hard））について，20分の時点での溶出率を応答として，溶出性の予測モデル（デザインスペースの数学的表現）を作成している。影響度を評価した結果，原薬粒子径の影響が大きいことが判明している。溶出率を予測するモデルを次式に示す。

$$溶出率(\%) = 108.9 - 11.96 \times API - 7.556 \times 10^{-5} \times MgSt - 0.1849 \times LubT \\ - 3.783 \times 10^{-2} \times Hard - 2.557 \times 10^{-5} \times MgSt \times LubT$$

　この溶出性の予測数学的モデルは，最終製品の溶出試験の代わりに使用している。また，入力変数（たとえば，原薬粒子径の変動）に応じ工程パラメータを調節することで，溶出性能を保証できる。

　プロセスバリデーションの主目的は，「あらかじめ規定した品質基準に適合する製品をある工程によって恒常的に得られることを確認すること」であり，これは従来の手法，継続的工程確認（CPV），またはこれらの組合せなどのさまざまな方法で実現できる。従来のプロセスバリデーションは，製品ライフサイクルの観点が適用されているとはいえ，限られたバッチ数（3バッチ）で，通常の商用生産時と比較し，サンプリング数を増やし，品質を確認する管理戦略にて，商用生産スケールでの製造検討に焦点を置いていた。より進んだQuality by Design手法による製剤開発は，変動要因が特定され，変動による影響範囲が究明されている。こうした知識が管理戦略の礎となり，CQAやCPPに重点を置いた商用生産工程の最適化につながる。

　従来のプロセスバリデーションに代わる方法として，CPVをプロセスバリデーションに適用できる。CPVの1種として，製品と製造工程に関するより進んだ知識と理解に基づく，工程内試験，on-line/in-line測定を用いた手法が挙げられる。CPVは，望ましくないあるいは予

期しない製造のばらつきや，傾向を見つけるためにデータを集め，解析することで工程をモニタリングし頑強な工程とすることで，より良い製品品質の造り込みにつながる。

3 意義

Q8は，望ましい状態に向けた活動を推進することを確かなものにする。製品が不適となるリスクに関する理解が不十分な場合，不確実な状態にあるといえる。

Q8に記載されている内容を理解し，製剤の目標製品品質プロファイルを担保するための管理戦略を構築する必要がある。申請者が，高品質の製品を開発し，望ましい状態を実現するために，P.2項に記載されることが期待される事項と任意となる情報を活用し，得られた知識として，当局側の承認を得る必要がある。

製剤開発の項では，データの量ではなく，データを解析し得られた情報・知識を記載することが推奨される。こうした情報・知識を活用することは，申請者・当局側にとって，コミュニュケーションの促進，作業の効率化につながる。もちろん，審査・査察時において，当局は企業に対し，データの提示を求める権利を有する。

Q8の主な特徴を次に挙げる。

- Q8は，総括的な（High level）内容を盛り込む。総括的とは，3.2.P.2の各項目に，「何を（What）」記載するかを例示することを意図する。3.2.P.2の各項目を「どのように記載するか（How）」については，製剤の使用方法・品質に応じて，申請者の裁量に依存することから，ガイドラインに取り入れない
- 科学的な実験により得られたデータから情報・知識として，CTD P.2項に記載する
- 製剤開発段階に得られた情報・知識が，規格や製造条件の設定に有用である
- 処方／製造工程が品質に及ぼす影響を明確にした上で，製品規格を設定する
- ICH Q9「品質リスクマネジメント」の活用を推奨する
- 申請者のみならず，審査・査察する側にとっても有益な情報を与える

さらに，

- 製品の品質は，製造工程で造り込まれるものである（Quality by Design）
- 実験計画法などの手法を活用し，デザインスペースの確立
- 製品品質を保証するためのプロセス解析工学（PAT）の推奨
- プロセス解析工学（PAT）の採用による製品出荷時の品質試験の削減
- 継続的な品質の向上
- 製品のライフサイクルを通じた，CTD P.2項の更新
- 医薬品科学や製造科学に理解が十分に得られ設計された製品は，「①審査及び査察時の規制当局の判断，②承認後の各種変更」などに関する柔軟な規制の取組み（Regulatory Flexibility）につながる

などの考え方が盛り込まれている。

　Q8の制定により,「望ましい状態」を目指す動きを促進することを確実にする。さらに,そのことにより得られる成果として,「使用目的に適った製品およびプロセスの設計,継続的な改善,製剤開発情報の共有」などがある。Q8の目指す「望ましい状態」の実現に向けて実践を続け,患者・当局・企業間の"Win-Win-Win"の関係の実現が望まれる。

[大河内一宏]

■参考文献

1) 厚生労働省医薬食品局審査管理課長通知,「製剤開発に関するガイドライン」,平成18年9月1日
2) 厚生労働省医薬食品局審査管理課長,監視指導・麻薬対策課長通知「品質リスクマネジメントに関するガイドライン」,平成18年9月1日
3) 「厚生労働省医薬食品局審査管理課長,監視指導・麻薬対策課長通知医薬品品質システムに関するガイドライン」,平成22年2月19日
4) 厚生労働省医薬食品局審査管理課,局監視指導・麻薬対策課　事務連絡,「製剤開発に関するガイドライン」,「品質リスクマネジメントに関するガイドライン」及び「医薬品品質システムに関するガイドライン」に関する質疑応答集(Q&A)について,平成22年9月17日
5) 財団法人日本公定書協会・日本製薬工業協会ICHプロジェクト委員会,ICH Q8, Q9, Q10ガイドライン運用実務研修会,平成22年10月25日～27日
http://www.jpma.or.jp/about/board/ich/explanation/ich100715.html
6) 厚生労働省医薬食品局審査管理課,厚生労働省医薬食品局監視指導・麻薬対策課　事務連絡,ICH品質に関するガイドライン実施作業部会留意事項「ICHによって承認されたICH Q8/Q9/Q10の実施に関する指針」の改定について,平成25年2月1日

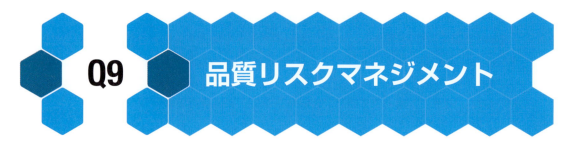

Q9 品質リスクマネジメント

 はじめに

　米国では新薬審査，変更審査の増加により監査業務に滞りが発生し，国民に重大な健康危害を及ぼしかねない状況にあるとの懸案があった。そこで米国FDAは解決策とし生産科学，リスクベースの規制手段，品質システム，及び公益の追求をテーマとして，21世紀に向けたcGMPの新たなイニシアチブを2002年8月に発表した（最終報告書は2004年9月）。また，イニシアチブにおける国際協力への取り組みの一環として，リスクベースの品質システムを国際的に構築することをICHの場に提案してきた。

　これを受け2003年にブリュッセルで開催されたICHの品質関連国際専門家会議では，"品質リスクマネジメントと科学の統合したアプローチを重視し，製品のライフサイクルを通して適用が可能な，1つの調和した医薬品品質システムを開発する"という5カ年構想が合意された。医薬品品質システム（Q10）では品質リスクマネジメント（Q9）との統合が重要な要素であり，リスクマネジメントは医薬品開発（Q8）とも相乗的であることから，統合的アプローチとして3つのガイドラインが検討されることとなる。当時，日本では薬事法の改正が進行しており，欧州でもEU指令の改定が検討されていたので，国際的に調和した医薬品品質システムを検討することは，規制当局・製薬業界共に好機として歓迎された（図1，2）。

- **2003年当時のICH規制当局の状況**

　　FDA： 　21世紀GMPイニシアチブ
　　EMEA： EU指令の改定
　　MHLW： 日本の法改正（改正薬事法）

- **ICHブリュッセル会議：5カ年構想に合意**

　「品質リスクマネジメントと科学の統合したアプローチを重視し，製品のライフサイクルを通して適用が可能な，1つの調和した医薬品品質システムを開発する」

図1　品質の新しい動きの始動

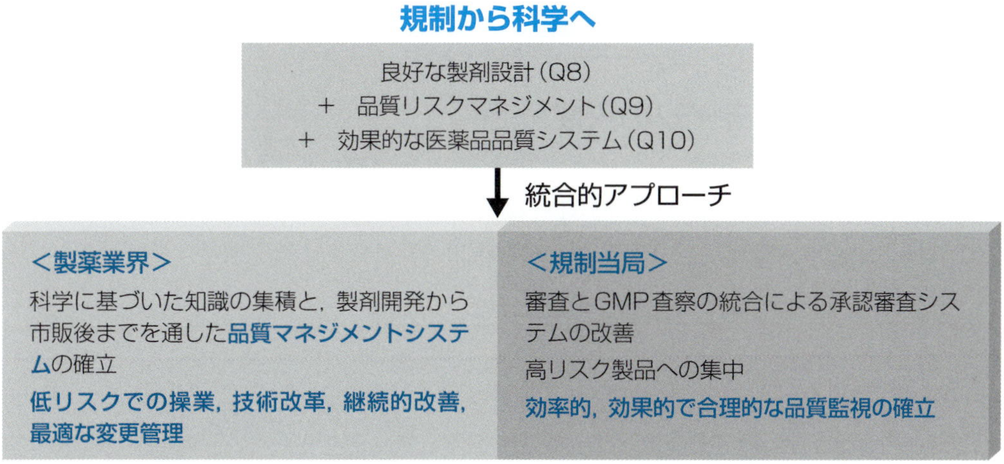

規制から科学へ

良好な製剤設計（Q8）
＋ 品質リスクマネジメント（Q9）
＋ 効果的な医薬品品質システム（Q10）

↓ 統合的アプローチ

<製薬業界>
科学に基づいた知識の集積と，製剤開発から市販後までを通した**品質マネジメントシステム**の確立
低リスクでの操業，技術改革，継続的改善，最適な変更管理

<規制当局>
審査とGMP査察の統合による承認審査システムの改善
高リスク製品への集中
効率的，効果的で合理的な品質監視の確立

図2　新しい品質のパラダイム

1 提案の背景

2003年11月に大阪品質関連国際専門家会議で，品質リスクマネジメントに関する実質的な審議が開始され，コンセプトペーパーで以下の国際的に調和された行動が提案され，承認された。

リスクマネジメントは明確に定義されたステップで構成されたプロセスであり，リスクとその影響をより深く理解した意思決定に役立つ。しかし，医薬品の品質リスクマネジメントでは国際的に調和のとれたガイドラインがなく，規制当局及び業界でリスクマネジメントの共通理解ができていない。そこで，製品ライフサイクル全体にわたる医薬品の品質に関して，リスクマネジメントの原則をより効果的に適用し，規制当局及び業界両方の意思決定に一貫した方法を定義するため，調和のとれたガイドラインを作成する。このガイドラインにより医薬品の品質リスクマネジメントは，より一貫性があり，科学に基づく意思決定に寄与し，品質関連の実務，指針，要件及び基準の確立及び改訂を支援する。

品質リスクマネジメントを適用することにより患者，規制当局及び業界における以下のような課題が解決されることが期待された。

- 患者が，必要なときに製品を利用できないこと
- 許容できない製品の市場出荷の可能性を高める可能性
- 新製品の市場への投入が遅れること
- プロセス変更や改善実施に遅延が発生すること
- 安全で有効な薬が市場から捨てられるか，回収される可能性
- 製造業者における新技術導入や，製品やプロセスの継続的改善の遅延
- 十分な資源が最適に割り当てられない可能性
- リスクを最も効果的に評価するための適切なデータの欠如

2 主要ポイント

2.1 ガイドラインの構成 (図3)

品質リスクマネジメントのガイドラインは1～8章の本文と付属書Ⅰ，付属書Ⅱから構成される。しかし，本文は概念的な内容が多く，実際の使用方法がわかりにくいとのコメントが多く寄せられたため，400枚以上の解説用資料が作成され，ブリーフィング・パックとして提供された。

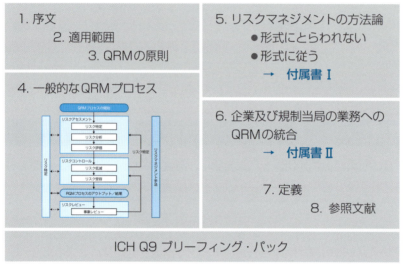

図3　Q9ガイドラインの構成

ブリーフィング・パックでは，規制当局及び企業に対するエグゼクティブサマリー，ICH Q9の背景，経緯，内容，手法・全般（手法／ツールごとの解説），潜在用途・全般（使用場面別の使用例），及び質疑応答集（FAQ）がパワーポイントで提供されている。

2.2 ガイドラインの目的

品質リスクマネジメントを活用する際の基本原則は以下の2点である。

- 品質に対するリスクの評価は，科学的知見に基づき，かつ最終的に患者保護に帰結されるべきである
- 品質リスクマネジメントプロセスにおける労力，形式，文書化の程度は当該リスクの程度に相応すべきである

また，品質リスクマネジメントの活用は，現行の規制要件を越えた新たな要件を創出することは意図していないし，活用したとしても企業が遵守すべき規制要件が免除されるわけではない。

つまり，品質リスクマネジメントは，活用することにより，患者を保護するということが最優先される限りは，GMP省令等の義務づけられた規制要件がある場面以外ではどこでも

活用することができ，その活用の範囲，程度の決定は製薬企業の主体性による自由度が与えられているということである。

品質リスクマネジメントには，形式に従ったリスクマネジメントプロセス（認知された手法及び／または標準操作手順等の内部的な手順の使用を指す）のほかに，形式にとらわれないリスクマネジメントプロセス（経験的な手法及び／または内部的な手順の使用を指す）があり，このことはリスクマネジメント手法を常に活用しなければならないということではないことを示している。

2.3 一般的な品質リスクマネジメントプロセス（図4）

品質リスクマネジメントとは医薬品の製品ライフサイクルにわたる，品質に対するリスクのアセスメント，コントロール，レビュー，コミュニケーションに対する系統立ったプロセスである。

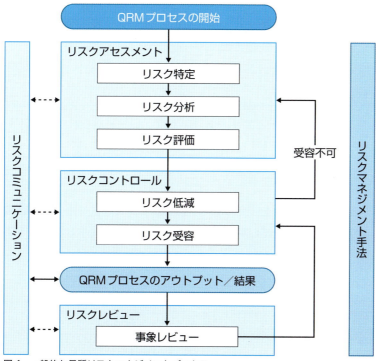

図4　一般的な品質リスクマネジメントプロセス

2.3.1 品質リスクマネジメントの開始

まず「何が問題なのか？」の討議から開始し，品質リスクマネジメントを実施しようとする課題，問題点を明確にする。実施計画，要・不要も含めたチーム編成，資源，意思決定の水準等を具体的な事象やそれを取り巻く環境に応じて検討する。

2.3.2 リスクアセスメント

　最初のプロセスはリスクアセスメントである。リスク特定，リスク分析，及びリスク評価のステップからなる。

リスク特定：

　「何がうまくいかないかもしれないのか？」。リスク特定では体系的／網羅的に情報を収集し，危機源を特定する。

リスク分析：

　「うまくいかない可能性はどれくらいか？」「うまくいかなかった場合，どんな結果（重大性）となるのか？」。リスク分析では特定された危機源から危害が発生するリスク（可能性と重大性など）を推定する。

リスク評価：

　リスク評価はリスクを基準に従って比較するステップで，対応する優先順位などを決定する。

2.3.3 リスクコントロール

　リスクアセスメントの結果を踏まえてリスクコントロールが実施される。リスクコントロールはリスク低減とリスク受容のステップからなる。

リスク低減：

　リスク低減では規定の受容レベルを超えるリスクに対して，可能性や重大性の軽減，検出性の改善などを実施する。リスク低減の実施により新たなリスクが発生しないように注意することが重要である。

リスク受容：

　リスク低減を実施した後でも，完全にリスクを取り除くことはできない。そのために，残留するリスクを受容するための意思決定が必要になる。残存リスクの受容基準は，品質リスクマネジメントのプロセスを開始する前に意思決定者により指示されるべきである。プロセスの途中で受容基準を変更するには正当な根拠が必要となる。

2.3.4 リスクレビュー

　リスクコントロールの実施後もリスクレビューを継続し，監視する。リスクレビューには計画的に実施されるものと，新たな知見や経験に基づいた見直し時に実施されるものがある。リスクレビューには実効性の評価が含まれる。修正の結果が十分に機能していることの確認とともに，修正を実施したことにより新たな矛盾点が発生していないかの確認である。

2.3.5 リスクコミュニケーション

文書化はリスクコミュニケーションに有用である。文書にはプロセスの詳細な記述のほか，意思決定の根拠と結果が含まれる。文書化は現行の業務に組み込み実施され，必要により品質保証部門により承認される。

品質リスクマネジメントのプロセスにおいてはさまざまな場面でリスクコミュニケーションが必要になる。リスクコミュニケーションには，行政当局への報告のように品質リスクマネジメントのアウトプットを正式に伝達する必要がある場合（実線矢印），と各プロセス／ステップにおいて意思決定者を含めた関係者で情報の共有をする場合（破線矢印）がある。

2.4 リスクマネジメントの方法と手法 （図5）

このような品質リスクマネジメントを実施するのに，リスクマネジメント手法が役立つ。手法には経験的手法や内部的な手順のように形式にとらわれない手法と，既存のリスクマネジメントのツールを使用した形式に従った手法がある。手法，及びツールは品質リスクマネジメントを実施しようとする具体的な事象の情報量，複雑さ，重大性などや，それを取り巻く状況に応じて選択される。

付属書Ⅰでは品質リスクマネジメントに適用可能なツールを解説しているが，すべての状況で共通して使用できるツールはなく，また，これら以外のツールを使用してもかまわない。また，品質リスクマネジメントを実施する際にツールを必ず使わなければならないものでもない。

意思決定者
- 適切な資源の投入を確実に実施する責任
- 組織内のさまざまな機能及び部門にわたり調整する責任
- QRMプロセスを定義付け，展開し，レビュー

チーム編成
常にではないがチームが担当
- QRMプロセスに精通した者
- 適切な複数分野の専門家（品質部門，事業開発，技術，規制，製造，営業・マーケティング，法務，統計，臨床等）

図5　QRMの責任

2.5 品質リスクマネジメントの潜在的用途 （図6）

付属書Ⅱに品質リスクマネジメントの潜在的用途を示している。Q9は規制当局と製薬業界双方で使用されるので，双方共通の業務，規制当局の業務，及び製薬業界の業務で使用できる可能性のある事例が示されている。ここで示された事例で品質リスクマネジメントを実

施する場合，品質リスクマネジメントを別作業として実施するのではなく現行のGMP等に準拠した業務に組み込んで実施することが重要である。

- ●主要な手法の概要と参照文献を示す
- ●参照文献は特定の手法の参考
- ●完全なリストではない
- ●すべての状況に適用できる手法はない

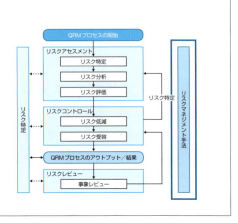

図6　付属書Ⅰ：リスクマネジメントの方法と手法

3 意義

品質リスクマネジメントの適用は以下の利点を有する。

- 医薬品品質に関する意思決定において，患者の信頼性を向上する
- 規制当局や業界のリソースの，より効果的な活用を促進する
- 透明性と予測性の向上に結びついた，体系的で十分な情報に基づいた意思決定方法を確立する
- リスクへの暴露に関する知識を向上する
- 設計，継続的改善，新技術導入により品質を向上させることで，製品の品質が向上する

　製薬企業では品質リスクマネジメントを実施することにより規制当局に対して意思決定の促進や潜在的なリスクへの対応能力を示すことができ，薬事監視の範囲やレベルの柔軟性に影響を与えることができるかもしれないと期待されている。
　その場合，意思決定者の責任が重要である。品質リスクマネジメントではすべてのリスクを皆無にすることはできないし，皆無にすることが目的ではない。常に受容レベル以下のリスクが残存する。意思決定者はリスクの受容レベルを明確に示し，残存リスクがあることを確認した上で適切な資源投入を行う。透明かつ再現性のある品質リスクマネジメントを実施するため，すべてのプロセス，結果，意思決定の文書化が必要である。

また，リスクコミュニケーションは規制当局との間だけではなく，患者，会社内，業界内などさまざまな利害関係者間でのコミュニケーションを推進することにより，より確実な品質リスクマネジメントの実施が可能になる。品質リスクマネジメントの最終的な目的は，患者保護に最も重要なところにリソースを集中させることである（図7）。

- 企業及び規制当局でQRMの原則と手法を使用できる機会の例示
- 現行の規制要件を越えた新たな要件の創出を意図するものではない
- リスクマネジメント手法の選択は具体的な事例，状況に完全に依存する

図7　付属書Ⅱ：品質リスクマネジメントの潜在的用途

［松村行栄］

■引用文献
1) 檜山行雄：ICH Q9品質リスクマネジメント　―議論経過の報告―，日本PDA製薬学会 学術誌 GMPとバリデーション，1（8），39-46，2006
2) 松村行栄：是正措置及び予防措置（CAPAシステム）　―逸脱処理を例に―，ファームテクジャパン，31（13），41-48，2015
3) 松村行栄：ICH Q9：品質リスクマネジメント実践，ファームテクジャパン，32（11），40-45，2016

Q10 医薬品品質システム

1 提案の背景

　医薬品品質システム（ICH Q10）は，製品ライフサイクルを通じた新しい品質マネジメントシステムの実効的なモデルと位置づけ提案された。Q10を含む，いわゆるQトリオ（Q8/Q9/Q10）は，2003年のブリュッセルで合意された新品質ガイドラインのビジョン（"Develop a harmonized pharmaceutical quality system applicable across the lifecycle of the product emphasizing an integrated approach to risk management and science"）を踏まえて作られたガイドラインである。当初のテーマ選定段階において，非公式作業部会では製剤GMPを構築する案も出されたが，地域により異なる個別的な規定を調和するよりも，品質システムの骨格となる考え方の構築を優先すべきとの立場で三極が一致した。

　ガイドラインの骨格はISO-9000，ならびに米国FDAの「医薬品GMP規制に対する品質システムアプローチ」ドラフトガイドライン[1]を参考に構築された。加えて医薬品の特徴を踏まえ，科学とリスクの重視，規制当局との密なコミュニケーション，製品ライフライクルを通じた仕組み等が，盛り込まれることとなった[2]。

　各極の事情として，日本では製造販売承認制度と改正GMPが導入され，EUではGMPの大幅な見直しと整理が行われ，米国ではFDAの，「21世紀に向けた医薬品GMPの新イニシアチブ」[3]が出されていたことも背景にあり，Q1～Q7までで従来の規制体系での調和は一段落させて，新たな枠組みでQトリオを策定することになった。

　非公式作業部会はQトリオについて同時期に設定され，相互に包括的な規定となるよう密接な協議が進められた。新しいコンセプトが多く盛り込まれることから，現行規制への影響や理解の共有を図るため，ICH外のParty（業界団体，及び規制当局）もオブザーバーとして非公式作業部会に参画した[4]。

　その後の専門家委員会でもQトリオの内容について相互に連携して検討が継続され，Q10はQ8, Q9より少し後のタイミングとして2008年6月にStep 4文書[5]として三極合意された。さらに当時のICH構成メンバーであった三極において，米国[6]が2009年，日本[7]とEU[8]が2010年にそれぞれ通知とした（Step 5）。その後，ICHに新たに参画したスイスとカナダも2016年にStep 5としている。

2 主要ポイント

　Q10の主要ポイントとしては，品質システムの設計と経営陣の責任，マネジメントレビュー，品質システム要素がそれぞれ詳述されており，これらの関係，ならびにQ10と製品ライフサイクルとの関係，GMPの包含については，Q10の付属書2に図と解説が記述されている（図1）。

　さらに，Q10の付属書1には，各規制当局における，科学及びリスクに基づく薬事上のアプローチを向上させる今後見込まれる機会がまとめられている。具体的な薬事的プロセスは各規制当局により決定される。

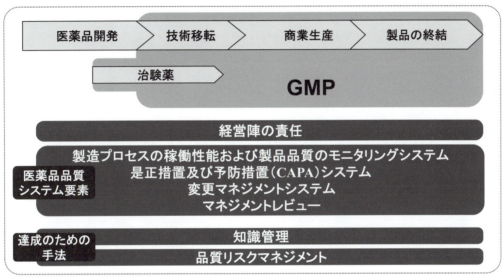

図1　Q8/Q9/Q10の相互関係，GMPとQ10との関係，及びQ10の主要要素

　以下に，品質システムの設計と内容の主な考慮点，ならびにQ10の上述の主要ポイントの各々について，概要を記述する。なお，本稿では繰り返しを防ぐため，医薬品品質システムをPQS（Pharmaceutical Quality Systemの略），マネジメントレビューをMR（Management Reviewの略）と記述する。

2.1 PQSの設計と内容の主な考慮点について

2.1.1 PQSの設計における考慮点

　『ICH Q10の要素は，製品ライフサイクルの各段階における異なる目標及び利用可能な知識を認識しながら，各段階に適切かつ釣り合ったレベルで適用されなければならない』とされている。利用可能な知識は，ライフサイクルを追って順に蓄積されていくものであり，一方で各ライフサイクルの段階でリスクや重要とされる要素には異なるものもあることから，「各段階に適切かつ釣り合ったレベル」を求められている。

　『新規のPQSを開発し，又は既存のPQSを変更する場合は，当該企業の活動の規模及び複

雑さが考慮に入れられなければならない。PQSのある側面は全社的であり，また，他の側面は製造サイトに特異的である。』との規定の通り，製薬企業ごとに活動規模やプロセスの種類，設備，複雑さ等が異なり，その特徴を考慮したPQSを設計，または維持管理する必要がある。また，一般的に，複数の製造所を持つ企業の場合には，全社的な側面のシステムと，製造所ごとに固有のシステムとをバランス・統合化したPQSが有効であり，典型的な適用例としては，製造所ごとに構築されたシステムのモニタリングを行うことにより実効性を評価しながら，一方で製造所間の実効性の相違や全社的な課題を解析して，PQSの改善・変更に供することがしばしば行われる。

2.1.2 PQSの内容における考慮点

『PQSは外部委託作業及び購入原材料の質の保証を提供するために，適切なプロセス，資源及び責任を含まなければならない。』の規定において，外部委託作業は，GMPに直接係るものに加え，文書管理や当局薬事規制への対応の作業，顧客からの製品に係る情報の収集活動，設備の設計や設置等を外部委託する場合も，対象となりうる。ここでいう「質」とは，原文ではQualityであり，「製品の品質」に限らず，作業・サービスの「質」も含まれる概念である点に注意が必要である。購入原材料の「質」という場合も同様の概念であり，規格試験への適合のみを期待するものではなく，購入原材料の供給業者の「質」や供給プロセスの「質」も包含する概念である。

PQSを導入する企業は，「品質マニュアル」を確立する必要があり，その中には，1）品質方針，2）PQSの適用範囲，3）PQSのプロセスならびにそれらの順序，関連性及び相互依存性の特定，ならびに4）PQSに関する経営陣の責任を規定することが求められている。3）の説明を視覚的に説明を容易にするために，プロセスマップおよびフローチャートの活用が推奨されている。下記に，変更マネジメントのプロセスマップの例（図2）と，PQSの継続的改善のフローチャートの例（図3）を示す[9]。

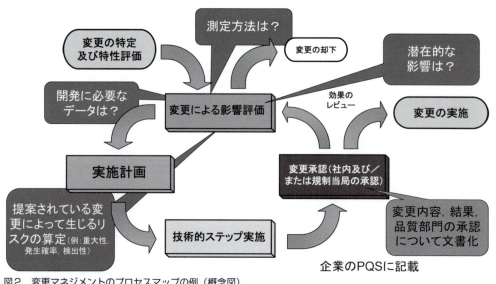

図2 変更マネジメントのプロセスマップの例（概念図）

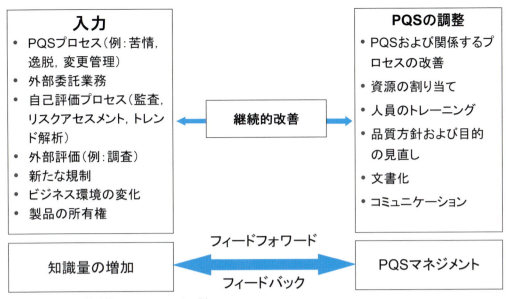

図3 PQSの継続的改善のフローチャートの例

 ## 2.2 経営陣の責任について

『上級経営陣は、品質目標を達成するために、PQSが有効に機能していること、また、役割、責任及び権限が規定されており、会社全体にわたり伝達され実施されていることを確実にする最終責任を有する。』とある通り、上級経営陣（日本では社長、品質担当上級役員、総括製造販売責任者等がこれに相当する）のPQS有効性に対する最終責任は重い。上級経営陣のPQSへのコミットメント次第で、その企業の品質文化や信頼レベルが左右されるといっても過言ではない。また上級経営陣は、1）品質方針の確立、2）品質目標の設定とサポート及び伝達、3）MRを通じたPQSの統括管理を行わなければならず、また、経営陣とともに、4）PQSの有効性の継続的改善に必要十分な資源の提供、5）組織内における適切な情報伝達プロセスに対して責任を持つ。

また、経営陣は、上級経営陣の指示を受けて、上記の4）、5）、ならびに6）PQSの設計、実施、モニタリング、維持、7）PQSの組織全体での実施、8）適時で有効な伝達および上申プロセスの確保、9）PQSに関する権限・役割の規定を確実にする責任があり、さらに10）MRの実行、11）継続的改善の推奨、12）外部委託作業及び購入原材料の管理、13）製品所有権における変更の管理等が求められている。

PQSの保証は品質部門のみが行うものではなく、上級経営陣のリーダーシップ、ならびに経営陣による理解とサポート、モニタリングがなければ、実効的なものとはなりえない。

 ## 2.3 マネジメントレビューについて

MRは、PQSの各活動の結果を経営層がレビューし、継続的改善につなげるプロセスであり、経営陣の重要な責務の1つである。Q10においては「製造プロセスの稼働性能及び製品品質に関するMR」と「品質システムMR」の2つのMRが定義されている。GMPに根付く製

造所ではプロセス・製品品質のMRのみを，また，ISO-9000等に親しんでいる企業では品質システムのMRのみを考える傾向にあることから，Q10においては，理解を促進する目的であえて2つの章に分けた経緯にある。

ただし，実際の運用にあたっては，この2つの内容が包含されていれば，同一の会議等でレビューとすることも許容される。また企業の規模や複雑を考慮し，単独のレビューでなく，種々の役職の経営陣による一連のレビューの組み合わせとすることも可能である。また，MRの要件として，「適切な品質問題をレビューのために上級経営陣へ上げる，適時で有効な情報伝達及び上申プロセス」を含むことも重要である。

なお，MRと同様の議論が，継続的改善についても行われた。継続的改善は，製品品質・製造プロセス・設備等についても必要であるとともに，品質システム自体も継続的改善の対象である。

2.3.1 製造プロセスの稼働性能及び製品品質に関するMR

製造プロセスの稼働性能及び製品品質に関するMRにおいては，これらが製品ライフサイクルにわたり管理されていることを保証しなければならない。

本レビューにおいては，製造プロセスの稼働性能や製品品質のモニタリングの結果，苦情及び回収などの顧客満足度，CAPAの結果やそれに対応した製造プロセスや包装形態等の変更についての有効性評価結果等について，その妥当性や改善の必要性を検討することが必要である。また当局査察や顧客監査による結果や指摘への改善状況，また承認にあたっての条件や当局へのコミットメントがあればそれについてもレビューすることが求められている。

製造プロセスの稼働性能及び製品品質のモニタリングは随時行い，早期にリスクを特定し，改善策を予防的に講じることが効果的であり，事例を図4に示す[9]。このような日常の

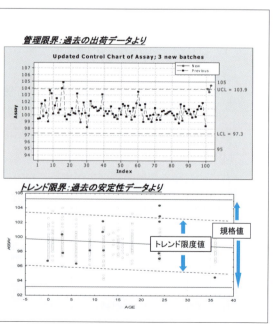

図4　製造プロセスの稼働性能及び製品品質のモニタリングによるリスク特定と改善事例

モニタリングシステムにより得られた異常事象や改善結果を，MRの結論の1つとしてレビューすることが重要である。

レビューの結果として，製造プロセスや製品の改善の必要性，経営資源の投入，訓練や再配置の必要性，必要な知識やその伝搬等について，経営陣に上申することが求められる。

2.3.2 PQSのMR

PQSのMRは，品質システムの有効性を評価し，継続的改善につなげるためのMRである。すなわち，本レビューにおいては，PQSの目的の達成度や，苦情，逸脱，CAPA及び変更マネジメントプロセスの評価結果，さらには外部委託先からのフィードバックや自己点検，当局査察結果等，多岐にわたる品質システムの要素（本章2.4項）の活動の評価結果が対象となる。また，これらの評価を確実なものとするため，あらかじめ要素ごとに業績評価指標を定めておくことが望ましい。さらにレビューにあたっては，品質システムに影響を及ぼす要因として，規制情報や技術の進展，ビジネス環境の変化なども考慮する必要がある。

MRの結果については，具体的にはPQSプロセスの改善や経営資源の再配分，品質方針や品質目標の見直し等について，経営陣の指示として文書化され，上級経営陣に上申されるとともに，関係者に伝達されることが求められている。

2.4 品質システム要素について

Q10は，製品品質に対するライフサイクルアプローチを促進するために，下記の4つの品質システム要素を増進することを意図している。

1）製造プロセスの稼働性能及び製品品質のモニタリングシステム
2）是正措置及び予防措置（以下，CAPA）システム
3）変更マネジメントシステム
4）MR

2.4.1 製造プロセスの稼働性能及び製品品質のモニタリングシステム

2.3.1項で述べたように，「製造プロセスの稼働性能及び製品品質のモニタリング」は，早期にリスクを特定し予防策を講じるためにも欠かせない活動であり，またMRのレビュー対象としても重要な要素である。そのためには，確実かつ効果的に遂行するための仕組み（管理戦略）を構築する必要がある。管理戦略の確立にあたっては，QRMを活用し，あらかじめ測定・分析が必要なパラメータや特性を特定するとともに，そのためのツール類を定めておくことが求められる。

また管理できた状態の下で運転が継続していることを検証するため，測定したパラメータや特性に変動がみられた場合はその原因を特定し，継続的改善につなげることが求められている。また，苦情や製品不合格，回収，逸脱等の当該製品に係る品質情報に加え，監査や当局査察等の内部，外部からの情報，製造工程の理解を増強したり，デザインスペースを補強できるような情報等もモニタリングの対象とすることで，効率的な継続的改善に結び付ける

ことが可能となる。

2.4.2 CAPAシステム

製薬企業は,「変動を低減し,又は管理し得る継続的改善活動のために,製造プロセスの稼働性能及び製品品質に影響を与える変動原因」についての調査,ならびに「製品品質に関する内部及び外部両方の情報源からのフィードバック,例えば苦情,製品不合格,非適合,回収,逸脱,監査並びに当局の査察及び指摘事項」の傾向に対する,CAPAを実施するためのシステムを有すること,及び根本的原因を決定する目的で調査プロセスに対する構造化された取り組みを用いることが規定されている。予防措置を効果的に実施するには,根本的原因の解明が本質的であり,構造化された取り組みの使用が重視されている。

また,ICH Q9にある通り,調査の労力,正式さ及び文書記録のレベルは,リスクレベルと相応しなければならない。CAPAの方法論は,製品及び製造プロセスの改善ならびに製品及び製造工程のより深い理解に結びつかなければならない。

2.4.3 変更マネジメントシステム

一般的に,薬事申請前後で,変更マネジメントシステムの正式さに相違がある。変更マネジメントシステムは,継続的改善が適時,有効に行われることを確実にし,意図しない結果を導かないような高度な保証が求められる。

特に重要なのは,以下である。

(a) 提案された変更を評価するためにQRMを適用する。評価の労力及び正式さのレベルはリスクのレベルと相応する。
(b) 提案された変更は,最新の製品及び製造工程の理解(デザインスペースを含む)を含め,承認事項との関連において評価し,薬事変更が要件かどうか評価決定する。さらに,薬事要件対象外でもPQSの見地から,すべての変更は企業の変更マネジメントシステムにより評価する。
(c) 提案された変更は,変更が技術的に正当化されることを保証するために,関連分野の専門家チームにより評価し,変更に対する予測的評価基準を定める。
(d) 変更実施後に,変更目的が達成されたこと及び製品品質へ悪影響のないことを確認するため,変更の評価を実施する。

変更マネジメントシステムと継続的改善との関係を図5の3つのチャートに示す[9]。

変更マネジメントと継続的改善

- 変更は，製品ライフサイクルを通じて*発生する*
  - **プロアクティブに**，ビジネス的または技術的理由により発生するもの
    - 継続的な改善のイニシアチブの一環として
      > 例：新しいサプライヤー，バッチサイズの変更，新規設備
  - **リアクティブに**，CAPAの一部として発生するもの
    - 逸脱，OOS，不合格バッチの発生による
- PQSは*頑健な*変更マネジメントシステムを含んでいなければならない
  - 知識と品質リスクマネジメントの活用
- 継続的改善は日常活動の一部でなければならない
  - データによって補足される（例：傾向データ，統計的工程管理）
  - 人によって推進される - 文化の一部として！

図5-1　変更マネジメントシステムと継続的改善の関係（1）

変更マネジメントプロセス

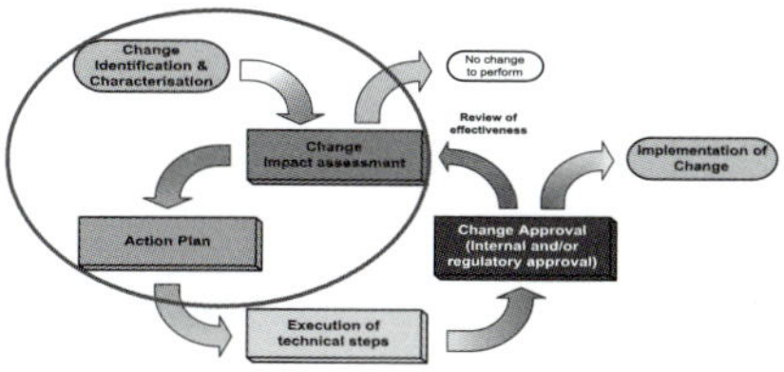

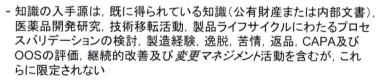

- 品質マネジメントによる検証
  - 承認申請内容を考慮
  - 知識管理へのリンク
    - 知識管理とは，製品，製造プロセス及び構成資材の情報を入手し，分析し，保管し，及び伝播するための系統的な取り組みである
    - 知識の入手源は，既に得られている知識（公有財産または内部文書），医薬品開発研究，技術移転活動，製品ライフサイクルにわたるプロセスバリデーションの検討，製造経験，逸脱，苦情，返品，CAPA及びOOSの評価，継続的改善及び*変更マネジメント*活動を含むが，これらに限定されない

図5-2　変更マネジメントシステムと継続的改善の関係（2）

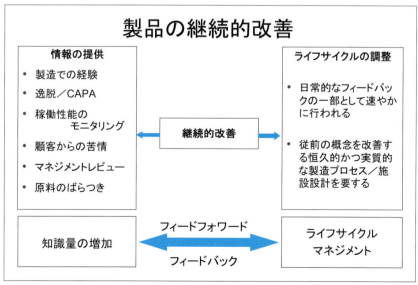

図5-3　変更マネジメントシステムと継続的改善の関係（3）

2.5 製品ライフサイクルの各段階での品質システム要素とMRの適用について

Qトリオのそれぞれが，製品ライフサイクルの各段階でどのように適用されるかについて，Q10にまとめて記述されている。このうち，Q10の主要ポイントであるマネジメントレビューと，各品質システム要素について，製品ライフサイクルの段階ごとにどのように適用されるかを表1にまとめた。ここには，各段階でQ8とQ9をどのように活用するかも示されている。

特に製品の終結段階及びGMP適用外の医薬品開発段階において，PQSの保証がおろそかにならないように注意が必要である。

表1　製品ライフサイクル全期間にわたる品質システム要素およびQMRの適用

	医薬品開発	技術移転	商業生産	製品の終結
製造プロセスの稼働性能，及び製品品質に対するモニタリングシステム	開発の全期間を通じて生成される製造プロセス及び製品の知識ならびにそれらの期間を通じて実施される製造プロセス及び製品品質のモニタリングは，製造における管理戦略の確立に用いられる。	スケールアップ活動の間のモニタリングは，製造プロセスの稼働性能及び製造へ成功裏に統合することの予備的な目安を与え得る。移転及びスケールアップ活動の間に得られる知識は，管理戦略をさらに開発する上で役立ち得る。	管理できた状態での稼働性能を保証し，及び改善すべき分野を特定するために，製造プロセスの稼働性能及び製品品質のモニタリングに対する十分に規定されたシステムが適用されなければならない。	いったん，生産が終了しても，安定性試験のようなモニタリングは試験終了まで継続しなければならない。市場にある製品に対する適切な措置が，各極法規に従い，継続して取られなければならない。
是正措置及び予防措置システムの適用	製品または製造工程の変動可能性を調査する。CAPA方法論は，是正措置及び予防措置が反復的な設計及び開発のプロセスに取り込まれる場合は有用である。	CAPAはフィードバック，フィードフォワード及び継続的改善の有効なシステムとして使用でき得る。	CAPAが用いられなければならず，また，取られた措置の有効性が評価されなければならない。	CAPAは製品終結後も継続されなければならない。市場に残る製品への影響及び影響を受け得る他の製品への影響についても考察しなければならない。
変更マネジメントシステムの適用	変更は開発のプロセスに特有の部分であり，文書記録化されなければならない；変更マネジメントプロセスの正式さは，医薬品開発の段階に整合しなければならない。	変更マネジメントシステムは，技術移転の間に製造プロセスに対して行われた調整の管理と文書記録を提供しなければならない。	正式な変更マネジメントシステムが商業生産で実施されなければならない。品質部門による監督は，科学及びリスクに基づく適切な評価の保証を提供しなければならない。	製品の終結後のいかなる変更も適切な変更マネジメントシステムを経なければならない。
製造プロセスの稼働性能，及び製品品質の，MR	MRの側面は，製品及び製造プロセスの設計の適切性を確実なものとするために実施され得る。	MRの側面は，開発された製品及び製造プロセスの実生産スケールでの製造を確実なものとするために実施されなければならない。	MRは上述のように構造化されたシステムであり，継続的改善を支持しなければならない。	MRは，製品の安定性や製品品質の苦情などの事項を含まなければならない。

2.6 今後見込まれる薬事的機会について

Qトリオが製薬企業において効果的に運用された場合に，規制当局に関して今後見込まれる薬事的機会について，Q10の付属書1にまとめて記述されている。このうちQ10に関連する部分を以下の表に抜粋する。

将来これらの機会を増大させるためにも，各企業におけるPQSの積極的な取り組みを期待

する。

表2　Q10が企業で運用された場合の規制当局に今後見込まれる薬事的機会

場面	今後見込まれる薬事的機会
QRM原則の実効的活用を含め，効果的なPQSの実証（例：ICH Q9とICH Q10）。	以下への機会： ・当局の査察においてリスクに基づく取り組みの使用を増大する。
PQSの原則の活用を含め，効果的なPQSならびに製品及び製造工程の理解の実証（例：ICH Q8，ICH Q9とICH Q10）。	以下への機会： ・当局の査察においてリスクに基づく取り組みの使用を増大する； ・科学に基づく医薬品の品質評価を促進する； ・科学及びリスクに基づく承認後変更プロセスを最適化し，イノベーション及び継続的改善から得られる利点を最大化する； ・プロセスバリデーションへの革新的な取り組みを可能とする； ・RTRTの仕組みを確立する。

3　意義

　Qトリオは，製薬企業が取り扱う医薬品の品質を実効的に管理する仕組みをモデルとして構成したものであり，特にQ10は製薬企業の経営陣が負うべき責任を重視したものとして，より自主性と責任体制を求めたガイドラインとなっている。さらに，Q10は，開発段階初期より製品ライフサイクルを通じて適用され，また当該企業自体の活動に限定せず，委受託においても本システムの効果的な運用を求めている。本ガイドラインが，企業間や製品ライフサイクルの各段階間の差を包含する医薬品品質システムモデルとして，より効果的に運用が進められることで，医薬品のさらなる品質向上に貢献することが期待できる。

　一方，Q10発出以降，規制当局においても，企業側の品質システムの適切な運用状況を確認することによる，リスクに基づく査察の仕組みを取り入れる動きが拡大している。さらに規制当局における効果的な査察体制の構築にも本品質システムが活用されており，製薬企業と規制当局のお互いの理解の促進にも貢献している。

　さらに，製品ライフサイクルを通じた継続的改善と変更マネジメントが促進されることにより，Q10の付属書1に記載された「科学及びリスクに基づく承認後変更プロセスの最適化」が促され，Q12の検討に繋がっていることも，Qトリオが新たな規制プロセスの構築に有意義であったことを示している。

　昨今，これまで日本企業の強みとされていた品質や信頼が，必ずしもすべての企業に当てはまらない事例が見られている。製薬企業においてはQ10をモデルとしてPQSを構築し，経営陣がリーダーシップを発揮して継続的改善を進め，強固なクオリティカルチャーを醸成することにより，規制当局だけでなく患者や医療関係者から確固たる信頼を得て，医薬品を安心・安全に使用していただくことができる，それがQ10の究極の意義である。

［重光　真］

■参考文献

1) "Quality Systems Approach to Pharmaceutical Current Good Manufacturing Practice Regulations", US-FDA, Draft（Step1当時）
   ※その後，2006年にDraftから正式に"Nonbinding Recommendations"として更新され，下記のURLに収載されている。
   https://www.fda.gov/downloads/Drugs/Guidances/UCM070337.pdf

2) "A significant new initiative, Pharmaceutical Current Good Manufacturing Practices（CGMPs）for the 21st Century, to enhance and modernize the regulation of pharmaceutical manufacturing and product quality — to bring a 21st century focus to this critical FDA responsibility", August 2002 by US-FDA
   ※その後，2004年9月に最終報告書として，"21世紀に向けた医薬品GMP：リスクベースアプローチ"が発出され，下記のURLに収載されている。
   https://www.fda.gov/downloads/drugs/developmentapprovalprocess/manufacturing/questionsandanswersoncurrentgoodmanufacturingpracticescgmpfordrugs/ucm176374.pdf

3) "Final Business Plan：Q10：Pharmaceutical Quality Systems dated 14 October 2005 Endorsed by the ICH SC on 10 November 2005"
   http://www.ich.org/fileadmin/Public_Web_Site/ICH_Products/Guidelines/Quality/Q10/Business_plan/Q10_Business_Plan.pdf

4) "Final Concept Paper：ICH Implementation Working Group（IWG）on ICH Q8, Q9 and Q10 Dated and endorsed by the Steering Committee on 1 November 2007"
   http://www.ich.org/fileadmin/Public_Web_Site/ICH_Products/Guidelines/Quality/Q10/Concept_papers/Q10_Concept_Paper.pdf

5) ICH-Q10のStep4合意文書："ICH Harmonised Tripartite Guideline Pharmaceutical Quality System（Q10），current step 4 version dated 4 June 2008"
   http://www.ich.org/fileadmin/Public_Web_Site/ICH_Products/Guidelines/Quality/Q10/Step4/Q10_Guideline.pdf

6) ICH-Q10 official document enforced by US-FDA（Published in the Federal Register, 8 April 2009, Vol. 74, No. 66, p. 15990-1）
   https://www.fda.gov/downloads/drugs/guidances/ucm073517.pdf

7) 日本のICH-Q10のStep5文書（日本語）（平成22年2月19日　薬食審査発0219第1号通知，薬食監麻発0219第1号通知）「医薬品品質システムに関するガイドラインについて」
   https://www.pmda.go.jp/files/000156141.pdf

8) ICH-Q10 official document endorsed by EU（Adopted by CHMP, July 2008, issued as CHMP/ICH/214732/04）
   http://www.ema.europa.eu/docs/en_GB/document_library/Scientific_guideline/2009/09/WC500002871.pdf

9) ICH-Q8/Q9/Q10 IWGによる運用実務研修会資料，2010年東京／2010年ワシントン
   http://www.ich.org/products/guidelines/quality/training-programme-for-q8q9q10/presentations.html
   http://www.jpma.or.jp/information/ich/explanation/ich100715.html

Q11 原薬の開発と製造

1 提案の背景

2003年7月のブリュッセル会議におけるGMPワークショップにおいて,「科学とリスク管理に基づく医薬品のライフサイクル全般に適用可能な調和された品質保証体系の構築が必要である」とのビジョンが採択された(品質パラダイム)。この採択により,Q8:製剤開発に関するガイドライン,Q9:品質リスクマネジメントに関するガイドライン,Q10:医薬品品質システムに関するガイドライン及びQ&A,教育資料,Points to Considerが発出された。

上述の通り,医薬品のライフサイクル全般に適用可能な調和された品質保証体系の構築がなされたが,原薬の開発と製造に関するガイドラインが欠如していた。この原薬に関するガイドラインが欠如していたことにより,

- 各規制当局の要求事項が統一されておらず,各々の要求事項に対応するための企業側の労力が必要
- 同様に,各企業が提示する異なるデータパッケージに対応するための規制当局側の労力が必要

といった課題があり,これらを解決する必要があった。

Q8:製剤開発に関するガイドラインの成果として,

①「製剤開発」研究の意義
②新しい科学の推奨
③品質リスクマネジメントの活用
④管理戦略の位置付け
⑤製剤開発研究を遂行するための概念の提供(規制当局とのコミュニケーションに有効)
⑥Traditional approachとEnhanced approach

があったが,バイオ医薬品専門家・化成品専門家による会合(Q-Roundtable Meeting:Washington DC,2007年9月)において,

- Q-トリオ(Q8, Q9, Q10)に示される原則はバイオ医薬品,化成品ともに適用可能である。
- 両者を異なるものとしてとらえるべきでない。
- 「複雑さ」を考慮する

との議論があり，原薬の開発と製造に関するハイレベルなガイドラインが必要とされた。

これにより，2008年4月にQ11のコンセプトペーパーが作成された。Q11ガイドラインのコンセプトは，

- 新規の三極調和ガイドラインであること
- 原薬の開発と製造（CTD3.2 S.22～2.6）の妥当性の説明と製造工程の記述を行う
- 化成品及びバイオ医薬品を対象とする
- 現存のQ8からQ10に示された概念を包含し，その例示を提供する
- 情報の記載場所（CTD様式）を示す
- 製品の品質と恒常性を保証するためのハイレベルなガイダンスとする（トータルな管理戦略の一部として，原薬の設計，開発，製造に関連する科学的・技術的原則を調和する）

である。

これらコンセプトに基づき種々検討し，2012年5月にStep 4に到達した。

2 主要ポイント

2.1 Q11ガイドラインの構成

Q11ガイドラインの構成は，以下の通りである。

1. はじめに
2. 適用範囲
3. 製造工程の開発の経緯
4. 製造工程及びプロセス・コントロールの記載
5. 出発物質及び生物起源原材料の選定
6. 管理戦略
7. プロセス・バリデーション／プロセス評価
8. コモン・テクニカル・ドキュメント（CTD）様式での製造工程開発情報及び関連情報の提出
9. ライフサイクルマネジメント
10. 図解例
11. 用語

2.2 Q11ガイドラインの目的

本ガイドラインの目的は，原薬の製造工程を開発し，原薬についての理解を深める手法について記載し，CTD3.2.S.2.2～3.2.S.2.6に示すべき情報を提供する。また，Q8からQ10に記述されている原則と概念を，原薬の開発と製造に関連して詳しく解説する。

以下に，原薬と製剤における，「製造」プロセスの違いを示す（図1）。

原薬		製剤
新規化合物（分子）の出現 （目的とする原薬，不純物）		複数の化合物の配合 （原薬・賦形剤・滑沢剤）
物質特性の変更 （目的物質の合成・精製工程，不純物の除去）		物理的特性の変更 （混合，造粒，打錠）
化学薬品	生物薬品	
段階的な化学合成と精製工程	培養工程と引き続く精製工程	

図1　原薬と製剤における製造プロセスの違い

　製剤の製造プロセスでは，複数の化合物の配合(原薬・賦形剤・滑沢剤)や物理的特性の変更（混合，造粒，打錠など）を経て製品化されるのに対して，原薬は，新規化合物の出現（目的とする原薬や不純物の生成），物質特性の変更（目的物質の合成・精製工程，不純物の除去など）を経ることにより製造される。原薬と製剤の製造プロセスの大きな違いは化合物が変化することであり，このため不純物の知識及び管理が重要な要素となる。
　また，原薬の製造業者は，原薬を開発する際に異なる手法（Traditional Approach：従来の手法，Enhanced Approach：より進んだ手法）を選択することができる。
　"従来の手法"と"より進んだ手法"は，両立可能であり，それぞれ単独，または両者を組み合わせて利用することができる（後述する製造工程の開発の経緯の項において，詳細を説明する）。

2.3 製造工程の開発の経緯

　重要品質特性（Critical Quality Attribute：CQA）とは，要求される製品品質を確実にするため，適切な限度内，範囲内，また，分布内であるべき物理学的，化学的，生物学的，微生物学的特性または性質である。原薬に求める品質は，製剤の開発に影響する原薬の物理的，化学的，生物学的及び微生物学的な性質または特性に関する知識及び理解，ならびに製剤における原薬の使用を考慮して決定する必要がある。目標製品品質プロファイル（Quality

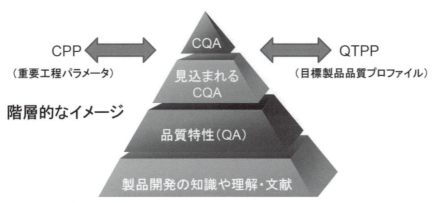

図2　CQAに関する階層的なイメージ図

Target Product Profile：QTPP），製剤の見込まれるCQA及び類似する製品からの過去の経験は，原薬の見込まれるCQAを特定するのに役立つ。このCQAに関する知識や理解は，開発の過程で深めることができる（知識や理解・文献など）（図2）。

　製剤に関連する原薬の品質において，見込まれるCQAは，知識や工程理解が深まるにつれて見直すことができる。

　製造工程の開発において，品質リスクマネジメント（Q9）は，製造プロセスの設計の選択肢を評価すること，品質特性及び製造プロセスパラメータを評価すること，そして目標品質のロットを日常的に生産する保証を高めることを含む，さまざまな取り組みにおいて使用でき，またリスクアセスメントは開発過程の初期から実施することができる。その後，さらなる知識と理解が利用できるようになった時，繰り返し行うことができ，認知されている手法または内部手順のように，形式に従って，または形式にとらわれないリスクマネジメントツールを用いることができる（図3）。

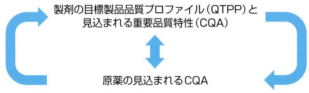

図3　製剤に関連する原薬の品質

　原薬のCQAは通常，確認試験，純度，生物学的活性や安定性に影響を及ぼす性質または特徴を含む。物理的性質が製剤の製造や機能に関して重要な場合，これらはCQAとして指定できる。バイオテクノロジー応用医薬品／生物起源由来医薬品の場合は，製剤のほとんどのCQAは原薬に関連するため，製剤CQAが原薬の設計またはその製造プロセスの結果そのものとなる。

　製剤の安定性に潜在的に影響があるため，不純物は原薬の見込まれるCQAとして重要なものと位置付けられる。

- 化成品：有機不純物（変異原性不純物を含む），無機不純物（金属残留物），残留溶媒
- バイオ医薬品：製造工程由来不純物，目的物質由来不純物，混入汚染物質（製造工程にはない外来性物質）

　物質特性及び工程パラメータと原薬CQAとの関連付けについて，製造工程の開発プログラムにより，どの物質特性（例えば，原材料，出発物質，試薬，溶媒，プロセス助剤，中間体等の）及び工程パラメータを管理する必要があるかを特定する必要がある（図4）。

　リスクアセスメントは，原薬CQAに影響を及ぼしうる物質特性及び工程パラメータを特定するために役立つ。原薬の品質に対して重要であることが判明した物質特性及び工程パラメータは，管理戦略の中で取り扱う必要がある。

　原薬の上流に位置する各種の物質について，管理戦略の要素を定めるために役立つリスク

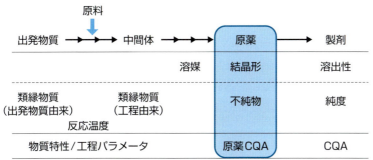

図4 物質特性及び工程パラメータと原薬CQAとの関連付け

アセスメントには，原薬の品質に関連する製造プロセス能力，特性検出能力，及び影響の重大性の評価を含むことができる。例えば，原材料または中間体中の不純物と原薬CQAのつながりを評価するときは，その不純物やその誘導体を除去する原薬の製造工程の能力をその評価において考慮する必要がある。不純物に関連するリスクは，原材料／中間体の規格や下流のステップの頑健な精製工程の能力により通常は制御することが可能である。このリスクアセスメントは，原薬における検出能力に固有の限界がある場合にも同様にCQAを特定することができる（例えば，ウイルス安全性）。この場合，このようなCQAは，工程の上流の適切な時点において管理する必要がある。

　化成品の開発において，不純物の知識と管理は重要な焦点となる。不純物の生成，挙動（不純物は反応して化学構造を変えるのかどうか）及び除去（不純物は，結晶化，抽出等を通して除去されるのかどうか）を理解し，またそれらと共に最終的に原薬中にもたらされCQAとなる不純物との関係を理解することが重要である。不純物は複数の工程操作を通して推移するので，不純物の適切な管理を確立するために，工程を評価する必要がある。

　従来の手法の場合，物質の規格と工程パラメータの範囲は，主にバッチの製造工程履歴と一変量実験に基づく。より進んだ手法は，物質特性及び工程パラメータとCQAとの関係ならびに相互作用の影響等に基づき，より綿密な理解へ導くことができる。例1は，既に得られている知識と化学の基本原理（first principles）を使用することで，工程パラメータの開発を例示で説明している（図5）。

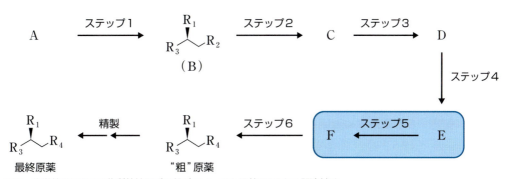

図5 化学薬品における物質特性及び工程パラメータと原薬CQAとの関連付け

上記は，既に得られている知識と化学の基本原理を使用してデザインスペースを開発した例である。これは次に示す反応スキームのステップ5において，加水分解不純物の生成をコントロールしているパラメータの範囲を決定するために，従来の手法及びより進んだ手法の双方の例を示す。ステップ5において中間体Fの生成後，混合物は加熱還流される。還流下，中間体Fの加水分解により不純物が生成する（図6）。

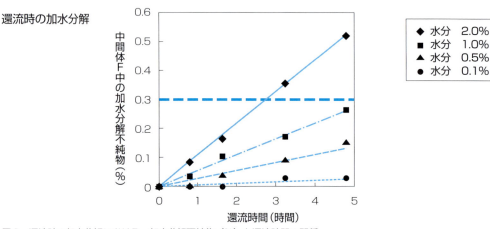

図6　還流時の加水分解における，加水分解不純物（％）と還流時間の関係

　従来の手法では，この情報は中間体Fの加水分解不純物に対する判定基準0.30％を達成する水分量（％）と時間の立証された許容範囲の設定に使用する。
　より進んだ手法では，二次反応速度式を積分し，完全に解くことができる。
　要約すると，従来の手法とより進んだ手法は，加水分解不純物の生成を管理するための水分含量と時間の幅を提供するが，より進んだ手法はより一層の製造の弾力性を可能にする。
　デザインスペースは，品質を保証することが立証された入力変数（例えば，物質特性）と工程パラメータとの多次元的な組み合わせと相互作用である。このデザインスペース内で運用することは，変更とはみなされない。デザインスペース外への移動は変更とみなされ，通常は承認事項一部変更のための規制手続きを開始することになる。デザインスペースは申請者が提案し，規制当局がその評価を行って承認する（ICH Q8）。
　製剤開発へのより進んだ手法についてICH Q8に記載されているデザインスペースの考え方は，原薬の開発に適用できる。原薬CQAに対する物質特性と工程パラメータの変動の重大性と効果，また，デザインスペースの範囲を正確に評価する能力は，製造工程と製品に対する理解の深さに依存する。デザインスペースは，工程の既に得られている知識，基本原理や工程の経験的な理解との組み合わせに基づき開発することができる。
　提案する製造工程の要素として，デザインスペースは，製造方法及びプロセス・コントロール（3.2.S.2.2）の説明を含む章に記述することができる。必要であれば，さらなる情報は重要工程及び重要中間体の管理（3.2.S.2.4）の章に示すことができる。製造工程の開発の経緯（3.2.S.2.6）は，デザインスペース設定の根拠となる製造工程の開発研究を要約し，記述するための適切な場所である。全体的な管理戦略とデザインスペースの関係は原薬の規格

及び試験方法の妥当性（3.2.S.4.5）の章で考察することができる。

　章3.2.S.2.6の説明事例として，以下の厚生労働科学研究の事例がある（図7）。

図7　章3.2.S2.6の説明事項－厚生労働科学研究（サクラミル）の事例

2.4 製造工程の開発情報の提出

　原薬の製造工程の開発に関して提示する情報（主に承認申請添付資料の章3.2.S.2.6）では，工程開発の過程における重要な変更を特定し，該当する各原薬バッチと開発段階における各製造工程を関連付けるべきである。また，既に得られている知識，リスクアセスメント及び他の研究(例えば，実験，モデル化，シミュレーション)を，製造工程と管理戦略の重要な要素を確立するためどのように使用したのか説明すべきである。製造工程の開発情報は，論理的に構成され，理解しやすいものである必要がある。

　製造工程開発の総合的な要約には，以下の内容を含める必要がある。

- 原薬CQAの一覧
- 製造工程の進展と，それに関連する管理戦略の変更について，段階を追った簡潔な記述
- 原薬CQAに影響を及ぼすことが特定された，物質特性及び工程パラメータの簡潔な記述
- デザインスペース開発の簡潔な説明

　原薬CQAを一覧とし，これらの性質または特性をCQAとする妥当性を示す必要がある。
　場合によっては，見込まれたCQAと考えられるその他の性質または特性が，CQAの一覧に含まれない理由を説明することが適切である。CQAとして指定される性質または特性を支持する情報が他の章（例えば，3.2.S.3.1，構造その他の特性の解明）で提示された場合には，引用先を示す必要がある。製剤CQAに関連する場合，原薬CQAのいくつかの考察を示す場所としては，承認申請添付資料の製剤開発の章（例えば，3.2.P.2.1，製剤成分）が適切である。

製造工程の変遷については，製造販売承認申請の内容を支持するために使用された原薬バッチ（例えば，製造販売承認を裏付ける非臨床試験，臨床試験または安定性試験において使用したバッチ）について行われた重大な製造工程または製造場所の変更に関する説明及び考察を示す必要がある。

承認申請における製造工程の開発研究としては，商業用製造工程の開発とその管理戦略の重要な要素を確立するために使用された研究及びリスクアセスメントを一覧として提示する必要がある（例えば，表形式）。各々の提示した研究またはリスクアセスメントの目的や最終結果は示す必要がある。

2.5 出発物質及び生物起源原材料の選定

合成原薬の出発物質の選定：原薬の製造工程の開始時点（すなわち，出発物質の選定）を決定する際には，ガイドラインで示されている各々の一般原則を個別に厳密に適用することよりも，むしろ，一般原則のすべてを考慮する必要がある（図8）。

半合成原薬の出発物質の選定：半合成原薬とは，本ガイドラインの解釈上，化学合成と生物起源（例えば，発酵由来あるいは植物材料から抽出されたもの）の組み合わせにより，構造の構成要素が導入された原薬である。合成プロセス中で単離した中間体の1つが，合成原薬の出発物質の選定において示された原則に適合することを示すことができれば，その単離した中間体を出発物質として提案することができる。

バイオテクノロジー応用原薬／生物起源由来原薬の生物起源原材料及び出発物質の選定：セルバンクは，バイオテクノロジー応用原薬及びある種の生物起源由来原薬の製造の出発点（starting point）である。

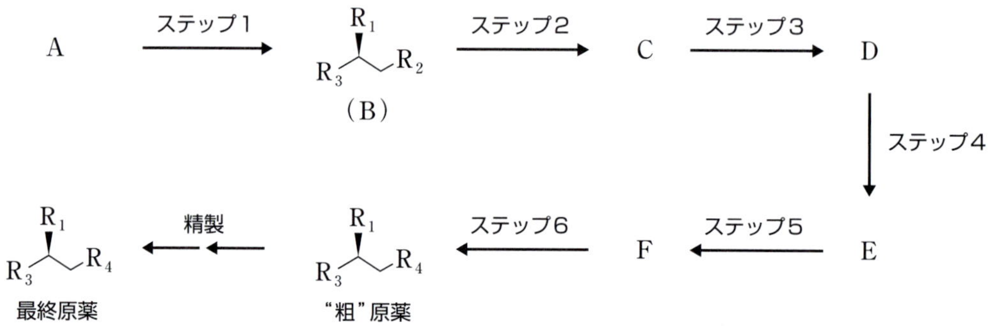

図8　適切な出発物質の選定（化成品）

上記の図は，適切な出発物質（化成品）を選定する際に一般原則を個々に適用するよりも，すべての原則を考慮することの重要性を示したものである。

この例では，ステップ1の唯一の影響は原薬における対掌体不純物の量であり，化合物Dで反対の対掌体の量に対する適切な限度値によって，代わりに管理することができる。ステップ1〜3の情報は，規制当局にとってそのような提案の妥当性を地域ごとの要求事項として確認するために，利用可能なものになるかもしれない。

3 意義，課題及び解決策

　原薬の開発と製造に関するガイドラインが，Qトリオの概念を取り入れ，その実施方法の詳細がまとめられたため，この点については，承認申請において非常に有益であった点は意義が深い。一方，本ガイドラインにおいて，出発物質選定の調和はなされているものの，実行段階においては，企業及び規制当局の双方に課題が残っている状態であった。

　このため，より明確な「出発物質の選定の妥当性」について，Q&Aが必要との結論に至った。

　適切な出発物質の提案ではない場合，出発物質の再定義が必要となる。この場合，医薬品全般においてグローバル化が進む中，欠品問題や審査期間の延長を招いている。

　一例として，以下が考えられる。

- 短い合成工程の提案が存在している
- Q11の一般原則のごく一部しか満たしていない
- 重要な構成部分（SSF：Significant Structural Fragment）の解釈
- 出発物質選定に関わるM7やQ3Dとの関連性
- 承認後における，出発物質合成工程の変更リスク
- サプライチェーンの複雑化

　これらを解決するため，ICH Q11 Guideline：DEVELOPMENT AND MANUFACTURE OF DRUG SUBSTANCES（CHEMICAL ENTITIES AND BIOTECHNOLOGICAL /BIOLOGICAL ENTITIES）：Questions and Answersが検討され，2017年8月にStep 4に到達した。

　このQ&Aは以下のように16個のQ&Aからなっている（図9）。

QA	分類	質問
1	SSF	ICH Q11は「出発物質は，原薬の構造中の重要な構成成分（SSF）となる。」ことを述べている。合成過程の後半に用いられ，明らかにSSFを含む中間体がSMとして受け入れられないことがしばしばあるのはなぜか？
2	不純物	ICH Q11は「通常，原薬の不純物プロファイルに影響を及ぼす製造工程は，承認申請添付資料の章3.2.S.2.2で記述される製造工程に含める必要がある」ことを推奨している。どの程度のレベルの類縁物質や変異原性不純物が原薬の不純物プロファイルに影響を及ぼしたとみなされるのか？
3	持続性不純物	ICH Q11の例4に示される「持続している不純物」とは何を意味しているのか？
4	変異原性不純物	申請者は，どの製造ステップが原薬の変異原性不純物プロファイルに影響を与えているかを「原薬の選定と妥当性の説明」の一環としていかにして決定するのか？
5	変異原性不純物	変異原性試薬および中間体が関与するすべてのステップあるいは位置化学的および立体化学的な配置が確立されるすべてのステップは3.2.S.2.2における製造方法の記載に含める必要はあるか？
6	全般	承認申請書類3.2.S.2.2.に原薬の製造プロセスを十分に提供することを保証するためには，出発物質を選定・提案する際にどのような考え方を適用すべきか？
7	全般	SMを選定する際に，ICH Q11の一般原則はすべて考慮され，満足されるべきか？
8	全般	SMを選定するための一般原則は，複数の化学変換が中間体の単離を経ずして進行する工程に対しても適用されるか？

図9-1　Q&Aの構成

QA	分類	質問
9	全般	SMを選定するための一般原則は，直線性の合成あるいは収束性の合成に対してSMを選定するために適用されるか？
10	全般	どのような要件がSMの規格にとって最も重要か？
11	市販品／カスタム製造	SMが市販品でない場合，製造ルートに関してどのような情報を提供すべきか？
12	市販品／カスタム製造	市販品とカスタム合成品との間でどのような違いが存在するか？
13	市販品／カスタム製造	市販品をSMとして用いる場合，承認申請書類にどのような情報を含めるべきか？
14	LCM	ICH Q11にはSM以前のステップに対する承認後変更（たとえば製造ルート，試薬，溶媒，SM供給業者）のための特別なガイダンスが含まれているか？
15	LCM	ICH Q11のライフサイクルマネジメントの項はSMのライフサイクルマネジメントにも適用可能か？
16	Q7	ICH Q11で述べられているSMはICH Q7で述べられているAPI SMと同じか？

図9-2　Q&Aの構成

　また，このQ&Aをサポートするために，ディシジョンツリーを補遺として本Q&Aに組み込んだ。

　このディシジョンツリーは，すべてのICH Q11の一般原則を適用して出発物質の選定と妥当性の説明をする際の図解例である。これは単独で使うというよりはむしろICH Q11及びQ&A文書に記載されている説明とあわせて使用すべきものである。このディシジョンツリーは，2つのPartから成る（図10，11）。

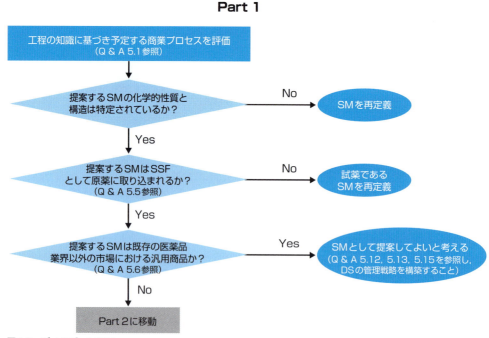

図10　ディシジョンツリー

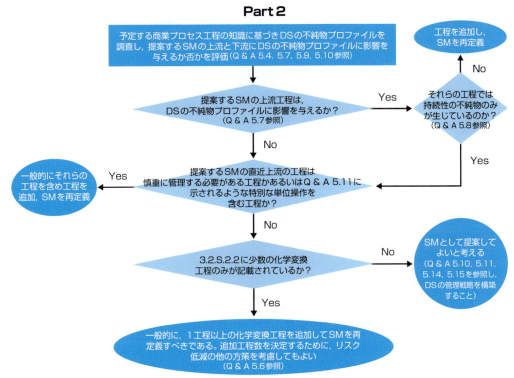

図11 ディシジョンツリー

- Part 1：提案する出発物質の化学構造の観点の評価に焦点を当てている。
- Part 2：どの製造工程が原薬の不純物プロファイルに影響を与えるか，適切な出発物質を選択する際に十分な製造プロセスがGMP下で実施されているかを判断することに焦点を当てている。

　以上より，原薬の製造と開発，それに伴う出発物質の選定について，業界と規制当局との間において，原薬申請における適切なコミュニケーションが実施できると期待できる。

注：本解説中に使用した図表については，2011年8月5日，東京・タワーホール船堀にて開催されたICH Q11ガイドライン説明会での講演資料より引用した。

［尾崎健二］

Q12 医薬品のライフサイクル

はじめに

　ICHの品質分野では，2003年のQuality Vision 2003採択から，製品ライフサイクルを通じた科学とリスクマネジメントに基づく，医薬品のライフサイクル全般に適用可能な調和された医薬品品質システムの構築が掲げられた。これにより，Quality by Testingという規格適合の考え方から，サイエンス及びリスクに基づいた変更の評価手法が示されている。しかし，これまで発出されたICH Q8〜Q11の品質分野のガイドラインでは，製品ライフサイクルの開発から承認取得に主に焦点があてられ，サイエンス及びリスクに基づく薬事上のアプローチを向上させた，柔軟な対応の実現には至っていない。

　ICH Q12 EWGでは新しい技術などによる高い品質の医薬品を安定的に供給する仕組みについて議論し，そのためには企業と規制当局がより効率的な審査を実行することで，同じ品質の医薬品をグローバルに展開する観点も踏まえた，医薬品のライフサイクルを通じて運用するガイドラインを作成している。2018年1月の時点ではまだその運用について多くの課題を抱えたガイドラインではあるが，10年後のICHガイドラインの振り返りでは，この意図を組んだガイドラインとして活用されていることを期待している。

1　提案の背景

　2003年以降に発出されたICH Q8，Q9，Q10，Q11や，関連するICH Q9ブリーフィングパック，Q&Asでは，2014年の時点で十分に期待された承認後の変更に関する「柔軟な運用」が実現されていない。これらのガイドラインでは，医薬品のライフサイクルを通じて，承認後の変更手続きなどの各極の要求資料や薬事手続きの調和が進み，「柔軟な運用」が期待されたが，図1が示すように国，地域間で承認後の変更分類などで明確な調和が行われていない。

　また，承認後の変更に関する規制当局への提出する資料，変更承認後の調和が取れていないことから，企業からグローバルに申請された品目の変更手続き，変更承認後の企業での薬事承認事項に伴う管理に混乱を生じるケースも報告されている。このことから，企業でのイノベーションや継続的改善の妨げを引き起こし，結果的に患者に安全で有効な医薬品を届けることに対する課題として捉えられるようになった。また，ICH Q8〜Q11及び関連するICHのガイドラインでは，製品に対する企業と規制当局の間で製品の理解を示す手法を述べてきたが，以前として理解を示す手法とCTDの記載の関係について十分な議論が行われてきてい

承認後変更のレポート分類

Impact on quality	Japan	US	EU
High	Partial change Application (prior approval for change)	Major change (Prior approval supplement)	Type II variation (Application for approval of variation)
Moderate	Minor change Notification (within 30 days after implementation or shipping)	Moderate change 1)Supplement- changes being effected (CBE) in 30 days	Type IB variation (Notification before implementation and MAHs must wait a period of 30 days)
		2)Supplement- changes being effected (CBE)	Type IA_{IN} variation (Immediate notification)
Low	(Non-approved matters)	Minor change (Annual report)	Type IA variation (Notification within 12 months after implementation)

図１　日本，アメリカ，欧州の変更分類の比較表

ない。事実として，医薬品の開発手法についてはQuality by Designへ「従来の手法」から「より進んだ手法」への開発手法へ推奨し，リスク管理の浸透，化成品，バイオ医薬品などの開発である一定の認識と効果が出てきていると思われる。医薬品ライフサイクルでは，承認後は開発段階より，より長期に製品を作り続ける時間の経過の中で，製品知識は深まり，技術の進歩，時代が求める品質要求内容などにより，最初に承認された内容を変更することで，より安定で安心できる製品を供給することが期待される。

しかし，「柔軟な運用」が企業として実現されていないことから，ICH Q12では効率的に，安定的に，グローバルの患者に医薬品を届けるための，承認後の変更マネジメントに焦点をあてた，包括的な医薬品ライフサイクルを通じて医薬品の品質を確保する共通した認識が必要とした。このような背景から，新たなICHの品質分野のガイドラインとして，製品ライフサイクルの後期，すなわち承認後から製品終結までの変更マネジメントに係る課題として取り上げられた。

1.1 初期の検討

コンセプトペーパーに基づき，初期のEWG（Expert Working Group）が行った議論は，以下の３つの課題について取り組むことであった。今回Expertには日米欧加スイスの化成品，バイオ医薬品に携わる行政と企業側の申請，審査とGMP，開発担当，商業管理の担当者に加えて，ANVISA，MFDS，WHO，BIO，IGBAなどの団体からも専門家としての意見も出し合い，より幅広い視野から課題提案と論点を絞り込む議論に参加した。その中で取り上げられた３つの課題をコンセプトペーパーに記載し，検討することから始めた。

①承認書に記載すべき内容であるRegulatory Dossier
②医薬品品質システム（PQS）の観点

③PACMP（Post-Approval Change Management Plans and Protocols）

このコンセプトペーパーで挙がった3つの課題について，EWGでは各課題に対して目的と解釈とその適用範囲について議論を行った。

2 主要ポイント

ICH Q12の目的はCMCに関する承認後変更のマネジメントを，より予測可能かつ効率的な方法で促進する枠組みを提供することである。これまでにICH Q8（製剤開発），Q9（リスク管理），Q10（医薬品品質システム），Q11（原薬開発）などのガイドラインで，QbD（Quality by Design）申請など，製品を科学的に理解し，より進んだ手法を推奨する一方，期待された製品ライフサイクルに係る柔軟な運用が明確に示されてこなかった。そこで医薬品製品ライフサイクルを通じ，企業ならびに規制当局の双方において，透明性のある効率的な方法で，CMC（Chemistry, Manufacturing and Control）に関する変更を健全なPQSの実行の元で行うことで，安定した供給や品質に対する信頼性を向上させることを目指すことも本ガイドラインの目的として挙げられた。

ガイドラインの適用対象範囲は，新規の医薬品及び既承認の医薬品，化成品だけでなくバイオも含み，ジェネリック医薬品も検討課題とされたが，現時点でジェネリック医薬品は各規制当局によって判断されることになっている。

2.1 主な内容の議論の背景

ICH Q12ガイドラインがトピックスとして挙げられるまでの経緯として，2014年6月までにQuality Brainstorming GroupやInformal Quality Discussion Groupなどで品質に関する課題や，ICHで将来的に取り扱うべき内容が議論され，2014年6月のミネアポリス会議前のWorkshopで事前検討を行い，医薬品のライフサイクルが新たなトピックとして合意された。2014年9月にコンセプトペーパーとビジネスプランが承認され，EWGのメンバー選定が始められ，同年11月には第1回のEWGの対面会議をリスボンで開催し，その後中間会議を含め，8回の対面会議を行い，2017年11月にStep 2文書として承認された。議論がこれまで長引いた背景として，各国・地域での承認後変更に係わる制度の調和がとれておらず，承認後変更に関する期待にバラつきがあったこと，また，議論の内容が各国・地域での規制，制度に直接影響する内容であったことが挙げられる。また，化成品とバイオ医薬品は同じ医薬品であるが，ガイドラインの記載内容について，それぞれの医薬品にどのように活用するかの事例作成などを纏めるのに時間を要した。Step 1文書を作成するにあたってコンセプトペーパーに基づく課題の主な内容は以下の通りである。

●Regulatory DossierについてはCTD（Common Technical Document）に承認に必要な項目や記載順は規定された内容に従い作成されるが，記載内容の程度は具体的に言及されていない。また，規制当局との合意事項である承認事項やRegulatory Commitmentも定義され

ていない。このことから，承認後に変更が発生した場合，何を提出し，何を合意すれば良いのかが明確でないため，ICH Q12では承認時に何が規制当局と企業で合意さる内容なのか，承認後の変更時にはどういった内容の資料，情報が必要となるのかを明確にすることが，課題として考えられた。また，直接関連する検討課題として，承認前，申請時に係る記載内容だけではなく，承認後の製薬企業の信頼され得る医薬品品質システム，PQS（Pharmaceutical Quality System）の構築や，その後の審査や調査に要するリソースの最適化なども挙げられた。

- PQSについては，変更マネジメントと知識管理が承認後変更に大きく関わることから，この2つの関係と運用を明確にする必要性，実用性のあるPQSとはどういったものなのかを議論した。
- PACMP（Post-Approval Change Management Plans and Protocols）については，EWGが発足した時点で日本国内ではなじみのない制度であった。この制度は主にアメリカと欧州で採用されている既存の制度である。今後日本国内でもICH Q12の議論を反映し，新たに取り込むことを検討している。既にこの制度を取り入れている欧州の間では，申請時に将来企業で予定している変更内容，例えば製造所の変更やスケール変更など，事前に審査を受け，変更内容に対して要求される変更カテゴリーのダウングレードの可能性などについても議論が行われた。

このような議論を通じて，Step 2文書では，製品ライフサイクル初期段階の管理戦略について，変更する際に規制当局とどのような変更分類で管理していくのかを明確にしている。変更分類は，リスク管理に基づき決定され，場合によってはPACMPなどの実施計画書を活用し，事前に企業側が製品の理解を規制当局側に示すことで，規制の枠内ではあるが，効率的な変更時の手続きを行う仕組みを示している。企業は変更のマネジメントプロセスが健全な医薬品品質システムの元に運用されることが条件となり，変更のプロセスが管理戦略の承認事項の維持だけではなく，GMPを含めた包括的な企業活動の元に運用されることを示した。ICH Q12ではCMCに関する承認後変更を，より予測的にかつ効率的な方法で提供する7つのツールと達成のための手法を記載している。主なツールとは，

- 法的に承認された事項であるエスタブリシュトコンディション（EC, Established Condition）
- 企業と規制当局が設定した変更分類を記したPLCM（Product Lifecycle Management）の運用方法
- PACMPはより予測的に変更を実現する手法として紹介
- 健全なPQSは規制当局がGMPの適合を維持できていることを確認する重要な仕組みとして紹介

であり，これらの変更のマネジメントはMAH（Marketing Authorization Holder）の責任の下で実施されることとしている。以下に本ガイドラインの主な内容とICH Q12で述べられてい

るツールについて，コンセプトペーパーに記載された3つの課題を代表にとって議論された内容について記載する．

2.1.1 エスタブリシュトコンディション（EC）について

　ECは，日本の製造販売承認書（当初はApproved Matter, Regulatory Commitmentなどの名称が候補としてあがっていた）の制度が，医薬品の承認時に，企業と規制当局の間で明確に変更に関する内容が事前に文書化された取り交わしであり，このような仕組みを海外でも取り込めるか議論された．この日本の製造販売承認書は，メジャーな変更，マイナーな変更が承認書から一目でわかり，承認後変更の手続きの際は，審査に必要な情報提供が明確であり，変更審査の効率化に繋がるとの意見があった．このことから，日本の専門家は，ECの議論の焦点は，①申請書の記載方針（企業と規制当局の合意事項をどのように新薬の申請時に申請書に記載するか），②記載内容のアプローチ，この2点と考え，最終的な議論の着地点として日本の承認書を念頭において，EWGでの検討を進めた．具体的に，製造プロセスの稼働性能や製品品質，及びそれらの恒常性を確保するため管理戦略の要素は申請書にどのように記載するのか，管理戦略の変更は，どのように変更分類を考えるべきなのか，また，ダウングレードが可能かなどである．

　日本では，ECを承認事項とイコールで考えても問題はなく，CTDのM1（Module 1）が承認事項でCTD M3は承認事項を裏付ける参考情報として取り扱うことから，承認時の合意事項とその根拠の役割が明確である．しかし，参加したメンバーの国・地域の制度によっては，CTD M3（Module 3）の記載内容全体を医薬品の承認事項とするところもあり，変更の際の審査，提出資料については，国，地域が定める変更分類に応じてさまざまである．この制度の違いから，ECの定義，取り扱いなどについて議論に多くの時間を有する結果となった．

　変更分類については，「事前承認」，「届出」，「報告なし」の3つのカテゴリーに分けた．この内容を記載した背景として，変更分類に関して，ICHに参加していない地域，国もこの変更分類の考え方を取り入れ，本ガイドラインを参考できるように記載した．また，このガイドラインが実装後に同じ解釈の下で活用されるためには，ガイドラインの中で変更分類の詳細を説明する必要があると考え，3つの分類それぞれに対して説明を与えた．

　Step 2文書では，ECは法的に拘束力を持つものであることと定義付けた．ECでは管理戦略に深く関わることから，CQA（Critical Quality Attribute）に対して，CPP（Critical Process Parameter）または，恒常性の指標となるKPP（Key Process Parameter）に応じて，リスクに応じて変更分類が決定されるなどの考え方についても記載している．この考え方は，管理戦略のリスク評価に応じて，変更分類の重要性を示す点では，これまでのICH Q8，Q10，Q11などと変わらないが，変更分類の決定については承認後のデータと知識の蓄積に応じて，変更分類を変えられることを示すことが，可能としている．しかし，CTDの取り扱いは国・地域間によって承認対象となるModuleが異なることから，すべての承認内容をECとするかが大きな課題であった．この課題は地域要件によって資料提供が定められている暗示的なECと管理戦略を提示した時点で，規制当局と変更分類が合意された明示的なECの考え方を定め，さらにCTDにどの項がECであり，参考情報となるのか，などの記載もガイドライ

ンに含めた。

　また，ICH Q12ではICH Q8，Q11で提案した従来の手法，より進んだ手法など，選択された開発手法により，ECとしてどのように変更分類として示し，申請書に記載するかを本ガイドラインには例示として提案し，より実用的なガイドラインに近づける試みを行っている。

2.1.2 医薬品品質システム (PQS) について

　医薬品の製品ライフサイクルと変更管理については，企業のPQSで運用されることがICH Q10の中で記載されている。一方，ICH Q12では，PQSの1つである変更管理について，企業が培った知識管理を活用した，継続的改善を見据えた変更マネジメントとはどのようなものかに焦点を絞って記載している。PQSに関する議論では，Quality Cultureのもと，ICH Q10が提唱する実行性のあるPQSとはどのようなものなのか，また，ICH Q10が求める具体的な変更マネジメントに要求されるものは何かについて検討した。また，審査官と調査官の関係についての項は，審査を行う上で審査官と調査官が互いに申請情報と調査報告を共有できる環境を整えることが重要であると記載した。

　本ガイドラインで述べたECは管理戦略を含む医薬品の承認内容を対象としている。医薬品ライフサイクルの中で，管理戦略を維持するにあたっては，企業側の変更マネジメントを反映した実用性のあるPQSの活用が重要となる。ここで示す企業側の責任とは，管理戦略を含む医薬品の一貫性を維持する医薬品ライフサイクルマネジメントの運用責任を指しており，すべてのサプライチェーンを通じて，MAHが企業責任で承認事項の内容を把握・展開することが重要であると，ICH Q12では説明している。

2.1.3 PACMPについて

　PACMPは日本語に訳するのであれば，「承認後変更管理実施計画書」となる。この制度は欧州の制度であり，米国ではComparability Protocolの名称で同様の制度がある。PACMPは，通常の変更であれば，変更の妥当性を示すデータを得てから申請することが一般的であるが，欧米では，この制度を利用して，事前に変更提案を規制当局に提示し，計画の承認を得られれば，その変更手続きを簡便なものに変えることができる（ダウングレードできる）という制度である（図2）。すなわち，PACMPは，MAHと規制当局の間で合意され，認められた実施計画であるため，変更の実施に必要な要件と検討に関する予測性及び透明性の確保を可能にする，規制のツールである。日本の制度に例えるなら，企業側が一部変更承認申請として認められた内容を変更する場合，事前に規制当局と変更を検討する際の要件と計画を規制当局と合意していれば，変更の対象が軽微変更届出にダウングレードできる可能性がある制度である。この制度は，今後日本にも導入されることを前提に検討を進めている。

　PACMPの計画の記載内容について，企業側が事前に承認後起こると思われる予測的な変更に対して，PACMPは品質に対するリスクを企業が規制当局側に伝えるかのツールとするなどの議論が行われた。PACMPの記載内容に関しては，承認後起こると予測される変更が品質に影響を及ぼすリスクを，企業が事前に規制当局に伝えるためのツールと位置付けるかどうか等の議論があった。また，PACMPの役割と実際に運用する際に求められる記載内容とは

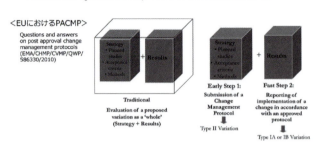

図2　PACMP制度について

何か，PACMPを提出する時期（どのようなタイミングで具体的な実施計画とするのか）などについても議論された。

　欧米の類似する制度の仕組みに大きな差はないが，最近発行された米国のガイダンス案で言及されているが，複数の類似製品にわたり共通の変更がある場合に，1つの実施計画を適用可能な場合があることを紹介することが検討されており，本ガイドラインでも同様の運用について記載している。

2.2 その他内容の議論について

2.2.1 PLCMについて

　ICH Q12ガイドラインのコンセプトペーパーには，規制当局に予測的な変更を事前に伝えることで迅速な変更の実施，柔軟な対応の実現を期待している。初期の議論では，企業側が医薬品の供給，製造場所の変更，スケール，新たな技術導入などのStrategy（戦略）を規制当局と共有し，その結果，企業側にどのようなメリットをもたらすのかを検討した。この初期の議論の結果からは，規制当局側が企業の戦略を理解したところで，企業の戦略にまで審査できるものではないとした。また，承認時に戦略を含めて承認した場合，実現できなければ，どのような影響があるのかに展開し，この項の必要性についての議論に発展した。しかし，その後の議論でPLCMは継続的な改善が安定した製品品質と供給に寄与するために，ECと併せて，承認後に実施する製造，管理，その他のコミットメントを企業側と規制当局が製品のライフサイクルを通じて，経緯と最新の管理について継続的に理解するための文書としての活用が期待できるとし，内容の見直しが行われた。Step 2文書では，PLCMには開発過程で得られた製品の管理戦略に係る知識の要約，ECの一覧，承認後の変更に要する変更カテゴリー，当局と合意した承認後に実施予定の検討に関する情報，PACMPに関する情報，将来

的な変更予定，企業のライフサイクルマネジメントの包括的な戦略などを含めた，承認事項ではないが，当局と企業が共通した最新の承認事項としてやり取りを行う文書としている．

3 意義

　約3年半の間，中間会議も含めた8回の対面会議を得てようやく完成したStep 2文書であるが，これからパブコメに向けて，準備が進められている．これまでの議論はEWGとそのサポートグループにより支えられた議論が中心であったが，パブコメの結果，どのように内容が見直されるかは，2018年1月の時点では難しい．ただし，ICH Q12 EWGとしては本ガイドラインを適用するにあたり，トレーニングマテリアルの必要性などの話が既に始まっている．

　改めて，ICH Q12 EWGでは新しい技術などによる高い品質の医薬品を安定的に供給するための薬事規制の仕組みを見直し，企業側と規制当局がより効率的な審査を実行することで，同じ品質の医薬品をグローバルに展開し，イノベーションの促進や継続的改善を推し進め，患者に安全で有効な医薬品を速やかに届ける仕組みが実現できることを目指している．

　本ガイドラインをどこまで適用できるかは，地域・国の変更に関する規制の解釈と制度に委ねられることから，本ガイドラインが期待する「柔軟な対応」をICH加盟国で短期間に実現するのは難しいかもしれないが，そう遠くない時期に真の国際調和が達成されることを願うところである．

〔仲川知則〕

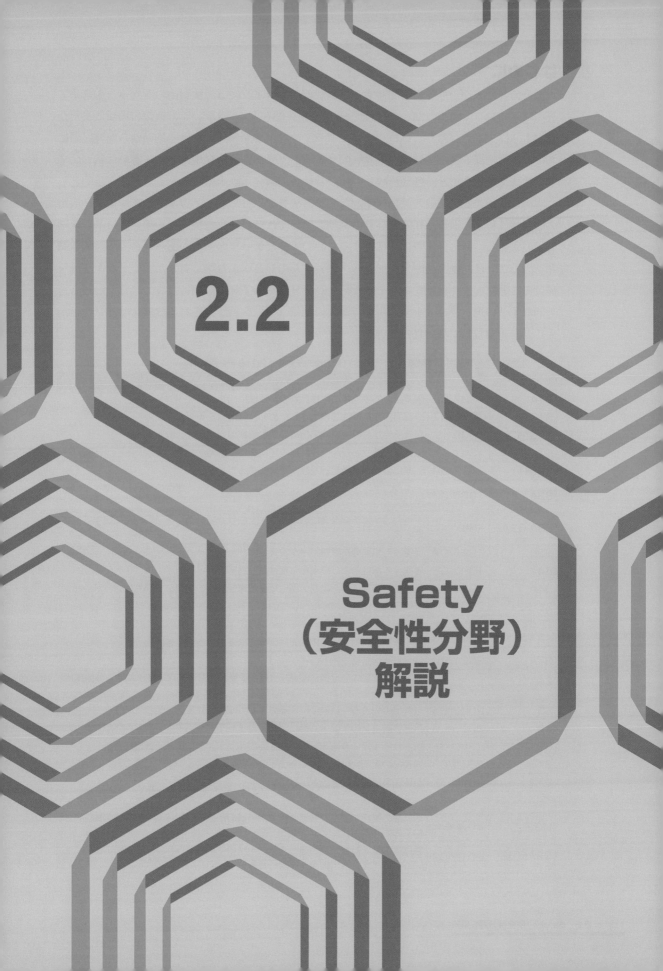

はじめに

現行の非臨床安全性評価に関連する試験法ガイドラインには，検討中のトピックも含めて表1に示すSafety関連のS1～11の他，一部品質に関連するQ3ないしは複数の領域にまたがるM3，M7，M10がある。これらのガイドラインは医薬品開発における創薬から開発段階における毒性把握や各臨床試験の実施へのサポート，ヒト副作用発現の予測・評価に基づいて安全性確保を行うこと，各種行政との相談時や製造販売承認申請時の審査・評価を目的として実施される非臨床試験の国際標準的な実施方法を提示している。ガイドライン策定・改定の必要性は科学の進歩や知識と経験の蓄積，その時代背景や医療現場からの要求に基づき随時検討される。特に，すでに標準化するための十分なデータの蓄積がある場合，国際的な調和を図ることは，医薬品開発を加速し，患者さんのもとへより早く有効かつ安全な医薬品を届けることに大きく貢献する。そのため，ヒトリスクの予測・評価に役立つ必要かつ最も合理的な手法の選定及び最小限の規模で最大の価値（データ）が得られる試験デザインを目指すことを重要視して検討されている。

表1　非臨床安全性評価および関連ガイドライン（過去通知を除く）2018年2月時点

トピック	国内通知日	名　称
S1A	1997/04	医薬品におけるがん原性試験の必要性に関するガイダンス
S1B	1998/07	医薬品のがん原性を検出するための試験に関するガイダンス
S1C(R2)	2008/11	医薬品のがん原性試験のための用量選択のガイダンス改定
S1	(Step 1)	医薬品におけるがん原性試験改正に係わる前向き評価
S2(R1)	2012/09	医薬品の遺伝毒性試験及び解釈に関するガイダンス
S3A	1996/07	トキシコキネティックス（毒性試験における全身的曝露の評価）に関するガイダンス
S3A Q&As	(Step 4)	トキシコキネティクスにおけるマイクロサンプリング手法の利用に関する質疑応答集
S3B	1996/07	反復投与組織分布試験ガイダンス
S4	1993/08	単回投与毒性および反復投与毒性試験ガイドライン
S4A	1999/04	反復投与毒性試験／動物を用いた慢性毒性試験の期間についてのガイドライン
S5(R2)	2000/12	医薬品の生殖毒性試験についてのガイドライン改正
S5(R3)	(Step 3)	医薬品の生殖毒性試験ガイドライン改定
S6(R1)	2012/03	バイオテクノロジー応用医薬品の非臨床における安全性評価
S7A	2001/06	安全性薬理試験ガイドライン
S7B	2009/10	ヒト用医薬品の心室再分極遅延（QT延長）の潜在的可能性に関する非臨床的評価
S8	2006/04	医薬品の免疫毒性試験に関するガイドライン
S9	2010/06	抗悪性腫瘍薬の非臨床評価に関するガイドライン
S9 Q&As	(Step 3)	抗悪性腫瘍薬の非臨床評価に関するガイドラインに関する質疑応答集
S10	2014/05	医薬品の光安全性評価ガイドライン
S11	(Step 1)	小児医薬品開発の非臨床試験
M3(R2)	2010/02	医薬品の臨床試験及び製造販売承認申請のための非臨床安全性試験の実施についてのガイダンス
Q&As(R2)	2012/08	医薬品の臨床試験及び製造販売承認申請のための非臨床安全性試験の実施についてのガイダンスに関する質疑応答集

トピック	国内通知日	名称
M7	2015/11	潜在的発がんリスクを低減するための医薬品中DNA反応性（変異原性）不純物の評価及び管理ガイドライン
M7(R1)	(Step 4)	潜在的発がんリスクを低減するための医薬品中DNA反応性（変異原性）不純物の評価及び管理ガイドライン補遺
M10	(Step 1)	生体試料中薬物濃度分析法バリデーション
Q3A(R2)	2006/12	新有効成分含有医薬品のうち原薬の不純物に関するガイドライン改定
Q3B(R2)	2006/07	新有効成分含有医薬品のうち製剤の不純物に関するガイドライン改定
Q3C(R6)	(Step4)	医薬品の残留溶媒ガイドライン改定
Q3D	2015/09	医薬品の元素不純物ガイドライン
Q3D(R1)	(Step1)	医薬品（経皮剤）の元素不純物ガイドライン

1 非臨床安全性評価ガイドライン策定の経緯と意義

　Safety関連ガイドライン一覧表の番号付けを見て明らかなように，非臨床安全性の領域では，「重大かつ重篤な毒性発現のリスク回避」の達成を優先して検討されてきた。発がん作用（S1）や遺伝毒性（S2）を起点に，試験系の薬物曝露保証（S3）及び網羅的な毒性把握と薬効との安全域予測を目的とした単回・反復投与毒性（S4），それらの試験系では詳細な評価が難しく，社会問題に発展したサリドマイドを代表とする薬害を回避するための生殖発生毒性（S5）が続いている。その後，上記のガイドラインでは知識と経験の不足から網羅しきれなかった革新的な薬剤特性や医療手段（モダリティ）の多様化に対応すべく，バイオテクノロジー応用医薬品（バイオ医薬品）（S6）や重篤かつ致死的な悪性腫瘍に対する抗がん剤（S9）に特化したケースバイケースの適切な評価法や留意すべき事項を提示することで，実施しても得られる結果に科学的な意味がないと考えられる不適切な試験の免除や，毒性懸念が自明で試験をして確認するまでもないと予測される評価項目の省略など，リソースの軽減と開発スピードの加速に寄与した。その他，重要な評価項目として，免疫毒性（S8）及び光安全性（S10）の適切な評価法の選択基準や臨床でのリスク軽減へのアプローチ戦略も提起された。特に光安全性評価の国際標準化に際しては，わが国が主導して検証したReactive oxygen species（ROS）アッセイ法が新たな試験法として，既存の動物試験を代替し得る in $vitro$ 評価系の選択肢に加えられた功績は大きい。一方，ヒトで致死的な不整脈を誘発するリスク（QT間隔の延長作用）を予測するための安全性薬理試験（S7）もGLP準用を契機に標準的な組み合わせを確立したが，昨今のヒト材料（iPS/ES細胞）を用いた精度の高い評価系への転換や段階的な評価体系への組み込みによる従来の大規模な動物実験の省略の可能性など，基盤技術の拡充とともに国際的な共同検証データも蓄積しつつあり，今後のS7見直しに期待が高まっている。全般として，これら評価項目は独立した試験を繰り返し実施してデータを積み重ねるよりも，むしろ他試験との組み合わせにより合理化・省力化することで，リソースの削減と臨床開発のより効率的な進行に寄与できるよう柔軟な運用を行うことも重要な観点となっている。

2 試験実施とタイミング（M3）調和の必要性

　各評価項目の目的・手法は順次整理・洗練され，科学的根拠に乏しい試験や無用な繰り返し試験はほとんど削減されてきたが，非臨床評価の全般を俯瞰的にみて，試験の実施内容や実施時期について，各ガイドライン間での整合性の確保や国・地域での格差を解消するために，複合領域トピックとして試験実施とタイミング（M3）の検討に注力されたのは時流に合った社会的な要求であった。医薬品開発の成功確率は1980年代で1／10,000程度であったが，現在ではその数倍以上に劇的に難しくなっている。薬効・安全性を見極める創薬段階での臨床候補品の選定基準がより厳しくなったことに加え，いまだ初期の臨床試験や開発後期の大規模臨床試験の段階でも開発中止になる薬剤候補品は少なくない。その結果，各相の臨床試験への移行要件や製造販売承認申請のために実施した非臨床試験（多くが動物実験）が無駄になるケースもある。臨床試験の規模・期間・対象被験者に応じて，必要最小限の非臨床試験によってヒトでの安全性が科学的に担保／予測できる（特にFirst in human試験）のであれば，申請要件として最終的に求められる非臨床試験の実施を可能なかぎり開発後期へ遅らせることは，リソースの適正な配分と動物試験を無駄にしないことに繋がる。さらに，開発候補品の安全性や薬物動態学／薬力学（PK/PD）データの適格性などをヒトで見極めることを目的とした早期探索的臨床試験への柔軟な対応もM3には盛り込まれ，各開発段階での臨床試験のサポート項目と実施タイミングが合意され，臨床開発の迅速化と成功確率の向上が促進された。

3 不純物のリスク評価（Q3及びM7）への貢献

　品質管理上の懸念として，各種の不純物リスク評価にも毒性専門家は基準策定に協働して貢献してきた。すなわち，原薬中（Q3A）・製剤中（Q3B）の不純物及び残留溶媒（Q3C）や元素不純物（Q3D）の管理基準と評価法の確立及び一日曝露許容量（Permitted Daily Exposure；PDE）の設定を行い，より高品質かつ安全な薬剤の提供に寄与した。また，DNA反応性（変異原性）不純物（M7）では，従来は閾値のないハザード物質として扱われ，リスク評価の対象としては許容されなかった変異原性物質（技術的に除去が極めて困難な不純物として）の管理に，毒性学的懸念の閾値（Thresholds of Toxicological Concern；TTC）理論を初めて取り入れ，基準値と曝露期間に応じた許容レベルを示すことで，発がんリスクを低減し得る指針として画期的なガイドラインとなった。これら不純物管理のガイドラインは，既存物質に対する新たな知見や情報に基づき基準を随時更新するとともに，新規不純物についても化合物の特徴に応じた管理基準を追加検討している。

4 新たな試験法開発と動物実験の代替法の利用促進

　以上，ICH協議の主目的であった各規制当局の要件を満たす試験の重複や実施時期などの国際調和はほぼ完了したとも言えるが，いまだに一部のガイドラインもしくは各規制当局の通知間には，薬事行政及び医療実態の違いや推奨する試験方法の違いなどによる不一致が残

されているのも周知の事実である．本来，すべての医薬品・治療手段に対して一律に標準試験法を適用することは科学的な見地から限界があることは自明であり，薬剤特性に応じた科学的根拠に基づいたケースバイケースのアプローチが求められるのは言うまでもない．そのためには，現行ガイドラインに単に適合することだけにとらわれず，既存試験の改廃や改良にチャレンジすること，新たな試験法やより高度な評価方法の開発と導入に日々努めることが，医薬品開発に携わる者の使命であろう．新規評価法の考案やヒト材料の利用促進，定量的構造活性相関（QSAR）による *in silico* 評価や人工知能（AI）を用いた予測解析技術の進展など技術革新が目覚ましい中，今後とも，試験法の見直しや代替法への移行はますます激動し継続すると考えられる．

代替法の利用促進に関しては，経済協力開発機構（Organisation for Economic Co-operation and Development；OECD）の試験ガイドライン[1]として，系統発生学的に下位に属する動物種もしくは *in vitro* 系を従来の動物実験の代替として用いることが推奨され，各種の代替法の開発が盛んに行われている．近年では欧州連合の指針[2]に端を発して，世界的に化粧品の安全性評価には実験動物を用いない体制へ移行したことは大きな進展である．国内でも，さらなる代替法の推進と国際調和を目指して，日本動物実験代替法評価センター（Japanese Center for the Validation of Alternative Methods；JaCVAM）が中心となり，代替試験法国際協力（International Cooperation on Alternative Test Methods；ICATM）への貢献と継続的に新たな代替法の開発・検証・評価に努めている．

5　今後トピック化が期待される課題

革新的医薬品及び新たなモダリティへの対応課題として，今後ICHトピック化の可能性が考えられるいくつかの製品・領域が議論されている．まず，世界的に開発が急速に伸長している核酸医薬品であるが，自身の核酸配列に依存して，疾患の原因となる標的分子に特異的に結合することで薬効を発揮する点で，核酸自身がいわば薬効成分であり，転写されてタンパク質などを産生することで治療効果を生む遺伝子治療薬とは異なる医薬品である．バイオ医薬品と同様の高い種特異性と標的特異性を持ち，かつ薬理作用以外のオフターゲットの懸念がある，いわゆるバイオ医薬品と化学合成品との両性質を有する点で既存のガイドラインの範疇には収まらないケースも多い．また，再生医療等製品の急激な拡大と進展に伴い，遺伝子治療／細胞治療やこれらのコンビネーション製品に対する種々の個別指針や包括的なガイドライン化を目指す動きにも注目すべきである．ワクチン領域においても，世界保健機関（WHO）が主管する感染症予防ワクチンとは別に，主にがん治療を目的とした治療用ワクチンに特化して安全性評価の論点を整理し，各極で個別指針の策定が進められている．さらに，データ信頼性保証の観点では，GLPの国際標準化や非臨床電子データ標準（Standard for Exchange of Nonclinical Data：SEND）対応の基準策定も検討課題と考えられており，従来は各国法に関与する課題についてはICH対象外であるとの既成概念は，もはや解消されつつある．実例として，各国法に相当する臨床試験におけるGCPの包括的な刷新を目的としたEトピックの改定作業が開始されている．

6 動物実験の福祉向上と多様な世界観の享受

　非臨床安全性評価には，生体を用いないスクリーニング的な *in silico* 解析や *in vitro* 試験も含まれるが，ヒト副作用発現の予測・評価を目的とした主要な試験には実験動物を利用することが多い．動物実験を行う者として，市民の目線と意識で常に動物への愛情と感謝と自省の気持ちをもって，動物実験の福祉向上と理解浸透に努めることが責務である．

　3Rsの原則：Replacement（代替法の利用），Reduction（使用動物数の削減），Refinement（苦痛の軽減）の促進によって動物実験の福祉向上を目指すことは，社会的に強力に推進されており，ICHガイドラインにおいても大きなチェックポイントである．

　初期ICH会議体の創立から30余年が経過し，2015年に法人化したICH協会は発足当時とは規模やガバナンスが大きく様変わりした．多くの国と地域や国際業界団体が新たに加わり，検討する課題や範囲も多様化・複雑化してきた．今後もICHの国際協調が地域拡大して，さらに多くの国や地域を交えて異なる社会的背景や独自の自然観・宗教観・価値観で協議される際には，それぞれの国益と医療体制の視点や動物福祉に関する考え方などの新たな困難や課題が数多く発生することも想定される．

　引き続き，各節では代表的な評価項目として，S1「がん原性試験」，S3「トキシコキネティクスにおけるマイクロサンプリング」，S5「生殖発生毒性試験」，S9「抗悪性腫瘍薬の非臨床評価」およびS11「小児医薬品開発の非臨床試験」を時機課題のトピックスとして取り上げ「提案の背景」，「主要ポイント」および「意義」を解説する．

〔渡部一人〕

■参考文献

1) OECD GD34.(2005). GUIDANCE DOCUMENT ON THE VALIDATION AND INTERNATIONAL ACCEPTANCE OF NEW OR UPDATED TEST METHODS FOR HAZARD ASSESSMENT. Paris: OECD.
2) European Commission.(2004). Timetables for the phasing-out of animal testing in the framework of the 7th Amendment to the Cosmetics Directive（Council Directive76/768/EEC）

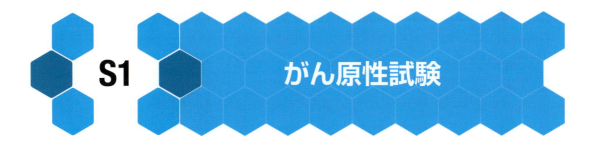

S1 がん原性試験

はじめに

ラットがん原性試験によらない発がんリスク評価法がICH S1Bがん原性試験ガイドラインの補遺として提案され，現在その検証のための前向き評価が進められている。

1 提案の背景

1.1 PhRMAの既存データ調査に基づく発がん性陰性の予測とガイドライン改定提案

米国研究製薬工業協会（PhRMA）は，加盟企業が過去35年間（1972～2007年）にがん原性試験を実施した医薬品182化合物（開発中止薬物を含む）を対象に，腫瘍発生とその他の毒性所見との関連性について解析した。その結果を踏まえ，以下の1)～3)を満たす化学物質はがん原性陰性である可能性が高いとするNEG CARC Rat*基準が提案された。

1) 慢性毒性試験において，発がん促進に関連した病変（前がん病変，増殖性病変等，以下，発がんリスク関連病変）が発生しないこと
2) 慢性毒性試験や生殖発生毒性試験においてホルモン作用を示す所見が認められないこと
3) 遺伝毒性試験の結果が陰性であること

一方，NEG CARC Rat*基準による陰性予測性は82％であるものの，一定数の偽陰性化合物が生じること，ならびに陽性の予測性は低い（50％）ことも示された[2]。さらに，JPMA及びFDAも追加調査を実施し，PhRMAによる調査と同様の結果が得られている。

以上の解析結果に基づき，PhRMAは2011年2月にがん原性試験ガイドラインの改定をICH運営委員会に提案した。PhRMAの提案を受けて，2011年4月に非公式作業部会（Informal Working Group, IWG）が結成され，その後，約1年にわたり，本提案のトピック化の是非について討議された。

*Negative for Endocrine, Genotoxicity, Chronic study-Associated histopathologic Risk factors for Carcinogenicity in the Rat

1.2 IWGによるがん原性試験ガイドライン改定のトピック化の検討

　2011年11月にセビリア（スペイン）で開催されたS1 IWG対面会議において，EU当局は前述のPhRMAによるデータセットを対象とした解析結果を報告した。解析では，医薬品によりラットに発生した腫瘍の多くが薬理作用あるいは肝臓酵素誘導に関連することが示された。EU当局による調査を踏まえて，NEG CARC Rat基準と薬理作用からがん原性が予測できる医薬品については，2年間ラットがん原性試験の省略を可能とする変更案が提案された[3]。当初，提案されたスキームによっても，腫瘍発生が予測できない偽陰性化合物（false negative）のリスクが予想されたことから，証拠の重み付け（Weight of evidence, WOE）を考慮したがん原性評価法変更案が提案された。本変更案では，以下に示すデータを総合的に評価して当該医薬品のがん原性の予備評価を行うこと，ならびにその根拠が明白であればラットがん原性試験を省略できることとされた。

1）慢性毒性試験における病理所見
2）遺伝毒性
3）ホルモン作用
4）発がんに関連する薬理／毒性作用
5）適宜実施される追加試験

　2012年3月の電話会議においてICH 6団体が本変更案に合意し，ICH運営委員会によりS1がん原性試験ガイドライン改定が正式トピックとして承認された後，2012年4月にS1専門家作業部会（Expert Working Group, EWG）が結成された。

1.3. 前向き評価開始までの経緯

　2012年6月に福岡で開催されたS1 EWGの初回対面会議では，がん原性評価法変更案が確認され，本変更案を検証するための"前向き評価"（3.3を参照）を実施することが決定された。さらに，前向き評価実施の根拠となる規制通知文書[1]（Regulatory Notice Document, 以下RND）を作成し，各医薬品規制当局（Drug Regulatory Agency, DRA）からRNDを発出することに合意した。2012年12月にサンディエゴで開催されたS1 EWG対面会議ではRND案を最終化し，各地域においてRND案に対するパブリックコメントが募集された。その後，2013年6月にブリュッセルで開催されたS1 EWGの対面会議において，パブリックコメントを検討してRND案が修正され，同年8月30日にRND最終版がICH Webサイトに公表され，前向き評価が開始された。本邦では，同年10月25日にRNDの邦文訳がMHLWから発出された。前向き評価は2019年まで継続される。

2 主要ポイント

2.1. RND

2013年8月にICH Webサイトで公表され，2016年1月に改定されたRNDには，医薬品のがん原性評価法変更案と本変更案を検証するための前向き評価の手順が記載されている。

2.1.1 ラットがん原性試験によらない発がんリスク評価法

前述の3団体による既存データの後ろ向き調査により，ラットがん原性試験を実施することなくがん原性が予測できる医薬品が存在する可能性が示され，この仮説に基づいて，がん原性評価法変更案が提案された。

変更案では，ラット6カ月間慢性毒性試験を含むさまざまな毒性学的及び薬理学的データを統合することによりヒト及びラットでの発がん性を予測し，ラットがん原性試験の実施意義に関して以下の3つのカテゴリーに分類することが提案されている。

- **カテゴリー1：**
  ヒトにおいて発がん性がある可能性が高く，製品の添付文書にその旨が明記される。
  2年間ラットがん原性試験，2年間マウスがん原性試験またはトランスジェニックマウスがん原性試験（以下，Tgマウスがん原性試験）の実施意義はない。

- **カテゴリー2：**
  入手可能な薬理学的及び毒性学的データのセットからは，ヒトに対する発がん性を確実に予測することはできない。
  げっ歯類がん原性試験によりヒトでのリスク評価に意義が付加される可能性が高い。

- **カテゴリー3a：**
  ラットにおける発がん機序がすでに確立されており，かつ，それがヒトに関連しないことがよく知られている。
  ラットにおいては発がん性があるがヒトにおいては発がん性がない可能性が高いために，2年間ラットがん原性試験の実施意義はない。

- **カテゴリー3b：**
  ラット及びヒトにおいて発がん性がない可能性が高いため，2年間ラットがん原性試験の実施意義はない。

現在検討されている変更案では，確実な科学的根拠に基づいて当該医薬品がカテゴリー1またはカテゴリー3a/3bと予測される場合には，ラットがん原性試験の省略をDRAに要求できるとされている。

ラットがん原性試験のデータがない場合でも，現行のS1Bガイドラインに基づいてほとんどの場合にマウス2年間がん原性試験またはTgマウスがん原性試験のいずれかが必要になると考えられるが，カテゴリー3の判断根拠としてTgマウスがん原性試験は有用な場合があるとされている。

さらに，RNDには，カテゴリー予測において検討すべき項目がWOE要素として示されている（RND[1] 付録1）。WOE要素は，当該医薬品の薬理作用や毒性所見などに応じて検討すべき事項を示したものである。これらの要素は，がん原性試験ガイドライン改定提案の際に考慮された，1) 発がんに関わる薬理作用，2) 慢性毒性試験における病理組織学的発がんリスク因子，3) ホルモン作用，及び4) 遺伝毒性試験結果を含んでいる。これらの要素のみでは，false negative化合物を排除することはできないと考えられ，さらに総合的に検討する価値のある要素を加えて，WOE要素として整理された。WOE要素は，前向き評価により得られる経験に基づいてさらに最適化が図られる見通しである。

2.1.2 前向き評価

前向き評価では，新規医薬品のラットがん原性試験を実施予定，あるいは実施中の企業はがん原性評価文書（Carcinogenicity Assessment Document，CAD）を治験実施中の国／地域（以下，極）の1つのDRA（以下，一次DRA）のCAD事務局に提出する。CADには当該医薬品のWOE要素を考慮して予測したラット及びヒトにおける発がんリスク及び上記のカテゴリー分類を記載することになっている。前向き評価に参加の各極DRAは，それぞれにCAD審査委員会を組織して，CAD事務局から配布される匿名化されたCADを独自に審査しDRAとしてのカテゴリー分類を行う。がん原性試験終了後，当該企業はその要約報告書（Final Study Summary Report，FSR）を一次DRAに提出し，DRAはCADで予測されたラットがん原性試験の実施意義と結果を実際のがん原性試験結果と照合する（図1）。前向き評価では，提

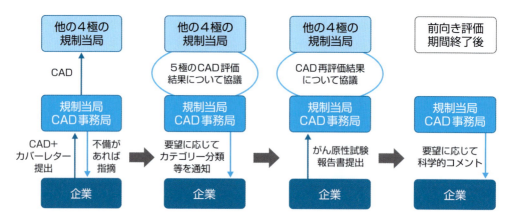

＊規制当局はMHLW/PMDA, FDA, EMA, ヘルスカナダ, スイスメディックのいずれかを指す
＊CADは，提出企業名及び化合物名は匿名化して企業が作成
＊がん原性試験報告書は，はじめはCADとの対応を伏せて各極で評価し，5極で協議後に，再度CADとの対応を明らかにして再評価することとなった

図1　規制当局による前向き（Prospective）評価の概要

案された発がんリスク評価法の検証に加えて，DRA及び企業がカテゴリー予測の経験を積み，DRA間の判断の差を解消することも目的としている。

　前向き評価成立のために，当初は50件のCADを収集することを目標としていた。しかし，前向き評価ではカテゴリー3のCADの評価が重要であることから，2016年1月のRND改定により，前向き評価成立のための目標が変更され，企業によるカテゴリー3a/3bの判断に1つ以上のDRAが同意したデータセット（CAD及びFSR）を20セット以上収集することになった。さらに，前向き評価実施期間の2年間延長，がん原性試験開始後14カ月までにCADを提出すること（当初は試験開始18カ月までに提出），企業によるカテゴリー3の判断に対して，DRAが1回のみ企業に不足情報の提供を要求できることとされた。

2.2 前向き評価の進捗

2.2.1 CAD及びFSRの提出状況とCAD提出の終了

　2017年12月の時点で，DRAに提出され，審査が終了したCADは46件であった（FDA：36，PMDA：8，EMA：2）。FDAに提出された1件が評価対象外とされ，残り46件についてDRAによる審査が終了した。その結果，1つ以上のDRAがカテゴリー3a/3bの企業判断に合意したCADは24件となり（表1），前向き評価の目標である20件に対して十分な数のCADが得られたと判断されたことから，CADの提出は2017年12月末で終了した。

　DRAがカテゴリー3a/bの企業判断に合意したCAD 24報のうち，全DRAによる合意は10件，一部DRAによる合意は14件であり，DRA間でカテゴリー3の判断が一致したケースは42%であった（表2）。

表1　提出CADのカテゴリー分類（2017年12月集計）

	企業	DRA	
カテゴリー1	3	2*	*　カテゴリー1及び2に判断が割れたケース1件を含む
カテゴリー2	12	20**	**　カテゴリー1及び2，ならびにカテゴリー2及び3aに判断が割れたケースをそれぞれ1件含む
カテゴリー3a/b	31	24	
合計：	46	46	

表2　DRA間におけるカテゴリー3判断の一致度（2017年12月集計）

DRAによるカテゴリー3a/b判断のCAD数	
全DRAが同意	10
一部DRAが同意	14
全／一部DRAが同意	24

　一方，FSRの提出数は23件（内1件は評価対象外）となった。DRAの審査が終了した21件のFSRに関して，13件では企業がCADにおいてカテゴリー3と判断し，がん原性試験でも予測通りの結果が得られたが，DRAがカテゴリー3の企業判断に同意したCADはこのうちの7件であった。

2.2.2 中間評価

2015年12月にジャクソンビル（米国）で開催されたS1 EWG対面会議では，提出・審査された25件のCADについて中間解析が実施された[5]。

2017年5月にモントリオール（カナダ）で開催されたS1 EWGの対面会議では，DRAによる審査が終了したCAD 36件，及びFSR 14件の中間解析が行われた[6]。中間解析の対象となったFSR 14件のうち，企業がカテゴリー3a/bと判断したCADは10件であり，その内の5報に関してDRAが企業判断に合意した（表3）。企業及びDRAでカテゴリー3a/b判断が一致した事例，判断が一致しなかった事例，ならびにカテゴリー2の事例に関して，それぞれの背景やカテゴリー判断が一致あるいは一致しなかった要因等について議論された。

表3　DRAによる評価が終了した14FSRに関するCADのカテゴリー分類（2017年5月集計）

CADのカテゴリー分類	企業	DRA
カテゴリー2	4	9
カテゴリー3a/b	10	5

2.3 前向き評価における課題

提出されたFSRでは，いずれも企業が予測したCADのカテゴリー分類に一致した試験成績が得られており，WOEによる発がんリスク予測が妥当であることを示している。

一方，企業は約2/3（46報中31報）のCADで発がんリスクをカテゴリー3と判断したのに対して，DRAがその判断に合意したCADは75%強（31報中24報）であり，さらに全DRAのカテゴリー判断が一致したCADはその内の半数弱であった。DRA間でのカテゴリー判断の差をなくすことが今回のがん原性試験ガイドライン改定において重要であることから，DRAによるカテゴリー判断のバラつきを改善するための議論が継続されている。

なお，企業及びDRAの発がんリスクに関する判断が一致した要因としては，以下の事項が考えられた[5]。

1）同一薬効分類の別化合物に関するがん原性試験成績の存在
2）薬理作用に関連する発がん性の有無がよく知られている
3）毒性学的所見／ホルモン作用から適切な予測が可能である

それに対して，DRAがカテゴリー3の企業判断に同意しなかった要因としては，CADに記載された根拠データに対する科学的見解の相違とさまざまな根拠情報の不足が指摘された[5,6]。DRAから，代謝物プロファイル，免疫修飾作用やホルモン作用，発がんとの関連が不明な毒性所見に関する情報が不足した事例が多いことが挙げられた[6]。

カテゴリー3の化合物では，企業及びDRAによるカテゴリー判断が一致したCAD及び一致しなかったCADのいずれにも新規作用機序（First in Class, FIC）化合物が含まれている。企業とDRAがカテゴリー3bで合意できた事例では，類似薬のがん原性試験結果情報が適切に提供され，薬理作用や毒性所見等を総合して判断が可能であった。一方，企業が薬理作用

やTgマウス試験成績等を含めてカテゴリー3bと予想したものの，標的の異なる類似薬の一部がラットがん原性試験で陽性を示したことから，DRAがカテゴリー2と判断した事例も報告された。FIC化合物に限らず，カテゴリー3の判断に必要な要件についてさらに検討が継続されている。

今回のS1Bガイドライン改定では，ラットがん原性試験を実施することなく医薬品のヒトにおける発がんリスクを評価できる条件を規定した補遺を作成することとして検討が進められている。マウスにおけるがん原性の評価の必要性に関しては，現行のS1Bガイドラインに従うが，カテゴリー3の判断におけるマウス試験，特に短期がん原性試験の必要性については，EWGにおいて議論が継続されている。

3 意義

S1Bがん原性試験ガイドラインの改定では，ラットがん原性試験を実施することなく医薬品の発がんリスク評価が可能となる条件が提案され，その検証が続けられている。同ガイドライン改定後には，動物数削減，試験費用や試験期間の短縮による開発資金の有効活用やより柔軟な開発戦略が可能になると期待される。

がん原性評価の面からは，従来の2種げっ歯類を用いたがん原性評価では，薬理作用や毒性作用に関連して多くのげっ歯類特異的な腫瘍が発生することが知られており，一方では，薬理作用や毒性所見などから明らかにがん原性を示さないと思われる医薬品も少なくない。このようなケースで，ラットがん原性試験が不要となる条件を定めることが今回の改定の目的である。より短期間の動物試験は必要であるものの，2年間ラットがん原性試験を実施することなく，off-targetを含む詳細な薬理作用に関するデータや広範な文献調査，その他の腫瘍発生と関連する知見を用いて，ヒトにおける発がんリスクを総合的に評価する試みは，ヒトでの副作用予測における将来の毒性評価の在り方を示唆するものと考えられる。

［久田　茂］

参考文献

1) Sistare FD et al. (2011). Toxicol. Pathol. 39: 716-744.
2) van der Laan JW et al. (2016). Crit Rev. Toxicol. 46: 587-614.
3) 医薬品のがん原性試験に関するガイダンスの改定に係る前向き評価への参加協力の依頼について（協力依頼）（2016年2月17日）
   http://www.pmda.go.jp/files/000210004.pdf
4) ラットがん原性試験に関するICH S1 規制側の考え方：状況報告書（2016年4月26日）
   http://www.pmda.go.jp/files/000211867.pdf
5) The ICHS1 Regulatory Testing Paradigm of Carcinogenicity in rats. Status Report December 2017
   http://www.ich.org/fileadmin/Public_Web_Site/ICH_Products/Guidelines/Safety/S1/S1_Status_Report_PEP_2018_0207.pdf

S3A 「トキシコキネティクス（毒性試験における全身的暴露の評価）に関するガイダンス」Q&As：マイクロサンプリング

はじめに

ICH S3Aは，「トキシコキネティクス（毒性試験における全身的暴露の評価）に関するガイダンス」であり，厚生省薬務局審査課長通知として，1996年7月に公表されている[1]。

最近，「マイクロサンプリング」に焦点を当てたQ&Asが作成された。本項では，その経緯と議論されたQ&Asの内容について概説する。

1 提案の背景

トキシコキネティクス（TK）評価において，従来の方法では，一般的に1回200μL以上の採血量が必要であり，採血による毒性評価結果への影響を回避するために，げっ歯類ではサテライト動物が必要とされている。

その一方で，近年の分析感度の向上により，少量の採血量でも血液中濃度の評価が可能になったこと，および動物福祉（苦痛の軽減）への取組み促進の背景もあり，新薬開発のTK評価におけるマイクロサンプリングの活用を促すことを目的にQ&Aの作成が提案された。

2 議論の経緯

TK評価におけるマイクロサンプリングの利用についてのコンセプトペーパーが，2014年10月にICH Steering committeeにより承諾された。その内容は，マイクロサンプリングの方法（Dried blood spotとCapillary microsampling等）の比較，測定法の検証（GLPへの対応等），Incurred sample reanalysisに関する検討，主試験群の動物に対する繰り返し採血による毒性評価への影響などであった。

その後，2014年12月にIWGメンバーが決定し，電話会議およびメールベースでの議論が開始された。

IWGメンバーによる約1年半の議論の後，2016年5月にStep 2合意し，各地域でパブリックコメントの募集が実施された。国内では，募集期間中に，研究班の主催によるStep 2文書の内容に関する説明会も並行して開催された。

2017年4月に，各地域からのコメントを反映した修正版が完成し，その内容について，IWGメンバーによるメールベースでの議論が再開され，2017年10月にIWGメンバーの合意が得られたStep 3文書が完成した。さらに，2017年11月にスイス・ジュネーブで開催さ

れたICHの国際会議で，Step 4に到達した。

3 主要ポイント

　今回作成されたQ&Asの文書は，前文と7つのQ&Asから構成されている。Qの項目は，緒言及び適用範囲（Q1, Q2），マイクロサンプリングの適用に関する基本原則（Q3, Q4, Q5），安全性評価への影響（Q6），生体試料中薬物濃度分析法に関する課題（Q7）である。

　また，別紙として，本Q&AとICH S3Aガイドラインの各項目との対応が示されている。

　以下に，その7つの項目について示す。

Q1：マイクロサンプリングの定義は何か？

　「薬物やその代謝物の濃度を測定しTKパラメータを算出するためにごく微量の血液（一般的には50μL以下）を採取する手法」と定義している。その対象のマトリックスは，血液，血漿，血清に限定し，液体または乾燥状態で輸送，保存され，測定に使用される。対象動物は，げっ歯類，非げっ歯類であり，TK評価であるS3AのQ&Aであることから，ヒト（臨床試料）は対象外である。

Q2：マイクロサンプリングのベネフィット/利点は何か？

　採血量を最小化することで，動物の痛みや苦痛（refinement）を最小化し，動物福祉の向上や，げっ歯類におけるTKサテライト群の動物数を削減あるいはなくす（reduction）ことに貢献する。特に，通常の採血量では，サテライト群に多くの動物が必要となるマウスで有用である。また，主試験群でTK用の採血が実施された場合には，毒性データと薬物曝露データとの関連を同じ動物で直接評価することが可能になる。

Q3：どのような種類の医薬品及びどのような種類の安全性試験にマイクロサンプリングを利用できるか？

　バイオ医薬品を含む大部分の医薬品に利用可能である。ただし，マイクロサンプリングによって利用可能な少量の試料でも分析法の感度が十分であることを，個々の事例に応じて検討する必要がある。また，全ての毒性試験，すなわち，単回及び反復投与毒性試験や他の毒性試験（例えば，がん原性試験，幼若動物を用いる試験や生殖発生毒性試験）に適用が可能である。

　薬物曝露濃度が低く，多数又は全ての試料が定量限界未満となる場合（例えば，局所あるいは吸入投与後の曝露）には，マイクロサンプリングは容認されない。ただし，定量下限濃度が従来の試料量におけるものと同じであれば，多数又は全ての試料が定量限界未満となる場合でもマイクロサンプリングを使用することができる。

Q4：TK試験にマイクロサンプリングを適用する場合の注意点は何か？

　生体試料中薬物濃度分析法として，分析結果の信頼性を保証するため，適格化（各地域の

規制ガイドラインやガイダンスに従ったGLP試験のためのバリデーションなど）がなされるべきである．その評価すべき項目としては，定量下限（LLOQ），真度，精度，保存前の希釈に使用するマトリックスの影響，試料採取・保存及び前処理条件における生体マトリックス中の分析対象物質の安定性などの分析上の特性，である．

また，いくつかの試験で既に従来法を使用していて，マイクロサンプリングを他の試験に適用する場合は，マイクロサンプリングと従来法との間の曝露量の比較となるかもしれない．この比較は，TK試料が実質的に異なる場合（例えば，マイクロサンプリングから得られた乾燥試料と従来法の液体試料）には特に重要である．

適切な濃度範囲で評価される独立した薬物動態（PK）試験において，AUC及び/またはCmaxなどのパラメータを比較することで評価可能である．

このPK試験は，必要に応じて，マイクロサンプリング手法を含む最終的な試験が実施される前に完了しなければならないが，科学的な妥当性に基づき個々の事例に応じて（例えば，同じ部位から採取された血液，血漿あるいは血清を測定するために，同様の分析条件を用いる場合など）省略することも可能である．

理想的には，曝露を比較するために，TK試験及び臨床試験を通して，同じマトリックスが使用されるべきであるが，何らかの理由により異なる試験において異なるマトリックスが使用された場合には，マトリックス間の薬物濃度の相関を，血液学的パラメータ，血漿タンパク結合率及び血液/血漿（又は血清）薬物濃度比のような種々の要因を考慮するなどして検討する．

Q5：マイクロサンプリングではどのような血液試料採取法が使用できるか？

血液は毛細管や適切な微量採取デバイスを用いて，尾静脈や伏在静脈等から採取でき，採取された血液，血漿あるいは血清は，液体または乾燥状態で薬物濃度測定に利用される．液体試料は，保存や輸送，分析の前に，適切な溶媒またはブランクマトリックスで希釈してもよい．乾燥試料は，通常，セルロース基材あるいは他の種類の基材に直接スポットして乾燥させる．その後，カードやデバイス上の試料の一定範囲を打ち抜くか全体を抽出して測定される．最近では技術進歩により，正確な量の血液を採取することができ，追加の容量測定を行わずに，試料全体を分析に使用するマイクロサンプリングデバイスもある．その信頼性が適切に検証されれば，新規に開発された技術も利用可能である．

Q6：主試験群の毒性データや動物福祉に対する採血の影響の評価方法は？

動物の生理学的状態に及ぼす血液採取の影響を考慮するため，一定期間内における採血量と採血回数，試験薬物の特性（赤血球への影響，抗凝固作用，血液力学特性等），試験系（例えば，動物種，週齢，体重，総血液量），採血部位などを考慮する．

また，マイクロサンプリングでも，頻繁に繰り返される採血は血液学的パラメータなどの生理学的パラメータに影響する可能性があるため，採血プロトコールは適切に設定されるべきである．

記録を推奨される動物データとしては，体重，摂餌量，血液学的パラメータ（例えば，赤

血球数，ヘモグロビン量，ヘマトクリット値，平均血球容積，電解質，総蛋白質）の変化や，採血部位への影響（例えば，組織の損傷，炎症）などである。

　これらパラメータについて，被験薬群と同じ回数及び量の試料を採取された対照動物との比較を行うことは，その試験での疑わしい影響が被験薬に起因するものか，あるいは試験手順によるものかを明らかにするために重要である。

　以前の試験において，頻回の血液採取によって血液学的パラメータの悪化が被験薬に関連する変化として示された場合，あるいは被験薬の薬理学的作用がこのような影響を引き起こすことが疑われる場合には，マイクロサンプリング技術を利用するとしても，TK評価のためにサテライト群の動物の使用は許容される。あるいは，科学的に妥当であるならば，マイクロサンプリングと併用してスパースサンプリング（少数回の試料採取）が利用できる。

Q7：液体または乾燥試料の処理の際，生体試料中薬物濃度分析法開発やバリデーションにおいて考慮すべき点は何か？

　各規制地域の生体試料中薬物濃度分析法ガイドラインやガイダンスに規定された分析法バリデーションを行う。加えて，マイクロサンプリング由来試料の分析では，以下の事項について考慮するべきである。

　液体試料の場合，ピペッティングなどによる試料の均一性の確保，少量試料の取扱い（保存中の潜在的凍結・乾燥効果や凍結融解影響など），試料量の制限に起因する定量下限濃度の潜在的な増加，結果として試料が希釈される小さなコンテナやキャピラリーに抗凝固剤を添加する影響，収集容器に対する分析対象物質の吸着増加の可能性，試料の適切な保存条件の維持，汚染のリスク及び繰り返し分析の困難さ，などである。

　一方，乾燥試料（セルロースや非セルロースカード，ポリマー・マトリックスなどへのスポットなど）では，十分で再現性のある回収率及び薬物の検出時にマトリックスによる妨害効果の低い方法を選択することが重要である。乾燥スポットの一部を打ち抜く方法を用いる場合，測定対象物質の検出がヘマトクリット値によって影響されないことを確認することが重要である。

　ヘマトクリット値の影響は，濃度既知の測定対象物質を添加した異なるヘマトクリット値の血液を用いて評価することができる。また，同一のスポットから打ち抜いた複数の試料を用いた評価や放射性標識体などを用いた評価によって，スポットの均一性を確認することも重要である。もし，正確な量の血液がデバイス上に採取され，試料全体が分析に使用されるならば，これらは大きな問題とはならない。

　Incurred sample reanalysis（ISR）については，各々の地域のガイドラインやガイダンスに記載がある場合，これらに従って実施する。実施する場合は，ISRを実施するために十分な試料量あるいは数を，確保するよう注意しなければならない。

4 今後の展望

　2017年11月にStep 4に到達したこのICH S3A Q&Aは，今後，国内も含めて，各地域の当局規制文書として通知・公表されること（Step 5）になる．また，現在ICHの国際会議では，生体試料中薬物濃度分析法バリデーションに関する議論（ICH M10）も進んでおり，TKについては，マイクロサンプリングによる血液中濃度測定に関しても，このM10で議論された内容が適用されることになろう．

　今後，マイクロサンプリング法の普及が，主試験群の動物でTK評価を行うこと，及びTKサテライト動物の必要性を減らす，あるいはなくすことによる3Rs（代替法の利用，使用動物数の削減及び苦痛の軽減の一部），さらには，少量の採血が望まれる，幼若動物での安全性試験などに貢献していくと期待されている．

［三浦慎一］

■引用文献

1) 厚生省薬務局審査課長通知（薬審第443号）：トキシコキネティクス（毒性試験における全身的暴露の評価）に関するガイダンスについて（1996年7月2日）

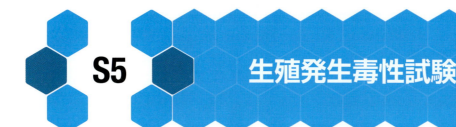

S5 生殖発生毒性試験

1 提案の背景

サリドマイド薬禍直後の1963年，わが国はいち早く「医薬品の胎児に及ぼす影響に関する動物試験法」（製薬第120号）[1]を制定した。その後，FDAにおいて1966年に現在の生殖発生毒性試験ガイドラインの原型となるいわゆる三節試験が作成され，日本においても1975年に「医薬品の生殖に及ぼす影響に関する動物試験法について」（薬審第529号）[2]が制定され，いわゆる三節試験法を取り入れたガイドラインとなった。その後，医薬品ガイドラインの国際調和を勘案した「医薬品毒性試験法ガイドライン，生殖・発生毒性試験」（薬審1第24号）[3]が1989年に発出されている。しかしながら，各国のガイドラインには依然として少なからず差異が存在していたことからICHにおいて国際調和が図られ，1993年に三極調和ガイドラインが承認されると，1994年に「医薬品の生殖毒性検索のための試験法ガイドライン」（薬審第470号）[4]が示された。その後の改定を経て「医薬品の生殖発生毒性試験に係るガイドラインの改定について」（薬審第316, 1997年）[5]が現行ガイドラインとなっている。

ここまでの経緯をみると，1966年にFDAが示した三節試験が洗練され，医薬品の生殖発生毒性試験法が確立，実証され，国際調和が達成された意義ある半世紀であったと言える。しかしながら，その間に発生毒性が検出可能な代替法が次々と提唱され，さらに，動物実験における動物福祉の重要性も高まりつつあった。また，胚・胎児発生に関する試験で要求されている二種（主にラットとウサギ）の必要性の是非及びウサギ試験の削減についても欧州を中心に論議されていた。このような状況の中，2010年のICHタリン会議において生殖発生毒性のブレインストーミングワークショップが開催され，代替法の導入について討議された。そして2013年にはS5（R2）の改定に向けたコンセプトペーパーが欧州から発出された。ここではガイドラインへの代替法の導入とウサギ試験の削減がクローズアップされたが，S5（R2）の骨子が作られてから20年以上経過し，その間の科学技術の進歩への対応が十分でないこと，医薬品の種類（いわゆるモダリティー）が次々と生まれ，S6（R1）[6]，S9[7]及びM3（R2）[8]ICHガイドラインにみられるような生殖発生毒性試験法が個々に述べられる状況など，喫緊のガイドライン改定の必要性が盛り込まれていた。しかし，検討事項があまりに多すぎることから，2014年に行われた2回の非公式作業部会においてトピック化へ向けての検討事項が討議された。この間，並行して懸案となっていた代替法の導入及びウサギの必要性に関して，代替法の組み込みに関するワークショップ[9]における信頼性の確認及びコン

ソーシアムにおけるラットとウサギの発生毒性データの比較[10,11]が行われていた。これらの解析結果から，代替法の組み込みは可能と判断されたが，胚・胎児発生毒性評価にラットとウサギの二種を用いることには一定の意義が見いだされたため，ウサギ試験の削減は見送られた。懸案事項に一応の決着がついたことによってS5（R3）ガイドライン改定の専門家作業部会が開始され（2015年，福岡），2017年のモントリオール会議後ステップ2へのステップアップが承認された。本稿ではS5（R3）が完了していないことから，S5（R3）に貫かれている基本的な概念を軸に主要な改定ポイントを概説する。また，S5（R2）を現行ガイドライン，S5（R3）を改定ガイドラインと表現する。

2 主要ポイント

改定ガイドラインで特筆すべきことは，本文に医薬品の生殖発生への影響を評価するための試験戦略，試験実施に際しての考慮事項，試験デザイン，集積された情報の解釈及びリスク評価が整理，解説され，これまでガイドラインとして認識されていた試験法が付属書（ANNEX）として添付されたことである。さらに，改定ガイドラインでは代替法の使用も容認され，試験戦略に組み込まれることになった（表1）。

表1　改定ガイドラインの基本構成

1. ガイドラインの適用範囲
2. 緒言及び一般原則
3. 生殖毒性評価戦略
4. 試験系の選択
5. 用量設定，投与経路及び投与スケジュール
6. 哺乳類を用いた *in vivo* 試験のデザインと評価
7. リスク評価の原則
8. 注釈
9. 用語
10. 参考文献
11. 付属書（*in vivo* 試験デザイン，代替法，等）

2.1. 生殖発生毒性試験戦略の提示と胚・胎児発生毒性評価への代替法の利用

医薬品開発は有効で安全な医薬品を患者さんに早く届けることを常に意識して進められるが，非臨床安全性試験においては動物福祉の観点から，使用動物を削減することを念頭に，適時に適切な試験を計画，実施する必要がある。改定ガイドラインでは一貫して実験動物の削減を志向し，生殖発生毒性試験の適切な実施のために考慮すべき点を挙げている。つまり，ガイドラインで提示された試験をガイドライン（例えばM3）で示された試験を決められた時期に淡々と実施するのではなく，科学的な判断に基づいてケースバイケースを基本とし，必要最小限で必要な時期までに，あるいは逆に必要であればより早期に，広範囲に，より詳細な検討も考えることを促すのである。

考慮すべき点としては，薬剤の適用と対象患者集団，薬理学的特性，毒性学的特性，臨床試験に応じた生殖発生毒性試験の実施時期等である。改定ガイドラインではこれらの考慮事項を論じた上で，標準的な三試験法（受胎能及び着床までの初期胚発生に関する試験，出生前及び出生後の発生ならびに母体の機能に関する試験，胚・胎児発生に関する試験）について各試験に固有の試験戦略を述べている。

特に胚・胎児発生に関する試験では実験動物の削減を具現化するために，予備試験（Preliminary study），本試験（Definitive study）及び代替法を組み合わせて評価する総合的試験戦略（Integrated testing strategy）を適用した2つの戦略が提案された。1つは臨床試験に妊娠可能な女性（WOCBP：Women Of Child-Bearing Potential）を組み込む際に必要とされる本試験（Definitive study）の実施を延期できる戦略である（表2）。臨床開発の進行に伴いさまざまな要因によって数多くの開発候補品の開発が中止されることは避けられない現実であることから，試験の実施を延期することが動物実験の削減に直接貢献するのである。もう1つは，特定の薬剤群に対して総合的試験戦略を適用することによって本試験（Definitive study）を代替法あるいは予備試験（Preliminary study）に置き換える戦略である。

表2　2つの動物種での胚・胎児発生に関する本試験を延期するためのアプローチ

アプローチ	限定的なWOCBPの組み込み（最長3カ月，WOCBP最大150名）	第Ⅲ相試験開始前までWOCBP組み込みは無制限（第Ⅱ相a/b試験の裏付け）[a]	製造販売承認前までWOCBP組み込みは無制限（第Ⅲ相試験の裏付け）	製造販売承認申請時
A	第一の動物種でのEFD（拡充型予備試験または本試験）＋適格性確認した代替法		第二の動物種でのEFD本試験	未実施の場合，第一の動物種でのEFD本試験
B	第一の動物種でのEFD予備試験＋第二の動物種でのEFD（拡充型予備試験または本試験）		第一の動物種でのEFD本試験	未実施の場合，第二の動物種でのEFD本試験
C ICH M3(R2)を参照	2種の動物種でのEFD予備試験	2種の動物種でのEFD本試験		

WOCBP：妊娠可能な女性
EFD：胚・胎児発生に関する試験
[a]：すべてのアプローチに「妊娠を回避する予防措置が取られる場合」が含まれる

特定の薬剤群とは高齢期発症疾患及び身体機能を著しく損なうか生命を脅かす疾患を適応とする薬剤群である。発生毒性試験の代替法は一般化学物質等を評価する際にスループットのよい評価系を目指して検討され，ECVAM（European Centre for the Validation of Alternative Methods）におけるバリデーションの実施やOECDガイドラインとして確立している試験系もあり，医薬品の創薬発生毒性スクリーニングとして採用している製薬企業も多い。しかし，医薬品の製造販売承認申請に添付する資料として受け入れるためにはデータの蓄積が十分とは言えないというのが国際的な認識と考えてよいだろう。このような状況から，改定ガイドラインにおいては，特定の代替法は推奨されず，使用は本試験（Definitive study）の延期措置及び特定の薬剤群に限定された。しかしながら，わずかな前進かも知れないが医薬品の生

殖発生毒性評価におけるパラダイムシフトが起こりつつあるのではないだろうか。

2.2 試験の実施に際しての考慮事項

生殖発生毒性試験の目的を達成するためには考慮すべき事項がいくつかある。試験系の選択と投与量の設定がまず挙げられるが，現行ガイドラインでは脚注（Note）として扱われている。改定ガイドラインでは本文中にこれらの考慮点を列挙し，それぞれについて詳しく解説された。

2.2.1 試験系の選択

胚・胎児発生に関する試験についてはげっ歯類及び非げっ歯類の2種の試験系が要求される。通常，げっ歯類としてはラット，非げっ歯類としてはウサギ及びヒト以外の霊長類（Non-Human Primate：以下NHP）が使用される。改定ガイドラインでは，NHPはバイオテクノロジー応用医薬品の生殖発生リスクの評価に限定し，しかも可能な限り使用しない方向性を打ち出した。

S6（R1）を発端として試験系選択にはオンターゲット効果の観点から検討されることが重視され，改定ガイドラインでも試験系はオンターゲット効果の有無が最優先の選択基準であることを明確にしている。バイオテクノロジー応用医薬品ではNHPの使用を可能としているが，サロゲート分子あるいは遺伝子改変動物などを用いるオンターゲット効果の評価が世界の趨勢となっていることから，サロゲート分子あるいは遺伝子改変動物を用いてNHPの使用を回避する方策も提示している。一方，オンターゲット効果の重視の中で見過ごされがちであるオフターゲット効果の確認についても具体的方策が記載されている。サロゲート分子を使用した場合にはオンターゲット作用を確認することが可能であるが，オフターゲット作用の評価の必要性に注意を払う必要があり，一方，遺伝子改変動物を用いる場合にはオンターゲット作用のみならず，モダリティーに起因したオフターゲット作用の評価も可能であることが述べられている。

2.2.2 投与量設定，特に高用量の選択

高用量を選択するための根拠は多様で，本来ケースバイケースで考慮されるべきものであり，その原則に関してはM3（R2）及びS6（R1）でも述べられている。しかしながら，現行ガイドラインでは母体の一般毒性学的変化が唯一の設定根拠であるかのような記載となっているため，誤解を生じてきた可能性がある。

改定ガイドラインでは，他のガイドラインとの整合を図るとともに高用量を選択するために考慮すべきエンドポイントが整理された。母体の一般毒性学的変化及び限界量（1g/kg/日）に加えて，全身曝露の飽和，曝露量（ヒト最大推奨用量における曝露量との比較），投与可能な最大容量が追記され，その詳細が述べられている。これらの追加されたエンドポイントの適用を可能にしたのは今回の改定で有用性と利用が述べられたトキシキネティクス（TK）である。現行ガイドラインでは生殖発生毒性試験にTKを求めていなかったので，医薬品の安全性評価においてはヒトと実験動物の曝露量比較が必須と考える医薬品開発者の認識とのか

い離が生じていた．また，TKを要求しないことによって医療関係者や医薬品開発者に胎児毒性に対して定性的なイメージを与えていた可能性もあった．今回の改定によってこれらの問題は解消されるものと思われる．TKに関しては，マイクロサンプリングや測定法の検討によって使用動物の増加につながらないような研究活動が求められる．

2.3 代替法の規制当局の受け入れ基準

　代替法の利用が容認されたことは今回の改定において重要なポイントであることは先に述べたが，同時に医薬品の非臨床安全性試験として必ずしも成熟しているとは言えない懸念もある．そこで，代替法の利用については2つのチェックポイントが設けられている．1つは先に述べた代替法が利用できる薬剤群が特定された点である．もう1つは代替法を用いた試験を規制当局に提出する際には適格性確認を含む情報を添付する必要があるとした点である．適格性の確認については付属書で詳しく述べられており，これらの情報には，当該代替法が予測可能な動物種（通常ラット，ウサギ，あるいはヒト），エンドポイント（形態変化や遺伝子変動），陰性・陽性判定の方法，試験の性能（パフォーマンスファクター）の確認に用いる陰性・陽性対照物質のリスト，感度，特異度，陰性予測率，陽性予測率，再現性等が含まれる．また，臨床試験や製造販売承認申請に際しての安全性評価の根拠となる代替法試験は原則としてGLP下で行われなければならないことも明記されている．

　提案の背景でも述べたが，動物実験において発生毒性をラットとウサギの二種で評価することの意義が科学的に示されている．予測可能な動物種を示す理由は，代替法を組み込む総合的試験戦略においてもラットとウサギの二種で評価する体制をとらなければならないからである．

2.4 生殖発生毒性に関するリスク評価

　医薬品の毒性試験の目的はハザードの洗い出しとリスクの評価であることは言うまでもない．しかしながら，胚・胎児毒性に関しては，特に日本では，現在においてもハザードの特定に終始する感がある．過去を振り返ってみると，適切なリスク評価がなされずに創薬機会を逸し，あるいは胎児毒性を過大評価して使用禁忌の範囲を広げて患者さんの利益を妨げてきた経緯もなかったとは言えない．

　改定ガイドラインでは，胚・胎児毒性評価を考慮する際の要素として，臨床投与量と動物実験の無毒性量における曝露量の比較，胎児毒性が認められた投与量における母体毒性の程度，認められた胎児毒性の種類，種差，薬理作用との関連などを挙げてケースバイケースを基本とした毒性評価が達成されるようガイドされた．実験動物で認められた胚・胎児毒性のヒトにおける懸念の目安として具体的な安全域を提示したことは，医薬品を含む環境物質の胎児毒性評価において画期的な事柄と認識している．

　改定ガイドラインでは胎児に対する質的影響については回復性の観点から，量的影響については安全域の程度からの評価を推奨している．すなわち，胚・胎児の死亡及び形態形成の異常を重篤な悪影響とし，これらの悪影響の無毒性量の曝露量がヒト最大推奨用量における曝露量の25倍以下であれば毒性を懸念すべきであるとしている．

3 意義

3.1 方法論から試験実施上の考慮点，評価へと広がった国際調和

　試験実施上の考慮すべき事柄は試験責任者や生殖発生毒性の専門家が検討するが，科学的な考え方の違いがある場合や，開発者と規制当局との間にも見解の相違が生じる場合がある。現行ガイドラインでもこれらについては一部で選択基準を示している。医薬品開発者は示された基準をクリアーすることを重要視するあまり，選択基準が持つ意義や根拠を理解していなければ，基準を満たしてしていないのに規制当局に受け入れられた前例に遭遇したり，あるいは逆の事態に陥った場合に対処が難しくなる。特に近年の医薬品の種類（モダリティー）の多様化に対応するためには選択基準を示すとともに選択過程までにも踏み込んだ解説が望まれるのではないだろうか。

　改定ガイドラインでは，これまで十分でなかった個々の医薬品に対応して考慮されるべき事柄を本文に掲げ，判断の根拠となる考慮事項を解説し，可能な項目には具体的な判断基準が述べられた。さらには，生殖発生毒性試験で設定されるエンドポイントのリスク評価については「リスク評価の原則」の項を設けて述べられている。

　生殖発生毒性試験の方法論は，20年を超えるICHにおける努力で国際調和が完全に達成されているが，個別の医薬品ごとに考慮されるべき条件設定及び生殖発生毒性評価については各国の開発者及び規制当局の間で不調和の可能性を残していた。改定ガイドラインではこの部分をより詳細に，具体的に述べることによってグローバルな水平調和に加えて開発者と規制当局間の垂直調和という医薬品開発の理想へも近づいた。その結果，有効で安全な医薬品を患者さんに早く届けるという医薬品開発者及び規制当局の想いに沿うものになるのではないだろうか。

3.2 動物福祉の推進

　今回のガイドライン改定の発端には欧州における動物福祉に対する関心の高まりが大きく係っている。非公式作業部会から，胚・胎児発生に関する試験におけるウサギの必要性，雄の授胎能試験の必要性，代替法の信頼性，臨床試験に妊娠可能な女性を組み込む際に必要な生殖発生毒性試験の先送りなど，使用動物の削減のために現行の生殖発生毒性試験の枠組みの変更が可能かどうかについて熱く議論された。その結果，改定ガイドラインでは使用動物の削減とヒト以外の霊長類（NHP）の使用に対する慎重な姿勢が貫かれた。使用動物の削減に関しては，胚・胎児発生に関する試験へ使用制限を加えた形ではあるが代替法の導入，臨床試験に妊娠可能な女性を組み込む際にこれまで必要とされていた本試験の実施時期の延期，陽性結果が適切に評価されている場合には二種目の動物での試験を求めないこと等が挙げられる。受胎能及び着床までの初期胚発生に関する試験では，反復投与毒性試験において雄あるいは雌に臨床的に意義のある毒性が認められた場合の当該試験の実施はケースバイケースでの判断が可能となった。また，バイオテクノロジー応用医薬品を評価する際にはNHPに代えて遺伝子改変動物やサロゲート分子の使用も容認する可能性が示された。さらに，標準的な三試験を適切に組み合わせる，あるいは反復投与試験と受胎能及び着床までの

初期胚発生に関する試験を組み合わせることにより試験や使用動物を削減する方策も具体的に記載された。このように改定ガイドラインが使用動物の削減に対して明確な方向性を示したことは医薬品の前臨床安全性評価全体の動物実験の削減に向けて大いに意義があったと考えられた。また，代替法が医薬品の発生毒性評価への利用が可能となったことで他の分野における実験動物から代替法への置き換えが加速する効果が期待される。一方，さらなる検討やデータの蓄積の必要性も明らかになったことから，代替法研究に対する関心の高まりも期待されるものと思う。

3.3 不調和から調和への前進
妊娠可能な女性の臨床試験への組み込み

　総合的試験戦略の一環として予備試験あるいは代替法を利用して臨床試験に妊娠可能な女性を組み込む際に必要な試験の実施時期の延期が示された。これは米国，EU及び日本のいずれにおいても胚・胎児発生に関する試験の本試験（Definitive study）の実施をこれまでより先延ばしすることを可能にしている。

　M3(R1)に述べられている臨床試験に妊娠可能な女性を組み込む際に必要な試験の実施時期については現在もEU及び日本と米国の間の不調和が存在している。各地域や国において臨床試験の実施環境に違いがあり調和が困難であることは理解しているが，S5（R3）において総合的試験戦略を示すことによって国際調和の実現に向かっての道筋が見えたのではないかと思う。

3.4 最後に，医薬品生殖発生毒性評価の可視化と国際調和

　サリドマイド薬禍から生まれた生殖発生毒性試験ガイドラインはすでに50年を超える実績から大きな信頼を得ている。今回の改定ガイドラインは先人の実績を完全に受け継ぎ，新規技術や最新の知見も取り込みつつ，考慮事項に解説を加えることによってより適切な生殖発生毒性の試験の実施と評価を可能にする内容となっている。その結果，S5（R2）とはまったく異なった解説を中心とした構成となったのは，医薬品の患者さんのベネフィットの追求とモダリティーの多様化，動物福祉の高まりの中で生殖発生毒性試験評価の国際調和を達成するための1つの回答であると考えている。なぜなら，あらゆるオプションを考慮せざるを得ない状況においては，ガイドラインは試験のあるべき姿を示すだけでなく，試験を計画，実施する過程で科学的に最善を尽くすための方策が可視化されていることが国際調和にとってより近道になると考えるからである。

〔藤原道夫〕

■参考資料

1) 厚生省薬務局，医薬品の胎児に及ぼす影響に関する動物試験法，製薬第120号，1963
2) 厚生省薬務局，医薬品の生殖に及ぼす影響に関する動物試験法について，薬審第529号，1975
3) 厚生省薬務局，医薬品の生殖発生毒性試験法ガイドライン，生殖・発生毒性試験，薬審1第24号，1989
4) 厚生省薬務局，医薬品の生殖毒性検索のための試験法ガイドライン，薬審第470号，1994
5) 厚生省薬務局，医薬品の生殖発生毒性試験に係るガイドラインの改定について，薬審第316号，1997
6) 「バイオテクノロジー応用医薬品の非臨床における安全性評価」について
7) 抗悪性腫瘍薬の非臨床評価に関するガイドラインについて
8) 「医薬品の臨床試験及び製造販売承認申請のための非臨床安全性試験の実施についてのガイダンス」について
9) Van der Laan JW., Chapin RE., Haenen B., Jacobs AC., Piersma A. Testing strategies for embryo-fetal toxicity of human pharmaceuticals. Animal models vs. in vitro approaches. A workshop report. Regul. Toxicol. Pharmacol. 2012;63:115-123
10) Theunissen PT., Baken S., Cappon GD, Chen C., Hoberman AM., Van der Laan JW., Stewart J., Piersma AH., Toward a comparative retrospective analysis of rat and rabbit developmental toxicity studies for pharmaceutical compounds. Reprod. Toxicol. 2014;47:27-32
11) Theunissen PT., Beken S., Beyer BK., Breslin WJ., Cappon GD., Chen CL., Chmielewski G., Schaepdrijver LC., Enright B., Foreman JE., Harrouk W., Hew K., Hoberman AM., Hui JY., Knudsen TB., Laffan SB., Makris SL., Martin M., McNerney ME., Siezen CL., Stanislaus DJ., Stewart J., Thompson KE., Tornesi B., Van der Laan JW., Weinbauer GF., Wood S. and Piersma AH. Comparison of rat and rabbit embryo–fetal developmental toxicity data for 379 pharmaceuticals: on the nature and severity of developmental effects Critical Reviews in Toxicology 2016;46:900-910

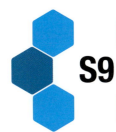

S9 抗悪性腫瘍薬の非臨床評価

はじめに

　ICH S9「抗悪性腫瘍薬の非臨床評価」ガイドラインは，2009年10月にStep 4に到達し，本邦では翌年6月に厚生労働省通知として発出された。それ以降，抗悪性腫瘍薬（抗がん剤）の効率的開発の指南書としてその役割を果たしている。ただ，本ガイドラインを使用していく中で解釈の不明確な点などが明らかとなり，2014年10月にS9 Q&Aを作成することがICH運営委員会で決定された。S9 Q&A実施作業部会（S9 Q&A IWG）は，2017年11月現在，Step 2文書に対するパブリックコメントへの対応（Step 3作業）をほぼ終了しつつある。本稿はその時点の状況に基づいて執筆したもので，最終的な内容とは異なる可能性がある。

1　S9：抗悪性腫瘍薬の非臨床評価ガイドライン

1.1　提案の背景

　2000年を前後して抗がん剤の開発の潮流が低分子医薬品主体からバイオ医薬品主体へと変わり，抗がん剤市場も，特定の製薬企業に限られていたどちらかといえばマイナーな市場から，小さなベンチャー企業からメガファーマまでが参戦しメジャーな市場へと大きく変貌した。当時，抗がん剤の非臨床評価をガイドするものは欧州医薬品審査庁（EMEA，現在のEMA（欧州医薬品庁））から1998年に発出された細胞毒性型医薬品に限定した非臨床評価ガイダンス「Note for guidance on the pre-clinical evaluation of anticancer medicinal products」[1]）のみであり，FDA及びMHLW/PMDAにおいてはそれぞれにガイダンスを作成している最中であった[2〜4]）。2007年5月にはS9専門家作業部会（S9 EWG）が発足し，S9策定作業が開始された。ラポーターは，Step 2までPhRMAのDaniel Lapadula博士が，Step 3からFDAのJohn K. Leighton博士が，それぞれ務められた。S9は，「有用な抗がん剤を効率的に開発するために国際的にコンセンサスを得た非臨床試験の考え方，方法，実施時期に関して，動物福祉の3R原則に則り作り上げる」というコンセプトの下，3年間に及ぶ協議，5回の対面会議を経て2009年10月に完成した。

1.2　主要ポイント

　抗がん剤開発の特徴として，1）毒性が強いために一般的な非臨床安全性試験の投与スケジュールでは臨床投与量以上に十分な曝露が不可能な場合があることや，治療用量と副作用

発現用量が近似あるいは逆転していることなどの医薬品自体の特殊性，2）ヒト初回投与（FIH）試験は，一般医療用医薬品の場合と異なり，通常，一般的に認められた標準的治療法によって延命や症状緩和が得られる可能性のないがん患者を対象として実施されることなどの臨床試験条件の特殊性，3）がんは遺伝子異常による疾患であり，そのステージ進行によりさまざまな病態を呈し最終的に難治性となり死に至るなどの疾患の特殊性，4）対象患者の重篤性から，有効な医薬品を患者に早期に提供することが特に望まれることなどの社会的特殊性などが挙げられる。このため，抗がん剤の非臨床安全性評価は，一般医療用医薬品の標準的前例に従って淡々と実施することができず，実施すべき毒性試験の種類と内容及び実施時期をケースバイケースで考えなくてはならない。

　そのケースバイケースポリシーの中で，S9に何をどこまでどのように記載するのか？このことについては，必要最小限の避けて通るべきでない事項のみを記載し，個々の抗がん剤に適した試験の設定を製薬企業と規制当局の折衝に委ね，広いフレキシビリティを確保すべきであるとの結論に至った。本ガイドラインは，この結論に則り，「実施すべき非臨床評価の基本的考え方を，通常の一般医療用医薬品開発との違いを明確にして提示することで，ケースバイケースで求められる非臨床評価が自ずとわかるように記述する」という基本方針の下で作成されている。

　本ガイドラインの適用範囲は，「重篤かつ致死性の悪性腫瘍を有する患者（これを進行がん患者と称する）の治療を目的として開発される医薬品」とされている。この「重篤かつ致死性の悪性腫瘍」という文言は，S9が適用範囲とするがんを，「病態の進行を止めなければ死に至る確率が高い疾患」であり，かつ，「臨床試験の評価が主に生存率で行われる疾患」であるものとし，それらを「重篤もしくは致死性疾患」と定義しているFDAの臨床試験ガイダンス「Information program on clinical trials for serious or life-threatening diseases and conditions」[5]に準拠して定めた。

　FIH試験を実施するために必要とされる一般毒性試験の反復投与期間は，抗がん剤の場合，当該試験が患者を対象として実施され，さらにその効果次第で投与期間が延長される可能性があるという特殊性を考慮し，週に2回以上の投与頻度の場合，ICH M3（当時の「医薬品の臨床試験のための非臨床安全性試験の実施時期についてのガイドライン」，現在のICH M3（R2）[6]）で規定された一般医療用医薬品で求められる場合より長い4週間が必要であると規定された。一方で，製造販売承認申請（承認申請）までに必要な反復投与毒性試験は，げっ歯類，非げっ歯類共に，一般医療用医薬品に比べ大幅に短い3カ月間でよいとされた。この決定は，これまでに開発された抗がん剤の反復投与毒性試験の資料を日米EUで調べた結果，3カ月間を超える長期反復投与毒性試験で開発に重大な影響を及ぼすような新たな毒性発現を検出した例がほとんどないという結論に基づいてなされたものである。

　薬効薬理試験では，「必ずしも臨床で適応となる腫瘍と同種の腫瘍を対象とした試験を実施する必要はない」とした。これは，作用機序等に応じた適切な試験モデルを選択して試験を実施するが，多種のがん患者を対象とする第I相臨床試験の結果，試験モデル以外の腫瘍でより高い効果が期待された場合，わざわざ非臨床試験を当該腫瘍に特化した系でやり直す必要がないことを明確にしたものである。

抗がん剤は，一般的に胚・胎児の発生及び分化に毒性学的影響を及ぼす可能性があってもリスク＆ベネフィットの観点から承認に至るケースが多いことから，妊娠中または妊娠する可能性のある女性患者に対して，その潜在的リスクの情報を提供することが重要である。ただし，対象疾患の病態の重篤性を考慮し，胚・胎児発生に関する評価を承認申請までに実施することとし，進行がん患者集団を対象としたFIH試験開始までに実施することは必須としないものとされた。

　がんは遺伝子の異常の累積による病態であり，S9の適用となる医薬品の発がん性は一般的に問われないことから，遺伝毒性に対する考え方は一般医療用医薬品の場合と大きく異なる。その評価は，結果のいかんに関わらずリスクとして考慮されることが少ないため，承認申請までにはその医薬品が有する遺伝毒性学的特性として必要となるものの（ただし，バイオ医薬品はこの限りではない），FIH試験開始までに実施しなくてよく，また，*in vitro*試験結果が陽性であればそれ以上の試験を不要とされた。

　その他，安全性薬理，がん原性，不純物・代謝物の毒性，幼若動物での毒性，併用療法やコンジュゲート製剤などの非臨床評価についても，がんという病態の特殊性と治験及び治療の特異性に鑑み，一般医療用医薬品の非臨床評価の考え方との違いを明確にした上で，それらのそれぞれに対する考え方が記載された。

2　S9 Q&A：抗悪性腫瘍薬の非臨床評価ガイドラインQ&A

2.1　提案の背景

　S9 Q&Aは解釈の齟齬を解消するため，2014年10月にトピックとして採択され，S9 Q&A IWGが設置された。ラポーターには，FDAのJohn K. Leighton博士が指名された。IWGでは，日米EUの規制当局及び製薬企業を中心としたアンケート調査により，S9の疑問点，解説すべき点等を収集し，それらをベースに質問をまとめ上げた。2017年11月現在，Step 3作業がほぼ終了するところであり，2018年第1四半期にStep 4へ到達する予定である。

2.2　主要ポイント

　S9 Q&A策定にあたって最も問題となったのは，S9の適用範囲である。S9 Q&Aでは，抗がん剤の適応拡大に沿ったストーリー展開で項目ごとに理解しやすいようにまとめられた。具体的には，①抗がん剤として進行がんを初回適応として開発する場合（臨床データがない場合），②進行がんの適応を有する既承認抗がん剤に「直ちに致死性ではないが依然として重篤ながん種」への適応追加をする場合，③当該抗がん剤に術前／術後補助療法薬としての適応を追加する場合，などのケースを想定した。適応拡大の場合は，それまでに入手した臨床データがその薬剤の安全性評価にとって最も有用であるという基本原則から，新たな適応患者集団の背景情報に基づいて，追加が必要となる非臨床試験を組み立て，さらにそれらの簡略化などが可能か否かを検討せねばならない。

　進行がんは多くの場合，薬剤耐性を獲得し再発，転移を特徴とすることから，抗がん剤はよ

り高い有効性を求めて多剤併用療法で用いられることが多い。この多剤併用の臨床試験を開始するためには，事前にどのような非臨床評価が必要とされるのか？　S9には，これに関する基本的考え方を示している。併用療法の開発対象となるそれぞれの薬剤は，一般的に既に臨床で有効性が確認された場合が多く，ヒトでの投与量及び副作用プロファイルが明らかになっている。よって，単剤での非臨床評価と併用投与の有効性をサポートする根拠（*in vitro*または *in vivo* の薬効薬理試験あるいは論文等）があれば，併用による毒性試験が不要であるとしている。

　S9 Q&Aでは，さらにエンハンサー（単剤では抗腫瘍効果を有せず，ある特定の抗がん剤と併用する場合にその効果を増強させる薬剤）の開発にも言及している。エンハンサーについても原則S9 GLの考え方が適用できるとされたが，その特殊性から併用療法の開発の考え方と異なる点として①それ自身に抗腫瘍効果がないことを示す必要があること，②一般毒性，安全性薬理及び生殖発生毒性評価に関しては特定の抗がん剤（毒性やヒトでのデータが既知）との併用投与で行うことが重要で，それ自身の毒性に関しては限定された評価でよいこと，③遺伝毒性に関しては，併用することで低酸素環境を誘導したり，フリーラジカル等の発生により遺伝毒性を陽性化させる可能性もあるとの理由から，単剤での実施に加えて，併用でも試験を実施するか否かを適切に判断する必要があることなどに注意が必要である。

　抗がん剤の開発は全世界で日進月歩に進められており，S9作成時にはなかった新たな技術による医薬品が登場してきている。抗体薬物複合体（ADC）製剤がその1つである。そのため，S9 Q&Aでは，ADCに関する非臨床評価の解説を加えた。基本的な考え方は，S9に記載したコンジュゲート製剤と同じで，ADCでの安全性評価が重要であり，搭載薬剤（ペイロード）のそれは限定的でよく，抗体やリンカー単体のそれは原則不要であるとされた。ADCに関して，担体が抗体である点から一般毒性試験は適切な，少なくとも1種の動物種での実施でよいとされた。また，血中半減期が長く臨床での投与間隔が1回投与後3週間以上の休薬期間となる場合，FIH試験前に必要な一般毒性評価はS9 GLで例示した場合と異なり，単回投与では不十分であり，2回以上の投与回数で実施する必要があるとされた。これは，ADC製剤の場合，単回投与だと適切な毒性所見が得られない場合があることへの対応である。ペイロードに関しては，毒性が未知の新しい化合物の場合，1種の動物種（可能であればげっ歯類）での独立した一般毒性試験により，あるいはADCの一般毒性試験の中にペイロードのみの群を加えて評価するとされた。

　不純物の非臨床評価に関しては，現在，ICH Q3A/B（共にR2）及びM7[8~10]が存在する。S9の適用となる抗がん剤の開発において，変異原性不純物を対象とするM7が適用外であるため，不純物の毒性学的特性の検討は，Q3A/Bの安全性確認が必要な基準値に従って実施するが，妥当な根拠があれば基準値を上回って存在しても許容されることはS9 GLに記載している通りである。さらにQ&Aでは，遺伝毒性評価に関しては，医薬品有効成分（API）が遺伝毒性を有する場合に実施する必要がなく，APIが非遺伝毒性物質の場合で，かつ不純物がQ3A/Bの基準値を超えた場合にのみ評価すると限定された。

　以上，S9 Q&Aの策定過程でかなり時間を割いて協議した内容を中心に概説した。S9 Q&Aでは，その他に，薬物動態や一般毒性，生殖発生毒性，遺伝毒性などの必要な試験の考え方，

休薬群を置く必要性などについても網羅している。製薬企業と規制当局の間，また，規制当局間で考え方に齟齬が生じないように，かつ動物福祉に基づく3R原則の推進の観点からも，S9での記述をさらに深め，より具体的に解説された。

3 意義

　2009年秋に開催されたICH米国セントルイス会議の最終日，3年間という年月をかけて策定したS9が運営委員会で承認されStep 4に到達した。これにより，抗がん剤開発における非臨床評価の考え方を，臨床試験開始時及び承認申請時に分けて総括的に指南し，国際的に調和されたガイドラインが完成した。それまで個人的考え方や地域的特殊性から効率的，国際的，時には科学的とは言い難い面があった抗がん剤の開発であったが，このS9の考え方を基に非臨床試験を組み立てることで，有望な新薬が実験動物等の研究資源の削減も達成しつつ，効率的に開発されるようになった。そして，ガイドライン施行から時間をあまり空けることなく出されることが通例であるQ&Aは，S9の場合，実にガイドライン発出の5年後から作成を開始するという異例なものであった。しかし，そのためにかえって製薬企業や規制当局の担当者によって十分に使い慣らされた中から出てきた実質的で具体的な疑問点や解釈の齟齬に関してQ&Aをまとめ上げることができ，結果的には，より実際的に新薬開発に貢献する解説書を作成することができた。

　S9は昨今何かと話題の多いがん治療ワクチンや核酸医薬品などの細胞治療や遺伝子治療などを適用外としており，これらに関する非臨床評価の考え方の提示と解釈についてはそれぞれ該当するガイドラインの作成が待たれるところである。しかし，低分子医薬品や高分子医薬品，バイオ医薬品の分野でも新たな技術により画期的な新薬が開発されており，このようなものの中にはS9の項目にうまくあてはまらないものも出てくると思われる。これに対し，S9及びS9 Q&Aには，がんという病態の持つ特殊性に伴う特異的な抗がん剤開発の中で進められる非臨床評価についての考え方を「ケースバイケース」という規範と共に記載した。新たな種類の革新的な新薬開発の場合でも，その非臨床評価を行う際の具体的ヒントをS9及びS9 Q&Aの中に見つけ出せるものと確信している。

おわりに

　S9及びS9 Q&Aが有望な抗がん剤開発の非臨床評価の指南書として有効に利用されることで，有効な新薬を一日も早く待ち望んでいるがん患者の元にこれまで以上にスピーディに，かつ，安全に届けられ，患者とその家族に笑顔が戻った時，本当の意味でのこれらの存在意義が果たされる。そうなることが，S9の策定からS9 Q&A策定に至るまでの長期間にわたる作業を地道に，文書の一行一行について，時に冷静に，時に熱く議論し検証しながら進めていったS9 EWG及びS9 Q&A IWGメンバー全員の切なる願いである。

［西村千尋］

■引用文献

1) CPMP：Note for guidance on the pre-clinical evaluation of anticancer medicinal products. EMEA, CPMP/SWP/997/96, 23 July 1998
2) 小野寺博志　他：抗悪性腫瘍薬の非臨床における安全性評価に関するガイドライン（案）．医薬品研究，39（7），442-456，2008
3) 厚生労働省：抗がん剤の臨床試験実施及び承認申請のために実施される毒性試験に関するQ&Aについて．事務連絡，平成16年8月9日
4) Joseph J. DeGeorge, et al.：Regulatory considerations for preclinical development of anticancer drugs. Cancer Chemother Pharmacol, 41, 173-185, 1998
5) FDA：Information program on clinical trials for serious or life-threatening diseases and conditions. March 2002
6) 厚生労働省：医薬品の臨床試験及び製造販売承認申請のための非臨床安全性試験の実施についてのガイダンスについて，薬食審査発0219第4号，平成22年2月19日
7) John K. Leighton, et al.：An FDA oncology view of juvenile animal studies in support of initial pediatric trials for anticancer drugs. Regulatory Toxicology and Pharmacology, 79, 142-143, 2016
8) 厚生労働省：新有効成分含有医薬品のうち原薬の不純物に関するガイドラインの改定について．医薬審発第1216001号，平成14年12月16日
9) 厚生労働省：新有効成分含有医薬品のうち製剤の不純物に関するガイドラインの改定について．医薬審発第0624001号，平成15年6月24日
10) 厚生労働省：潜在的発がんリスクを低減するための医薬品中DNA反応性（変異原性）不純物の評価及び管理ガイドラインについて．薬生審査発1110第3号，平成27年11月10日

S11 小児用医薬品開発のための非臨床安全性試験

はじめに

　医薬品は多くの場合，成人を対象として開発され，小児に対しては成人用医薬品を適応外使用されているケースも少なくない。小児を対象とした医薬品開発が少ない理由として，小児は新生児から思春期までを含み，均一な集団ではなく各年齢層に応じた剤形の開発が必要となることや，一般的に対象患者数が少なく，一人あたりの投与量も少ないことが挙げられる。すなわち，製薬企業として小児用医薬品開発は収益性が少なく，開発のリスクも大きいことが小児用医薬品開発が進まない主な理由と考えられている。

　しかし，近年，小児用医薬品開発に対する科学的・倫理的側面の知識・経験の蓄積に伴い，小児用医薬品開発の必要性が高まり，さまざまな提案がなされてきている。欧米では小児用医薬品の開発が法律によって義務化されており，成人を対象とした医薬品の開発過程に並行して小児開発が検討されている[1,2]。国内においては，小児医薬品開発を法的に義務付ける規制はないが，小児の使用が想定される医薬品について，小児の臨床試験を計画する場合には再審査期間を10年を超えない範囲で一定期間延期することができるなどのインセンティブ[3]がある。

　小児用医薬品開発にあたり，小児での臨床試験を実施する際の安全性を確保するために，幼若動物を用いた安全性試験を実施する場合がある。幼若動物を用いた試験は，成獣と比較した場合の毒性発現の強弱，成獣にはみられない幼若動物に特有の毒性の有無，及び器官・機能の発達への影響を調べることができる評価系として有用であり，小児での臨床使用におけるリスクの低減に寄与すると言われている。幼若動物を用いた安全性試験の適切な実施を目的として日米欧からそれぞれガイドラインが制定されている[4~6]。そのような中，国際的に調和したガイドラインの発出が望まれ，提案されることになった。2014年にS11 EWGが結成され，2015年に福岡及びジャクソンビル，2016年にリスボン及び大阪，2017年にモントリオール及びジュネーブでの対面会議を経て，現在，Step 1技術文書を検討中であり，多くの部分で合意されつつある。本稿では，幼若動物を用いた非臨床安全性試験ガイドライン提案の背景・経緯及び現在議論中の主論点及び今後の展望等について紹介する。

1　提案の背景

　小児用医薬品開発をサポートするための非臨床試験については日米EUでガイドラインが発出されており，その必要性と試験デザインについて記述されている。また，ICH M3(R2)[7]

では，幼若動物試験の必要性と実施時期について述べられている。これらのいずれのガイドラインも，幼若動物を用いた安全性試験は，使用可能な動物試験データ及び臨床試験データを考慮し，それが小児の臨床試験をサポートするために不十分であると判断される場合にケースバイケースで実施することが推奨されている。しかしながら，上述のいずれのガイドラインにおいても，①既存データの充足性を判定するための基準がなく，試験の必要性の判断が困難であるとされている。また，②幼若動物を用いた試験を実施する場合においても，適切な試験デザインを構築するための方法に各地域の調和がなされていない（表1）。さらに，いずれのガイドラインも③小児のみを対象とした医薬品あるいは小児で先行して開発する医薬品の開発に関するサポートはされておらず，このことを規定するその他のガイドラインも存在しない。このような現状が，規制当局間の幼若動物試験の実施に対する要求の差異につながり，すべての当局の要求を満たす非臨床開発計画を困難にし，小児用医薬品開発の不必要な遅延，ひいては小児への医薬品提供の遅延につながる可能性がある。不必要な幼若動物試験を実施することは3Rsの原則からも好ましくない。さらに，医薬品企業から提案される小児用医薬品開発における非臨床計画にもバラツキが存在するとされている。

表1　日米EUのガイドライン間の試験デザインにおける差異の例

		米国	欧州	日本
使用動物	種数	1種で十分（成人と成獣で特性が明らかな治療薬の場合）	適切な1種	通常1種
	動物種	ラットとイヌが用いられている。	ラットとイヌが用いられている	齧歯類が用いられている。
	その他動物種判断	ヒトと薬物代謝に大きな差がある場合は他種	適切な判断基準として薬物動態，毒性等	評価が困難な場合，非齧歯類を使用
投与開始齢		対象小児と動物の発達ステージを比較し，評価対象器官の生後発達指標で決定	対象小児の年齢と投薬の影響が予測される器官で決定	対象小児の年齢，薬物影響を評価する範囲，標的器官とその発達時期で決定
投与期間		生後発達の重要な期間を含める。長期投与の影響を評価する目的の場合は治療期間を考慮して投与期間を増加。	投薬の影響が予測される器官と対象小児の年齢で決定　発達に長期間を要す器官（脳，骨，免疫等）を評価する場合は成獣まで投与，短期（肺，腎等）の場合は特定期間に限定可	特定器官への影響が懸念されなければ成獣毒性試験の投与開始時までで可，懸念される場合は，その器官の発達期間に投与
投与量	全般確認	用量反応関係	記載なし	毒性量及び用量反応性
	高用量	確認し得る毒性（一般毒性または発達毒性）がみられる用量（identifiable toxicity）。	評価を困難にする顕著な毒性（marked toxicity）でなく，確認し得る何らかの毒性量（some identifiable toxicity）。	軽度な毒性徴候がみられる用量または成獣の毒性用量を推奨。
	中用量	用量反応関係を示す何らかの毒性量（some toxicity）。	低及び高用量間の差が小さい場合は必須でない。	記載なし
	低用量	毒性がほとんどない，またはみられない用量（little or no toxicity）。	対象小児で予測される曝露量と同程度の曝露量が得られる用量。	記載なし
	NOAEL	記載なし	成獣と同様な曝露量の低用量（NOAELまたはNOEL）が一般的に含まれる。	必須でないが成獣と毒性が大きく異なると予測される場合は推奨。

次ページへ続く

		米国	欧州	日本
検査	全般	生後発育全般と特定器官（例：骨，腎，肺，神経系，免疫系，心血管系，生殖系）への影響を確認。	成長・発達全般と特定器官（例：骨，腎，肺，神経系，免疫系，生殖系）への影響を確認。	成獣の毒性標的器官を参考に選択（神経系，生殖系，骨格系，呼吸器系，免疫系，泌尿器系，循環器系，代謝系）
	必須	発育全般（例：体重，成長速度，脛骨長），一般状態観察，器官重量，肉眼検査，病理組織学的検査，性成熟（交尾能，受胎能），神経行動学的検査を実施	性成熟，体重，一般状態，器官重量，病理組織学的検査	広範囲に影響を検討する場合は，反復毒性及び出生前後発生試験の検査を参考 特定器官・機能への影響を検討する場合は，一般状態，体重及び標的毒性検出に特化した検査を選択。
	有用	臨床病理検査	臨床病理検査 場合により薬理活性に関するエンドポイントも設定可	
	その他	発達神経毒性は反射感覚・運動機能，学習・記憶を実施	生殖器官に病理組織学的影響がみられる場合は機能検査を実施。 臨床・非臨床及び類薬情報で発達への懸念がある場合下記を実施 発達神経毒性評価： 反射神経発生，感覚運動機能，反応性，社会性行動，学習・記憶能を検査 免疫毒性評価： ICH S8に記載の方法で実施 腎毒性評価： 尿内の機能的な検査項目を調査	

　これらの問題を解決するため，国際的に調和された小児用医薬品開発における非臨床試験ガイドラインが提案された。現在議論中のドラフトガイドラインでは，小児臨床開発をサポートするために非臨床安全性試験が必要であることを決定するための条件や方法を明確にし，すべてのエリアで調和されたアプローチを提供することが期待されている。

2 主要ポイント

2.1 原則

　小児の器官の多くはその形態及び機能の発達段階にあり，成人の器官とは異なっている。また，そのような段階の器官は，化学物質などの環境因子に対して脆弱であることが知られている。そのため，小児の医薬品の臨床開発をサポートするための非臨床試験ガイドラインではヒトと動物の差異を考慮するだけでなく，それぞれの幼体と成体の差異を考慮すべきであり，本ガイドラインを議論するうえでの原則となっている。

　本ガイドラインは小児医薬品開発をサポートするための非臨床安全性評価のためのアプローチの方法を提供し，成人での医薬品と同様，小児ではじめて投与される医薬品も対象として検討している。既存ガイドラインでは対象となる医薬品について明記されていないが，

本ガイドラインでは昨今のモダリティの多様性を反映し，対象・対象外が明確にされることが議論されている。

2.2 試験の必要性の判断

　既存の各地域のガイドラインが幼若動物を用いた安全性試験の実施は必須ではなく，既存データを精査して必要と判断された場合にのみ実施すると述べていることは，不必要な試験を実施しないためにも留意すべきことであり，本ガイドラインでも根本原則であると考えられている。そのため，本ガイドラインでは試験の必要性を決定する情報を明確にしたうえで，どのように必要性・不必要性を判断するかの判断方法が重要となる。既存データについては，開発医薬品の適用対象，薬理作用，臨床・非臨床データ，類薬の情報などが挙げられる。

　幼若動物を用いた試験の必要性判断の方法については深い議論が継続中である。少なくとも，開発医薬品によって情報量及び情報の質は千差万別であり，チェックボックス的な判断はできない。ある1つの情報だけで判断することはなく，開発医薬品が対象とする小児集団における臨床での用法・用量，非臨床及び臨床データなどの既存の情報を，臨床試験に与える重要性を基に総合的に判断するアプローチが選択されることになるだろう。幼若動物を用いた安全性試験は小児の医薬品開発をサポートするためのものであることから，例えば対象小児の年齢，使用期間などの情報は幼若動物試験の実施判断に重要であり，その内容によっても追加すべき安全性情報が異なると考えられる。一般的に，若齢であるほど脆弱であり，投与期間が長期になるほど医薬品の悪影響は増加すると認識されており，そういった状況は幼若動物試験の必要性の判断に関わってくると考えられる。現在，既存の医薬品の事例を研究し，判断方法の妥当性を検証すると共に，ガイドラインの記載にどのように落とし込むかが議論されている。

2.3 試験デザイン

　幼若動物を用いた試験が必要と判断された場合，適切な試験デザインを考える。試験デザインの要素としては，使用動物種・数・性，投与方法，投与期間，投与量，回復性及び検査などが挙げられ，これらは既存のガイドラインで示された項目と大きくは異ならないだろう。

　既存ガイドラインではケースバイケースにより試験デザインを決定するとしており，試験デザインのタイプとして大きくは広範囲に影響を検出するための試験と，既知情報を考慮して毒性ターゲットに対する影響を検出する試験を挙げている。本ICHガイドラインにおいてもケースバイケースで試験をデザインするという方向性に変わりはない。しかし，試験デザインをタイプ分けするのではなく，どのような試験においても必須とされるコア検査，目的に応じて追加されるオプショナルな検査を明確にする方向で議論されている。コア及びオプショナルな検査及びその検査項目の選択については，調整中である。オプショナルとされる検査及びその検査項目については，どのような場合に必要かが明記されるべきと考えている。

　本試験に先立ち，予備／用量設定試験を実施して本試験の設計に必要な情報を得ることが強く推奨されている。予期しない致死作用，過度な毒性及び曝露量を事前に把握することにより，適切な試験の実施と使用動物数削減が期待される。

トキシコキネティクスは幼若動物と成熟動物の曝露の差異の確認や曝露に基づく投与量の設定に有用であるとされている。離乳前の哺育児は薬物代謝酵素が発達中であり，試験中の曝露レベルが大きく変動する場合があり，サンプリングのタイミングを考慮することが議論されている。

　齧歯類のような多産動物において離乳前の哺育児を対象とする幼若動物試験では群分けは試験の成立にも関わる重要な要素である。現在，記載方針について議論がされており，群間で使用動物の遺伝的な偏りや母動物の哺育能力の差による非特異的な影響をできるだけ避ける方向で記載すべきとする意見や，使用される可能性のある群分け方法を明示し，申請者がメリット・デメリットを理解できた上で試験デザインの構築が可能な記載にすべきとの意見がある。

　ヒト及び実験動物の個体発達を把握することは適切な試験デザインを構築するうえで極めて重要である。例えば，幼若動物での投与開始時期は小児での投与開始年齢での発達時期に相当する齢の幼若動物であるべきである。また，毒性標的器官が判明している場合はその器官の発達期間を考慮した投与が必要な場合がある。FDAのガイドラインには既知論文の情報を引用したヒトと動物の比較発達表が各器官・器官系ごとにまとめられている。ICHガイドラインにおいて，同様の比較発達表の必要性・不必要性が長く議論されているが，試験デザインの構築に参考にできるという観点から，より一般化された簡潔な図表を示す方向で議論されている。

 ## 2.4 小児のみ／小児先行開発医薬品

　小児のみで開発する医薬品または小児先行開発医薬品では，成人の臨床データがある場合がほとんであるが，ない場合も想定される。それぞれの場合において，成獣を用いた非臨床試験を含め，必要とされる試験種／項目及び動物種に関した議論が行われている。ICH M3(R2)Q&Aに成人のデータがない場合の動物種についての記載がある。S11では上記Q&Aの考え方を支持したうえで，より広範囲な記載をする方向で議論されている。

3　意義

　S11ガイドラインは現在考えられている課題を解決すべく，3つの大きな目的を掲げて制定が提案された。1つ目は幼若動物を用いた試験が必要あるいは必要でない場合の判断方法を明確にすること，2つ目は実施する場合の適切な試験デザインの構築方法が示されていること，3つ目は小児のみもしくは先行開発の記載である。これらはいずれも既存のガイドラインには記載がない，あるいは記載が十分でない内容であり，これらが明示されることにより，小児用医薬品開発をサポートするための適切な幼若動物試験の実施に寄与すると考えられる。S11 EWG発足後，活動の1つとして日米EUの製薬企業に対しアンケートを実施し，その中でICH S11に期待することの設問が設定された。最も期待の高かった3項目は，①当局の要求を満たす十分な臨床・非臨床データの構成を明確にすること，②幼若動物を用いた安全性試験が不要な場合の規定，幼若動物を用いた安全性試験が不要な場合の規定，③試験

のエンドポイントが有用・有用でない場合の規定であった。これらのことはEWG発足時のS11ガイドラインのコンセプトとほぼ一致する。つまり，ICH S11は産業界の期待に応えることで，より早期の医薬品創出にも寄与すると期待する。

また，動物を用いたすべての試験が動物福祉を考慮する必要があることは大原則である。S11ガイドラインは必要な幼若動物試験の適切な判断及び適切な試験デザインの構築をサポートすることにより使用動物数の削減に寄与することが期待される。

［松本　清］

■引用文献

1) Pediatric investigation plans, http://www.ema.europa.eu/ema/index.jsp?curl=pages/regulation/general/general_content_000608.jsp&mid=WC0b01ac0580925b1b,（accessed 2018-01-16）.
2) Pediatric Product Development, https://www.fda.gov/Drugs/DevelopmentApprovalProcess/DevelopmentResources/ucm049867.htm,（accessed 2018-01-16）.
3) 厚生省医薬安全局長通知「医薬品の市販後調査の基準に関する省令の一部を改正する省令の施行及び医薬品の再審査に係る市販後調査の見直し」について．平成12年12月27日．医薬発第1324号
4) Guidance for Industry "Nonclinical Safetu Evaluation of Pediatric Drug Products．：
5) Guideline on the Need for Non-cliniclal Testing in Juvenile Animals of Pharmaceuticals for Paediatric Indications．：2008：EMEA．
6) 厚生労働省医薬食品局審査管理課長通知「小児用医薬品のための幼若動物を用いた非臨床安全性試験ガイドライン」について．平成24年12月15日，薬食審査発1002第5号
7) 厚生労働省医薬食品局審査管理課長通知「医薬品の臨床試験及び製造販売承認申請のための非臨床安全性試験の実施についてのガイダンス」について．平成22年2月19日，薬食審査発0219第4号

2.3 Efficacy（有効性分野）解説

はじめに

1980年代後半に入り，日本では1989年に旧GCPが施行され，定められた手順に従って臨床試験が実施される体制が整い始めた。また，新薬の開発はグローバル化が進み，日本，米国，欧州で承認を取得するためにそれぞれの地域の規制に従い，同様の内容の臨床試験を各地域で実施していた。このような状況の中，日米EUから試験の重複をなくし，ハーモナイズ可能なところはハーモナイズするようにと医薬品規制に関するガイドラインを科学的・技術的な観点から作成するためICHが設立された。日米EUで相互に使用できるガイドラインを作成し，施行するというICHのコンセプトのもと，ICH設立と同時に以下に示す基本的なガイドラインの作成が進められた。有効性分野のガイドラインとして安全性の観点からE1「致命的でない疾患に対し長期間の投与が想定される新医薬品の治験段階において安全性を評価するために必要な症例数と投与期間について」，E2A「治験中に得られる安全性情報の取り扱いについて」，E2B「個別症例安全性報告を伝送するためのデータ項目」E2C「市販医薬品に関する定期的安全性最新報告」，対象となる被験者からの観点からE7「高齢者に使用される医薬品の臨床評価法に関するガイドライン」，E11「小児集団における医薬品の臨床試験に関するガイダンス」，試験計画立案に関する観点からE4「新医薬品の承認に必要な用量─反応関係の検討のための指針」，E10「臨床試験における対照群の選択とそれに関連する諸問題」，E9「臨床試験のための統計的原則」，試験実施に係る全般的な観点からE8「臨床試験の一般指針」，E6「医薬品の臨床試験の実施の基準」，E5「外国臨床データを受け入れる際に考慮すべき民族的要因についての指針」，E3「治験の総括報告書の構成と内容に関するガイドライン」が検討され，10年の間にE1からE11までのガイドラインが作成され，日米EUで施行された。

これら基本的なガイドラインが一通り作成・施行されたことから，次に疾患に対するガイドラインの作成が検討され，E12「降圧薬の臨床評価に関する原則」が作成された。また，科学の進歩に伴い，新たなガイドラインを作成する必要性が生じ，E14「非抗不整脈薬におけるQT/QTc間隔の延長と催不整脈作用の潜在的可能性に関する臨床的評価」，E15「ゲノム薬理学における用語集」，E16「医薬品またはバイオテクノロジー応用医薬品の開発におけるバイオマーカー：適格性確認のための資料における用法の記載要領，資料の構成及び様式」が作成され，2012年には有効性分野のガイドラインはE2シリーズ6ガイドラインを含め合計20ガイドライン（E13は欠番）が完成した。

その後，基本的なICHガイドラインが施行されてから約20年が経過したころ，ガイドラインが作成された当時からよりグローバル化が進み，科学が進歩し，臨床試験も複雑，大規模になるなど環境の大幅な変化に伴い既存のガイドラインの見直しと新たなガイドラインの作成が必要となり，2014年ごろからE6 R2（GCP），E9 R1（統計），E11 R1（小児）といったガイドラインの改定，E17（国際共同治験の計画及びデザインに関する一般原則），E18「ゲノム試料の収集及びゲノムデータの取扱いに関するガイドライン」の新たなガイドラインの作成など多数のガイドラインの検討が開始された。2016年から2017年にかけてE6 R2（GCP）改定，E11 R1（小児）改定，E17（国際共同試験），E18（ゲノム収集）はStep 4に到達した。2017年には，E19（安全情報の収集）が新たなガイドラインとして検討が開始さ

れた。また，E6 R2（GCP）の検討過程で行ったパブリックコンサルテーションに対して国際コンソーシアムから多数の要望が寄せられ，その要望に対応するため，GCP renovationとしてE8（一般指針），E6（GCP）の大幅な改定が提案された。まずE8（一般指針）がトピックとして取りあげられ検討が開始された。その後，引き続きE6（GCP）の改定が開始される予定である。

近年検討されている新たなガイドライン及び改定ガイドラインについては，提案の背景，主要ポイント，意義について別途個別に紹介するので，ここでは過去に作成されたガイドラインについて株式会社じほうより発行された「医薬品開発の国際調和の歩み-ICH6まで」[1]と施行されたガイドライン[2]を参考に作成に至った背景と概略を紹介する。

1 E1：長期投与医薬品の臨床安全性評価 （Step 5：1995年5月24日）

E1ができるまでは，日米EUでの長期投与試験の要件は異なっており，（例：FDAの1年投与例200〜400例，2年投与例100〜200例，欧州の1年投与例最低100例，6カ月投与例200〜300例，日本50例）このような要件を満たすべく，日米EUで各々長期投与試験を実施していた。このような状況は費用の負担のみならず，被験者の負担も相当なものであった。

そこで，致命的でない疾患の治療のために長期間の投与（6カ月以上にわたり継続的に，または繰り返し間歇的に）が想定される新医薬品の安全性を評価するために必要と考えられる基本原則をガイドラインとしてまとめた。新医薬品の治験段階での安全性評価においては，承認後に想定される長期間の投与に相当する適当な期間にわたって，当該医薬品の安全性の側面を明確かつ定量的に評価することが期待されている。したがって，そのために必要となる症例数の規模を決定する際には，医薬品の投与期間，有害事象の発現時期と程度との相関関係が重要な検討事項となる。

ポイントとしては6カ月間投与する症例数として，遅発性の有害事象が妥当な頻度（一般的に0.5%〜5%程度）で観察でき，より高頻度に発現する有害事象がその後どのように推移するかを観察できるだけの十分な症例数として300例〜600例，投与期間が長くなるにつれて発現頻度，重症度が増す，あるいは6カ月以上経過して初めて発現する重篤な有害事象も考えられるため1年以上投与して得られる成績として100例が提案された。

E1が施行されたことにより，日米EUで重複して試験を実施することが避けられ，被験者の負担（総被験者数）が軽減された。

2 E3：治験の総括報告書の構成と内容に関するガイドライン （Step 5：1996年5月1日）

新薬開発のグローバル化が進み，海外のデータを承認申請資料として利用する機会が増加してきたが，治験報告書の内容と形式は日米EUで異なっており，単一の報告書を日米EUで利用したいという要望が強くなり本ガイドラインが検討された。

E3に示された総括報告書は，治験についての臨床及び統計上の記述，提示及び分析内容を

1つの報告書に統合した「統合された」詳細報告書であり，作成するためには治験の全体的企画，個別の治験の計画，実施，記録，解析，報告にわたって一貫した計画性が必要である。

E3に基づいて作成された総括報告書の中核部分は，ICH参加地域のすべての審査当局に共通に受け入れ可能となり，日米EUでデータを相互に利用する場合の報告書を別途作成する必要がなくなった。

また，日本ではE3が施行される前は，承認申請を目的として実施した治験については論文投稿が義務付けられており，その投稿論文を承認申請資料として添付するよう指導されていた。E3が施行されたことにより，投稿論文の添付の必要がなくなり，論文掲載までの期間が削減され承認申請までの期間が短縮された。

3　E4：新医薬品の承認に必要な用量－反応関係の検討のための指針 (Step 5：1994年7月25日)

医薬品の有効性，安全性に関する用量－反応の情報は承認用法・用量を定める上で重要であるが，当時は用量－反応情報についてどのようなデータを要求するか臨床用量をどのように定めるかについて日米EUの行政で考え方が異なっていた。E4を検討する時点では，三極間で承認用量が異なる薬剤が多くみられ，特に，日本における用量は欧米のほぼ半量の用量となっている薬剤が大半であった。

E4は「新医薬品の臨床評価に関する一般指針」における用量反応試験に関する記述内容を補完するものであるが，「至適用量幅の決定のための用量設定試験」という考え方に留まらず，医薬品の開発期間全般にわたり必要な用量－反応情報を収集し，その後の治験，及び市販後の当該医薬品の使用に対して有益な情報を提供するために考慮すべき方法論が記載されている。

4　E5：外国臨床データを受け入れる際に考慮すべき民族的要因についての指針 (Step 5：1998年8月11日)

臨床分野で国際間のハーモナイズを実質的に進めるために人種差の問題を取り上げることが重要であるという日本からの提案を受け，薬物動態及び薬物作用に，人種差に起因する相互に受入れ難い違いが存在するか否かを検討することを目標として開始された。しかしながら，検討の途中で外国臨床データを相互に受け入れるための戦略を具体的に示すことに目標が変更され進められた。

E5は医薬品の効果（特定の用法・用量における有効性及び安全性）に与える民族的要因の影響を評価するための基本的な考え方が示されている。外国臨床データを外挿する方法が示されたことにより，開発期間の短縮につながり，新薬を日本の患者さんに早く使用してもらうことができるようになった。E5が施行された当時はブリッジング試験が隆盛を極めたが，その後国際共同試験が実施されるようになり，E17 Topicとして国際共同試験のガイドラインを検討することにつながった。

5　E7：高齢者における臨床評価の指針 (Step 5：1993年12月2日)

　近年世界的に見ても高齢者社会となってきており，本ガイドラインが検討開始された当時も高齢者の割合が上昇し，社会問題にもなってきていた。また，当時特定の疾患・対象母集団として，老人，小児あるいは妊婦への特別考慮すべき事柄を取り上げて議論することも必要と考えられ，まず，高齢者は合併症も多く併用薬も多いことから特定の疾患・対象母集団として取り上げられた。当時世界的情勢として，1980年代の後半にEC，FDAがガイドラインを公表し，日本においても高齢者の臨床試験のあり方が検討されていたことからガイドライン作成という運びとなった。

　E7は，老化に伴う生理機能の低下や多臓器疾患を伴う場合が多いこと，また薬物併用に基づく相互作用発現の可能性が増すことなどから，高齢者の薬物療法に対してより適切な情報を提供する必要があることから，高齢者における新医薬品の臨床的有効性と安全性を検討するための臨床試験の標準的方法を示したものである。

　主要な論点としては，高齢者の定義として65歳以上，75歳以上の高齢者も含めて検討する。薬物動態については，薬物動態が高齢者と非高齢者で異なるかどうかについて検討することが目的であり，その方法は企業の選択によるというものである。

　高齢者集団の定義として65歳以上とすることが合意され，治療すべき疾患が係る高齢者に特有な疾患あるいは治療対象集団に相当数の高齢者が含まれる可能性が高いすべての新医薬品に適用される指針が明確にされた。

6　E10：臨床試験における対照群の選択とそれに関連する諸問題 (Step 5：2001年2月27日)

　ICHでガイドラインが種々検討されてきたが，その時点では重要な問題点である有効性を評価する試験における対照群の選択という問題は議論されてこなかった。プラセボ対照試験の必要性及び実薬対照同等性試験の受け入れについては各地域で温度差があり，FDAは有効性を証明する観点からプラセボ対照試験を重要視しており，日本では対照薬による同等性試験を重要視していた。このような考え方の違いは薬効の証明における科学性と倫理性の観点から生じていたと考えられる。すなわちプラセボ対照試験は薬効が証明されるが倫理的な問題があり，実薬対照試験は倫理的には問題はないが本当に薬効を証明できたのかという観点で問題があった。

　本ガイドラインが検討されていた時期にも，日本では脳循環・代謝改善薬の再評価試験が実施されており，承認取得時に実施した実薬対照試験が本当に薬効を示していたのかという議論もあった。

　本ガイドラインは，各地域での規制上の要求事項に言及するものではなく，各種デザインを用いた試験により薬効をどのように証明するかを述べており，複数の対照の組み合わせも含め目的と条件に応じてどのような対照を使いうるかということが記載されている。

7　E12：降圧薬の臨床評価に関する原則 (Step 5：2002年1月28日)

　E12ガイドラインとしてE2シリーズのように疾患に係るガイドラインとしてa, b, c, ・・というようなシリーズ化するという構想でまず降圧薬のガイドラインが検討された。本ガイドラインは原則を記載することにとどまり，またガイドラインを検討する中での日米EUの学会との調整も困難であったことから引き続き他疾患のガイドラインを検討することなく，E12シリーズは本ガイドラインの作成で終了となった。

　E12は，新たな降圧薬の開発に際して臨床評価を行うための一般的な原則をとりまとめたものであり，有効性評価の一般原則，試験対象集団，薬物動態試験及び薬力学的試験，降圧効果の評価，安全性の評価，他の降圧薬との併用療法，配合剤の検討について記載されている。

　対象は本態性高血圧患者とし，収縮期血圧及び拡張期血圧を評価すること。特に，収縮期血圧への作用についての明確な評価が要求されている。評価に際しては，血圧日内変動測定，用量反応試験，標準治療法との比較，長期試験による検討が必要である。薬物動態試験及び薬力学試験の必要性が記載されており，特に腎障害を合併している高血圧患者での薬物動態試験は必須である。安全性評価では血圧の過度な低下（低血圧），起立時の変化（起立性低血圧）及びリバウンド現象について注意が必要である。併用療法の情報収集も重要であり，臨床試験での併用使用などにより情報を収集することが推奨されている。配合剤の検討については要因試験，各薬剤に対する効果が不十分な症例を対象とした試験の２つの方法について説明されている。

8　E13：欠番

　本来ならば，E14ガイドラインがE13になるはずであったが，欧米からE13は欠番にしたい旨の要望があり欠番となった。

9　E14：非抗不整脈薬におけるQT/QTc間隔の延長と催不整脈作用の潜在的可能性に関する臨床的評価 (Step 5：2009年10月23日 Q&A：2009年10月23日，2012年7月3日，2015年7月10日，2017年5月23日)

　2000年前後に薬剤の使用に関連したTorsade de pointes（TdP：致死性及び非致死性）の症例が報告された結果として，既承認薬の市場からの撤退が契機となり，新薬の開発段階から催不整脈リスクを検討することの重要性が認識された。催不整脈リスクのバイオマーカーの１つとしてQT延長が生じることが明らかになり，新薬の開発段階で行う適切な安全性に関する評価として，QT/QTc間隔への効果について明らかにしておくべきと考えられた。

　本ガイドラインは医薬品のQT延長リスクを評価するための臨床および非臨床試験の実施方法などが記載されている。主要な論点はQT/QTc評価試験のデザインとして分析感度を確立するために陽性対照を用いることを推奨したことである。

　科学の進歩と薬剤のQT延長作用に関する非臨床試験および臨床試験による評価の経験が

蓄積されてきたことから4回Q&Aが作成され，現在も最新の研究などの情報収集を継続し，引き続きQ&Aの検討が行われている。

10　E15：ゲノム薬理学における用語集 (Step 5：2008年1月9日)

　本トピックが提案された当時，日米EUではゲノム薬理学及び薬理遺伝学に関する独自の指針またはコンセプトペーパーが公表されており，その他の文書も作成中であった。しかしながら，共通して用いられる用語に一貫して適用される定義がないことから，規制文書や指針における用語使用の矛盾，もしくは規制当局や倫理委員会，製薬企業による解釈の不一致が生じる可能性があった。ゲノム薬理学（pharmacogenomics）及び薬理遺伝学（pharmacogenetics）分野の研究成果を世界規模の医薬品開発及び承認過程にとりいれやすくするため，ICHを構成するすべての地域において，一貫した用語の定義が確実に適用されていることが重要であり，E15が作成された。

11　E16：医薬品またはバイオテクノロジー応用医薬品の開発におけるバイオマーカー：適格性確認のための資料における用法の記載要領，資料の構成及び様式 (Step 5：2011年1月20日)

　バイオマーカーの利用は，より安全で有効な医薬品またはバイオテクノロジー応用医薬品の利用可能性を促進し，用量選択に指針を与え，それら医薬品のリスク・ベネフィット特性を改善できる可能性があると考えられた。バイオマーカーに関するデータを提出するための一貫した様式を作成することは，重複した作業を軽減し，審査を容易にし，地域間の評価の情報交換を促進すると考えられE16が作成された。

　E16には，ICH E15において定義されたゲノムバイオマーカーについて，その適格性確認を目的として，規制当局へ資料を提出する際の同資料における用法の記載要領，資料の構成及び様式に関する推奨事項が示されている。

　以上，ICH設立から約25年間のガイドライン作成に至る背景及び内容を簡単に紹介してきた。なお，現時点での有効性分野における各ICH臨床トピックの調和状況を表1に示す。引き続き次節より2014年以降検討されたあるいは現在検討されているガイドラインについて提案の背景，主要ポイント，意義について紹介する。

表1 有効性分野における各ICH臨床トピックの調和状況（2018年1月31日現在）

トピックコード	内容	国内通知日（ステップ5）
E1	致命的でない疾患に対し長期間の投与が想定される新医薬品の治験段階において安全性を評価するために必要な症例数と投与期間	1995.5.24
E2A	治験中に得られる安全性情報の取り扱いについて	1995.3.20
E2B(R3)	個別症例安全性報告の電子的伝送に係る実装ガイドの修正等について	2017.3.15
E2C(R2)	定期的ベネフィット・リスク評価報告（PBRER）	2013.5.17
E2D	承認後の安全性情報の取扱い：緊急報告のための用語の定義と報告の基準	2005.3.28
E2E	医薬品安全性監視の計画	2005.9.16
E2F	治験安全性最新報告（DSUR）	2012.12.28
E3	治験の総括報告書の構成と内容に関するガイドライン	1996.5.1
E4	新医薬品の承認に必要な用量－反応関係の検討のための指針	1994.7.25
E5	外国臨床データを受け入れる際に考慮すべき民族的要因についての指針	1998.8.11
E6(R1)	医薬品の臨床試験の実施の基準に関する省令 医薬品の臨床試験の実施の基準に関する省令の施行について	1997.3.27
E6(R2)	「医薬品の臨床試験の実施に関する基準のガイドライン」の補遺	2016.11.9 ※ステップ4
E7	高齢者に使用される医薬品の臨床評価法に関するガイドライン	1993.12.2
E8	臨床試験の一般指針	1998.4.21
E9	臨床試験のための統計的原則	1998.11.30
E10	臨床試験における対照群の選択とそれに関連する諸問題	2001.2.27
E11	小児集団における医薬品の臨床試験に関するガイダンス	2000.12.15
E11(R1)	「小児集団における医薬品開発の臨床試験に関するガイダンス」の補遺	2017.12.27
E12	降圧薬の臨床評価に関する原則	2002.1.28
E14	非抗不整脈薬におけるQT/QTc間隔の延長と催不整脈作用の潜在的可能性に関する臨床的評価	2009.10.23
E15	ゲノム薬理学における用語集	2008.1.9
E16	医薬品またはバイオテクノロジー応用医薬品の開発における バイオマーカー：適格性確認のための資料における用法の記載要領，資料の構成及び様式	2011.1.20
E17	国際共同治験の計画及びデザインに関する一般原則	2017.11.16 ※ステップ4
E18	ゲノム試料の収集及びゲノムデータの取扱いに関するガイドライン	2018.1.18

［金澤誠器］

■**参考資料**

1) 「医薬品開発の国際調和の歩み-ICH6まで」 じほう
2) ICH 医薬品規制調和国際会議，医薬品医療機器総合機構 Webページ

2.3.1 臨床上の安全性に関するガイドライン

E2A 臨床安全性データの取扱い：治験中に得られる安全性情報の取扱いについて

1 提案の背景

　ICH E2A ガイドラインは，治験中に得られる安全性情報の取り扱いに関し，基本的な用語とその定義を確立し，これらの安全性情報の規制当局への緊急報告を行う適切な手順の策定について，国際的な合意を得ることを目的に制定された。E2AはICH発足当初の1992年に検討開始された，最も古いICHガイドラインの１つであるが，本ガイドラインで合意された「有害事象」や「副作用」等の用語の定義や「７日報告」「15日報告」等の治験中の規制当局への緊急報告の基準は，合意後20年以上を経る中でICHの枠を超えて国際的に浸透し，今日においてもファーマコビジランスの基本的なフレームワークとして医薬品のグローバル開発の推進に貢献している。

　ICH E2Aは1992年３月から検討が開始され，1993年６月にStep 2合意，1994年10月にStep 4の最終合意に到達した。本ガイドラインはEUでは1994年11月，日本および米国では1995年３月に通知として公表されている（Step 5）。本ガイドラインの検討時期がICH GCP（ICH E6）より先行するため，ガイドライン中に使用されている臨床試験に係る用語がICH GCPの用語の定義と完全に合致してはいない。本稿において，便宜的に「治験」の用語を用いるが，本ガイドラインが適用される臨床試験の範囲は国・地域によって異なり，必ずしも日本における「治験（医薬品等の承認申請に添付する資料としての臨床試験）」に限定されないことを先に申し述べる。

　医薬品を使用した際に発生する副作用の中でも，患者の健康や生命に重大な影響を与えるおそれのあるものが発現した場合，医師，製薬企業，規制当局でこの情報を速やかに共有し，必要な安全対策を講じていくことは重要である。ICH E2Aが検討開始された1990年代当初，日本，米国，EU各国において市販後の医薬品の副作用に関する規制当局への緊急報告に関する規制はそれぞれ存在していたが，承認前の治験で発生した重大な副作用については，国によっては言葉の定義や報告対象，内容及び報告期限が必ずしも明瞭でなく，国・地域間でのバラつきも認められた。グローバルに医薬品開発を進める上で，規制当局への安全性情報の

緊急報告の対象を特定し，統一した報告の期限を設定するため，ICHで合意したガイドラインが必要とされた。

もともと，E2Aガイドラインでは治験における副作用報告だけではなく，市販後の副作用情報の取り扱いについてもカバーされることが期待されていた。しかしながら，規制当局内でも承認前と承認後で管轄する部署が異なるなどといった問題もあり，まずは承認前の副作用報告の基準に限定したガイドラインが作成されることとなった。なお，承認後の医薬品に関する副作用報告の取り扱いについてはその後E2Dガイドラインとして別途検討され，2003年11月にStep 4合意されている。

2 主要ポイント

E2Aガイドラインはイントロに続き，その内容は2部構成になっている。最初に「安全性情報の報告に関連する用語と定義」，続いて「緊急報告のための基準」が説明される。

2.1 用語の定義

本ガイドラインで医薬品・治験薬の安全性情報の取り扱いに関する最も基本的な用語である「有害事象（adverse event）」「副作用（adverse drug reaction：ADR）」「重篤（serious）」「予測できる（expected）」等の定義が示された。また，現在では極めて一般的に使用されているが，ガイドライン作成当時は混同されることが多かった「Side EffectとADR」「SeriousとSevere」などの用語の使い分けについても説明がされている。

用語の定義について留意すべき点は，「副作用：ADR」の定義である。E2Aガイドライン原文では「治験薬がその有害事象を引き起こした合理的な可能性がある（reasonable possibility）もの，すなわち因果関係が否定できないもの（the relationship cannot be ruled out）」とある。これを受けて，EU，米国では副作用の定義に前半のReasonable possibilityが使用されているが，国内通知では「因果関係が否定できないもの」と表記されている。2005年に発表されたCIOMS（Council for International Organizations of Medical Sciences）VIワーキンググループの報告書[1]では，副作用と判定する閾値を下げることによって，規制当局等への緊急報告が増加するが，これが直接的に被験者の安全確保や全般的な安全性評価に貢献するとは限らないと述べ，報告者は医薬品と有害事象との間に，少なくとも合理的な因果関係の可能性があることを判断すべきとしている。個別症例の緊急報告の目的は，より重要な情報を規制当局及び治験責任医師等に伝達することにあり，副作用を特定するためにReasonable possibilityの有無を臨床的に判断することが重要である。

2.2 緊急報告のための基準

緊急報告のための基準には，何を報告するか，いつ報告するか，どうやって報告するかが記載されている。治験中の安全性情報の規制当局副作用報告の対象と期限については，「未知・重篤・副作用」を対象とし，特に重要で緊急性の高い死亡・死亡のおそれのある事象は7暦日以内，それ以外の重篤症例は15暦日以内に報告することが規定された。有効な副作用

報告（Valid Report）を判断するために必要な最小限の情報の定義（患者の特定，被疑薬，報告の情報源，重篤であることが確認できる情報）についても整理された。報告の様式としてはCIOMS-Iフォームが推奨されているが，特にこれに限定はされていない。E2Aガイドラインには Attachment として規制当局への副作用報告に含めるべき情報のリストが添付されている。

また，重篤な副作用症例報告以外にも規制当局に迅速に報告をすべき安全性情報として，重篤な副作用の発現頻度の変化や非臨床試験で得られた新たな安全性情報等があげられている。これは，日本国内では「研究報告」として規制に反映されている。これらの「その他の安全性情報」については，米国，EUの規制においても報告対象や報告方法の表現は異なるものの，同様に緊急報告の対象とされている。

これに加え，副作用報告実施にあたってのルールとして，盲検症例の取り扱い，対照薬の副作用報告の取り扱いについての考え方や，新規安全性情報入手時の治験担当医師，治験審査委員会への情報提供や治験薬概要書の改訂についても指針が示されている。

3 意義

3.1 E2Aガイドラインの意義

現在，E2Aガイドラインで示された未知・重篤・副作用の7日報告，15日報告の考え方は，当時のICH加盟国である日本，米国，EUに留まらず，多くの国で臨床試験中の規制当局への副作用報告の規制として導入されている。

各国の規制当局にとって，E2Aの基準に照らし，緊急性の高い副作用情報が期日内に確実に報告されることは，臨床試験の安全な実施を監視監督する上で重要であろう。また，これらの安全性情報は同様に治験に参加する治験責任医師や倫理委員会等にも伝達され，医師が治験薬に関する最新の安全性情報をタイムリーに情報収集しながら，治験を実施することを可能にしている。また，治験に参加する被験者の安全確保や被験者の治験継続の意思に重大な影響を及ぼす可能性がある新たな重要な安全性情報が伝達された場合は，同意説明文書の改訂や再同意取得が実施される。このように，E2Aをベースとした治験薬の安全性情報取り扱いのフレームワークが存在することにより，臨床試験に係るさまざまなステークホルダーが最新の安全性情報をリアルタイムに入手し意思決定をすることが可能になっている。

一方，製薬企業にとっても，医薬品の臨床開発・治験の実施がより一層国際化する中，同一の副作用報告基準を用いて複数の規制当局への副作用報告が可能になることは，手続きの煩雑さを避け，社内の手順を標準化・効率化し，結果的に治験における被験者の安全確保というファーマコビジランスのゴールに向けた，業務の質の向上につなげることができる。1994年のE2Aガイドライン合意当初は副作用報告の電子化等はまだまだ先の話であったが，副作用報告基準の早期の国際的標準化（E2B）はその後の安全性情報取り扱いの電子化にも重要な意義を示したと考えられる。

3.2 治験中の副作用報告の現状

　E2Aガイドラインで合意され，いったん国際的に標準化された基準が，その後，各国の規制の改正で再度かい離してきている現状もある。1つの例として米国規制当局FDAにおける副作用報告基準の変化を紹介する。

　FDAが2012年12月に最終化したGuidance for Industry and Investigators「Safety Reporting Requirements for INDs and BA/BE Studies」は治験中のFDAへの安全性情報報告基準について，従来のE2Aに即した基準からいくつかの点で大きな変更があった。FDAは本ガイダンスの中でこの基準改正の理由として，「E2Aの基準に基づきFDA，治験責任医師，IRBに報告される個別副作用報告の中には，個別症例では治験薬との因果関係を評価することが不可能な報告が多く，このような因果関係が明確でない個別副作用症例報告を多数受け付けることにより，FDA等が本来遂行すべき，より重要な業務に支障が生じていること」を挙げている。

　FDAはまた，2016年に発表した論文[2]で，2006年1月1日から2014年12月31日まで9年間にHematologyとOncology製品に関してFDAが受領した臨床試験からの副作用報告が年平均17,686件であり，いまだ増加傾向であること，また，2015年に報告された症例160件をランダムに抽出して内容を確認したところ，有用な情報と考えられたのは22件（14%）のみであったことを報告した。これより，有用とは考えられない副作用報告によって，適切な安全性シグナルの検出が妨げられる可能性がいまだ問題として継続していることを指摘している。

　FDAがこの新ガイダンスで最も強調しているのは，治験薬と有害事象の因果関係を治験依頼者が個別症例のみではなく，集積情報に基づき適切に評価し，治験薬がその有害事象を引き起こした合理的な可能性がある（Reasonable Possibility）と判断した場合に初めて，これをFDA等に報告すべきという点である。ICH E2Aの報告基準では，治験責任医師または治験依頼者いずれかが因果関係についてReasonable Possibilityありと評価した場合，副作用として取り扱われ報告対象になり得る。一方，FDAの新ガイダンスでは，治験依頼者による集積情報の評価に基づき報告要否が判定されることから，企業の中に治験安全性情報の継続的な集積評価体制を適切に構築していく必要がある。FDAはその後，2015年12月に治験依頼者における安全性情報の集積評価の指針を示したドラフトガイダンス「Safety Assessment for IND Safety Reporting」を発表している。

　現在，日本及びEUでは副作用報告基準はE2Aガイドラインを踏襲しており，日本及びEUと米国の間で規制当局に報告される副作用報告に差が生じていることから，企業は規制当局への報告要否判断や報告遵守状況のトラッキング等を適切に行う必要がある。

おわりに

　ここまで，ICH E2Aガイドラインの合意に至った経緯とその意義を述べ，また，近年発生している規制当局報告基準のICH E2Aからのかい離について一例を紹介した。ICH E2Aは現在の国際共同治験の実施，医薬品の国際同時開発の実施を下支えする重要なガイドラインであり，これまでに果たしてきた貢献度は高い。一方，E2Aに従い報告された個別症例情報がむしろノイズになるといった理由でICH初期加盟国の米国FDAが規制を変更するなど，治験

中の安全性情報のあり方に新たな動きが生じているのも確かである。製薬企業は，治験中に継続的な安全性情報の集積評価を行い，速やかに新たなリスクを検出するための自社内の体制をよりいっそう強化していく必要があろう。

［渡部ゆき子］

■引用文献

1) CIOMS VI Working Group, Management of Safety Information from Clinical Trials, 2005
2) Clinical Cancer Research; May 2016 Volume 22, Issue 9; 2111-3.

E2B 臨床安全性データの取り扱い：個別症例安全性報告を伝送するためのデータ項目

1 提案の背景

2001年にICHで合意されたE2B R2（以下，R2）を実装するに際し，いくつか構造上の問題点等が特定され，2003年11月にICHでR2改訂のコンセプトペーパーが承認された。ここよりE2B R3（以下，R3）の活動が開始され，9年後の2012年11月にStep 4到達となった。日本においては当局へのR2での副作用等報告は2003年10月より開始した。また，PMDAのR3での副作用等報告の受付は2016年4月より開始しており，3年間のR2からの移行期間を経て2019年4月よりR3による副作用等報告が義務化されることとなっている。

今回R2とR3の差をICH，日本の運用の両観点から述べていく。

2 主要ポイント

2.1 R2とR3の主要な相違点

R2とR3の比較を表1に示す。電子フォーマットはR2ではSGML（Standard Generalized Markup Language）であったのに対し，R3はHL7（Health Level Seven）規格のXML（Extensible Markup Language）である。HL7とは米国の標準化団体であり，主に電子カルテのフォーマットを検討しており，今回のR3の電子フォーマットもこの電子カルテで規格化されたものを副作用報告用にアレンジしたものとなっている。PMDAへの報告の際に使用する文字コードは，R2ではs-JISであり，使用できる文字に多くの制限があったが，R3ではUTF-8となり，日本語のみならず他の言語も使用可能となった。副作用・病名に使用する辞書はMedDRAであり，これはR2とR3で違いはないが，R3ではMedDRAを使用したすべての項目でLowest Level Term（LLT）を使用することとなった。

文献等の添付ファイルはR2では紙媒体，もしくは電子化したものをCD-ROM等に保存して当局へ提出していたが，R3からはXMLファイルに電子化した添付ファイルを同梱することが可能となった。

表1　R2とR3の比較

		R2	R3
報告様式		SGML 下記2つのSGMLファイル ・ICH項目（ICSR） ・J項目	XML（HL7形式） （J項目も含めた） 1つのXMLファイル
特徴		汎用性がない（固定化情報）	汎用性が非常に高い
使用文字コード		s-JIS（日本語はJISの第1，第2基準まで）	UTF-8
添付ファイル		郵送または持参 紙またはPDF	電子化した添付ファイルをXMLに同梱可能（容量制限あり）
辞書	副作用・病名	MedDRA	
	医薬品	医療用医薬品：医療用医薬品データファイル（コード表）（通称：再審査用コード） 一般用医薬品：一般用医薬品コード表 治験薬：治験成分記号 　　　　　または医療用医薬品データファイル（コード表）（通称：再審査用コード） 　　　　　または一般用医薬品コード表	当面はR2と同様 現在ICHで検討中の医薬品コードの利用も視野
提出方法		電子的な伝送，持参または郵送（CD等報告）	

2.2 ICHレベルでの主な変更点

ここからはICHレベルでのR2とR3の変更点の概要を述べていく。

2.2.1 項目番号

R2では管理用項目（情報入手日，情報源，受信者情報と送信者情報等）はAで始まる項目番号，症例そのものの情報（患者背景，副作用名，臨床検査値，医薬品情報，経過等）はBで始まる項目番号としていたが，R2とR3での違いを明確にするため，新たな項目番号をすべてに振り直した（表2参照）。

表2　項目番号

	R2		R3
メッセージヘッダ	M	→	N
管理項目	A	→	C
患者情報	B.1	→	D
副作用情報	B.2	→	E.i
臨床検査値	B.3	→	F.r
医薬品情報	B.4	→	G.k
症例経過等	B.5	→	H
J項目	J	→	J2

2.2.2 有害事象の重篤性クライテリア

重篤性クライテリアに関し，R2では症例レベルでしか情報を保持することができず，個々の有害事象に対しての重篤性のクライテリアを特定することができなかった。R3ではこの点が改善され，有害事象ごとに重篤性クライテリアの情報を持たせることができるようになった。

2.2.3 臨床検査値

臨床検査値は構造の変更はないが，項目に大きな変更が加えられている。まず，臨床検査値名にMedDRAを使用することとなった。次に臨床検査結果であるが，R2では臨床検査結果

の入力項目は1種類しかなかったが，それが3種類の方法で入力できるようになった。1つ目は，陰性，陽性など一覧表から選択で選ぶ方法，2つ目は数値と単位の組み合わせで入力する方法，3つ目はフリーテキストで入力する方法であり，1つ目でも2つ目でも臨床検査結果が表現できない場合に3つ目の方法で入力することとなる。

2.2.4 医薬品情報

医薬品情報については大幅な変更がなされている（図1参照）。投与情報，使用理由について，R2では繰り返しでの入力ができなかったが，構造が変更され，R3では繰り返しで入力が可能となった。また複数の被疑薬と複数の有害事象に対し，それぞれの被疑薬と有害事象の関係性を表すことを可能とするため「医薬品と副作用／有害事象のマトリクス」という構造を設定した。

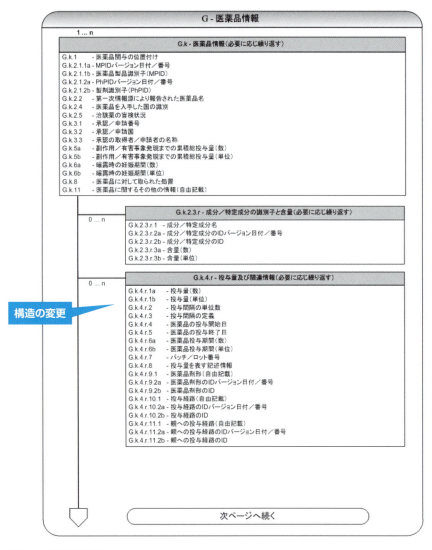

図1-1　G.医薬品情報

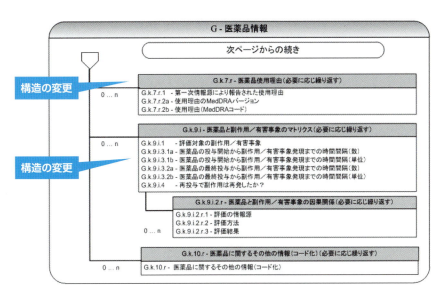

図1-2 G.医薬品情報

	肝障害	腎障害
医薬品A	投与開始3日後発現	投与開始7日後発現
医薬品B	投与開始5日後発現	投与開始9日後発現

R2

B.2		
副作用／有害事象名		肝障害
	B.2.i.7.1 被疑薬の投与から副作用発現までの時間間隔	3日？ 5日？
副作用／有害事象名		腎障害
	B.2.i.7.1 被疑薬の投与から副作用発現までの時間間隔	7日？ 9日？
B.4		
医薬品名		医薬品 A
	B.4.k.13 医薬品の投与開始から副作用発現までの時間間隔	3日？ 7日？
医薬品名		医薬品 B
	B.4.k.13 医薬品の投与開始から副作用発現までの時間間隔	5日？ 9日？

R3

医薬品名			医薬品A
	G.k.9.i 医薬品と副作用／有害事象のマトリックス		
		G.k.9.i.1 Reaction(s) / Event(s) Assessed	1（肝障害AのID）
		G.k.9.i.3.1 医薬品投与から副作用発現までの時間間隔	3日
		G.k.9.i.1 Reaction(s) / Event(s) Assessed	2（腎障害のID）
		G.k.9.i.3.1 医薬品投与から副作用発現までの時間間隔	7日
医薬品名			医薬品B
	G.k.9.i 医薬品と副作用／有害事象のマトリックス		
		G.k.9.i.1 Reaction(s) / Event(s) Assessed	1（肝障害AのID）
		G.k.9.i.3.1 医薬品投与から副作用発現までの時間間隔	5日
		G.k.9.i.1 Reaction(s) / Event(s) Assessed	2（腎障害のID）
		G.k.9.i.3.1 医薬品投与から副作用発現までの時間間隔	9日

図2 医薬品投与と副作用発現までの時間間隔

この医薬品と副作用／有害事象のマトリクスで表現される情報は，医薬品と有害事象の時間的間隔，再投与再発副作用情報，医薬品評価情報の3項目となっており，いずれの項目も被疑薬・有害事象ごとの組み合わせで値・結果が異なるものである。医薬品と有害事象の時間的間隔，再投与再発副作用情報に関しては，図2のとおりR2の構造では適切に表現できなかったものであるが，R3ではその問題点が解決されたことになる。

2.2.5 その他

その他の変更点としては，個人情報保護のためのフラグが利用可能となった点，報告有害事象名，報告された症例経過などが多言語で記載可能になった点，受信者の情報が削除された点，修正報告を出せるようになった点などがあげられる。

2.3 日本国内での主な変更点

日本国内での主な変更点は市販後におけるFAX報告に代わり電子報告を可とした「即時報告」，日本症例に対しMedDRAの日本語カレントNのコーディングも可とされたこと，承認前に治験症例として副作用等報告していた外国症例の追加情報を承認後に入手した場合，市販後・外国症例として副作用等報告が可能となったこと，R2では自由記載欄に記載していた情報が構造化されたこと（治験報告時の未知既知，起算日，起算日変更理由等）などが挙げられる。これらの変更点の中にはR2の経験に基づき業界から要望を行い反映されたものも含まれる。

2.4 考慮すべき事項

近年，グローバル企業を中心にシングルグローバル安全性情報データベースを導入することが爆発的に増えている。1つの企業で1つのデータベースということは日本の症例をその

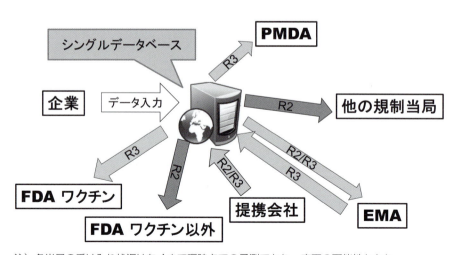

注）各当局の受け入れ状況はあくまで現時点での予測であり，変更の可能性もあり

図3　R2 and R3（2019年4月時点）

データベースに入力すれば，その情報はPMDAのみならず，米国FDA，欧州EMA等の他の規制当局にも報告されるということになる．

PMDAへのR3による副作用等報告は2019年4月に義務化されるが，このタイミングで全副作用報告をR3で義務化するのは世界初ということになる．図3に示す通り，シングルグローバル安全性情報データベースで運用している企業は，1つの入力された症例からR2，R3両フォーマットで報告を出力することになる．ここで重要なのはR2でもR3でも各規制当局が要求した通りの報告になっており，かつ入力者へ負担をなるべくかけないことである．そのためには，どのような入力ルールとすれば良いかを検討することが非常に重要であり，R2，R3両フォーマットの報告がデータベースのどこにデータを入力したらどのようなロジックで出力されるのかを理解する必要がある．

3 意義

E2Bなくしてこれほどのシングルグローバル安全性情報データベースの発展はなかったと思われる．ICHの参加国も拡大しており，それらの新規メンバーもE2Bを実装していくことは企業にとっても大きなメリットとなる．

［井上　学］

E2C(R2) 定期的ベネフィットリスク評価報告（PBRER）

1 提案の背景

ICH E2C ガイドラインは市販後医薬品に関する規制当局への定期的安全性報告の内容と運用に関して国際的な合意を得ることを目的に制定された。E2Cガイドラインは初版がPeriodic Safety Update Report（PSUR）のタイトルで1996年にICH Step 4に至り，また，PSURの運用を補足するため，E2Cの改定ガイドラインとしてE2C(R1)が2003年にStep 4に至っている。その後，Periodic Benefit Risk Evaluation Report（PBRER）として2012年にE2C(R2)がStep 4に至った。

1.1 PSURについて

ICH E2C ガイドライン「臨床安全性データの取扱い：市販医薬品に関する定期的安全性最新報告（Periodic Safety Update Report：PSUR）」は，1994年にICHで検討が開始され，1996年11月にICH合意した。1994年10月にICHで承認されたE2Cガイドラインのコンセプトペーパーによると，オリジナルのPSURガイドラインの目的は，当時ばらついていた市販後医薬品の規制当局に対する定期的な安全性報告の提出頻度とその内容を調和させることであった。ICHでの検討開始に先立ち，1993年にCIOMS（Council for International Organizations of Medical Sciences：医学に関する国際機関連絡協議会）Working Groupが発表したCIOMS II Working Reportが本ガイドラインの元となっている。E2Cガイドラインの合意により，報告開始の起点（国際誕生日），PSURにおいて副作用の予測性を判定するための安全性参照情報（Reference Safety Information：RSI），定期報告を義務付ける期間と報告頻度，報告書の内容等に一定の合意が得られたことで，規制当局にとっては重要な安全性情報が適切なタイミングで確実に提出されることになり，また，当該医薬品の製薬企業にとっては報告書作成作業の重複負担を避けることができるようになった。

PSURを用いた市販後医薬品の安全性定期報告は当時のICH加盟国（日本，米国，EU）の規制当局，製薬企業にとって，患者の健康を守る上で有用かつ重要であると考えられたものの，オリジナルのICH E2C ガイドラインは製薬企業及び規制当局の双方において異なった解釈がされることも多く，PSURの作成をより統一化するためにはガイドラインの改善が必要とされた。これを受けて，ICH E2C ガイドラインは2002年に追加の検討が行われることとなり2003年にE2C(R1)となった。E2C(R1)で追加された主要なポイントとしては，同一有効成分に対し1つのPSURを作成すること。個々の国における規制の違いから調査単位期間

が異なった場合（例：A国では半年ごと，B国では1年ごと），報告対象期間の安全性情報のサマリーを単一の文書にまとめることを目的とした「サマリーブリッジングレポート」の導入，また，国際誕生日とは別に個々の規制当局が求めるローカルの誕生日に合わせて定期報告の提出が求められる場合に，PSURの調査期間とのギャップを埋めるための「追加報告書（Addendum Report）」などがある。また，この時点でベネフィット－リスクに関する解析もPSURに含まれることとなったが，あくまでも評価の主体は医薬品の使用に伴い報告された安全性上のリスクであった。

1.2 PSURからPBRERへ

　PSURは，定期的"安全性"最新報告という名の通り，市販後医薬品に関連する新規の安全性情報に焦点が当てられており，その目的は当該医薬品を継続的かつ最適に使用するために，当該製品の安全性参照情報に変更が必要かどうかを判断することであった。しかし，2000年代に入り，医薬品安全性監視（ファーマコビジランス：PV）を取り巻く環境，技術，科学は著しく変化した。副作用情報の電子化によって安全性データベースが充実し，集積データに基づくシグナル検出が可能となり，リスクマネジメントプランの導入によりプロアクティブなリスク管理が行われるようになった。また，医薬品のリスクはその医薬品から得られるベネフィットとのバランスに照らして適正に評価すべきであるといった考え方がより重要視されるようになってきた。このように承認審査時に規制当局と製薬企業が市販後医薬品のベネフィット・リスクマネジメントを前向きに検討し合意する仕組みが構築されていく中で，市販後医薬品に関する規制当局への定期的な報告書としてのPSURの内容が十分とは言えなくなってきた。

　PSURガイドライン改定の大きなきっかけになったのはEUにおいて2012年7月に施行された市販後ファーマコビジランス規制の大改正である（EU GVP Moduleの導入）。この規制改正において，EUでは，EU規制当局に対する市販後医薬品の定期報告の内容を改正することを既に決定しており，ICHのPSURガイドラインがニーズに合ったものにならないのであれば，EUで独自のガイドラインを策定することも視野に入れていた。

　EU GVP Moduleの素案で決定されていた市販後の定期報告改正の重要なポイントとしては，PSURがEUにおける販売承認に関する措置（医薬品販売承認のリニューアル等）を決定するための最も重要な根拠資料の1つになるということ，また，そのためにPSURが医薬品のベネフィットリスクを適切に評価した内容であるべきという点であった。E2C(R2)の検討は2012年のEU GVP Moduleに間に合わせるというのが1つ重要な点であった。

　E2C(R2)のワーキンググループに課せられたもう1つの課題は他のICHのPV関連のガイドラインとの重複への対応であった。ICH E2Cが1996年に合意されて以降，PV領域ではE2E医薬品安全性監視（Pharmacovigilance Planning）ガイドライン，E2F治験安全性最新報告（DSUR）ガイドラインが作成されている。これらのガイドラインは目的がそれぞれ異なるが，最終的に規制当局に提出される計画書や報告書には多くの部分で類似，重複する情報，データが含まれていた。E2C改定時にこれらのPVガイドラインの重複箇所についても確認し，必要に応じて対応を検討・提案することが期待された。

2 主要ポイント

2.1 E2C(R2) PBRERへの名称と様式の変更

前述の通り，E2C(R2)の改定により，市販後医薬品の定期報告は安全性のみではなく，医薬品のベネフィットリスク評価に主眼を置いたものとなった。これにより，報告書の名称もPeriodic Safety Update ReportからPeriodic Benefit Risk Evaluation Reportに変更された。なお，E2C(R2)の牽引となったEU GVP Moduleでは既存の規制上の名称が用いられていることから，規制上の呼称はPSURのままで内容がPBRERに変更されている。

様式については，既存のPSURをゼロから変更したまったく新しい構成になっている。DSURのスタイルに倣い，1つの報告書の中でデータや考察が重複して記載されることのないよう，大きく3部からなる構成として，製品に関する情報，調査単位期間に得られた情報・データ，評価・考察を提示することとなった（図1）。なお，PBRERとDSUR，PV Planで内容が重複するパートもあるが，それぞれのドキュメントの目的や提出先が異なることも考慮し，それぞれのドキュメントは独立したものとするが，関連する各項（Module）は相互に記載内容を利用可能にした。

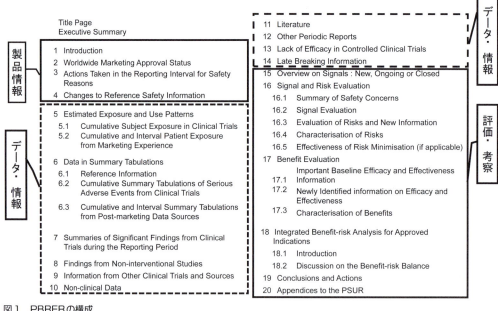

図1　PBRERの構成

また，PBRERの提出にあたって，PSURで許されていた，長期間の調査単位期間に対して複数のPSURを提出する運用（1年間のPSURの代わりに半年間のPSURを2回分提出する等）は廃止された。これにより，製薬企業は各国の規制に合わせて半年ごと，1年ごと，3年ごと等のPBRERの作成・提出が必要となった。一方，PBRER作成作業の軽減のために，重要な変更があったModuleのみを変更して使用することも可能であるといった提案がされている。

2.2 PBRERの内容

　PBRERに掲載する内容として，E2C（R2）の検討時に特に焦点が当たった点の1つは，市販後の累積及び調査期間の推定使用患者数である．医薬品の使用状況に関するデータは市販後に報告された副作用の発現頻度を可能な限り正確に把握するために重要と考えられたことから，推定使用患者数の表示に関しては従来よりも細かなガイダンスが示されている．また，本項では医薬品の使用状況を把握するため，製薬企業が把握している適応外使用の情報についても記載することが求められている．一方，PBRERで掲載不要とされた情報に，個別有害事象症例のラインリスト，Individual Case Historyがある．副作用報告の電子的報告が一般的になってきたことにより，規制当局の保有する安全性データベースにも個別症例の副作用に関する電子データが蓄積されていることから，PBRER提出時にこれらのデータを改めて提出する必要はないと判断された．

　PBRERにおけるベネフィットリスク評価については，第15項でシグナルに関する情報，第16項でシグナルとリスクの評価，第17項でベネフィットの評価，そして第18項で承認適応に対する包括的なリスクベネフィット分析が記載される（図2）．第16項のリスク評価と第17項のベネフィット評価はほぼ同じ構成になっており，最初にPBRERの調査開始時点でのリスクまたはベネフィットの概要を記載し，次に調査期間中に得られたリスク，ベネフィット情報の評価，最後にこれに基づく調査期間終了時のリスクまたはベネフィットの概要を記載する．第18項では最新のリスク及びベネフィットの概要に基づき，当該製品の承認適応に対する包括的なリスクベネフィットの評価を行う．

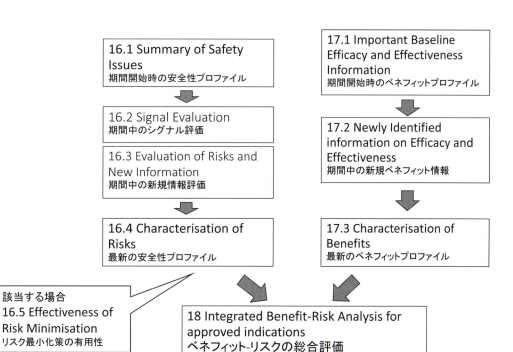

図2　PBRERにおけるRisk, Benefit, Benefit - Risk評価の流れ

2.3 E2C(R2) Q&A

　前述の通り，E2C(R2)は2012年7月のEU規制改正に間に合わせる必要があり，既存のガイドラインからの大幅な改定ではあったものの，2年間という短期間で検討が完了した。E2C(R2)では従来のPSURで求められた定期的な安全性報告を累積的なベネフィットリスク評価へと発展させる新たな概念が導入され，また，報告書の焦点は個別症例副作用報告から企業による累積データの評価へと変化した。また，対象とする範囲が拡大された結果，報告書内での情報の統合がより必要となった。そのため，E2C(R2)ガイドラインの実装を支援する目的で，E2C(R2) 質疑応答集（Q&A）が検討され，2014年3月に合意されている。

2.4 日本におけるPBRER

　日本において，ICH E2C(R2)ガイドラインは2013年5月17日に「定期的ベネフィット・リスク評価報告（PBRER）について（薬食審査発0517第1号）」として通知化された。日本において市販後医薬品の規制当局への定期報告は安全定期報告書が正式な報告書であり，安全性定期報告書の評価結果にあたる「調査結果を踏まえた今後の安全対策」にわが国における製造販売後調査等，副作用・感染症報告，研究報告，外国における情報も含む定期的ベネフィット・リスク評価報告（PBRER）等に基づき検討した結果を踏まえた今後の安全対策について記載することとなっている。PBRERが作成されている製品については安全性定期報告書にPBRERを添付して提出することとされている。

3　意義

　PBRER導入の直接のきっかけは2012年のEUにおける市販後医薬品の安全性規制改正であったが，実際にその時点で既存のPSURの評判は「臨床的に有用でないデータが多く掲載されている」「紋切型な評価考察が複数の項にわたって重複して提示されている」等，あまり良いものではなかった。PBRERではPSUR導入以降に開始された医薬品のシグナルマネジメントやリスクマネジメントのコンセプトを十分に考慮した内容となっており，EUでは企業の提出したPBRERをEUにおける販売承認に関する措置を決定するための最も重要な根拠資料の1つにすることとしている。PBRERのコンテンツを規制当局の評価に値するものにできるかはそれぞれの医薬品の製造販売承認取得企業の力量であり，企業はPBRERの各項が求めているデータや考察の意味を十分に理解し，適切な運用をすることが期待されている。

〔渡部ゆき子〕

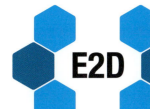

承認後の安全性情報の取扱い：緊急報告のための用語の定義と報告の基準について

1 提案の背景

　E2DガイドラインがICHの検討トピックとして承認されたのは2002年2月のICH会合であった。その際のコンセプトペーパーを振り返ると，当時認識されていた問題点として次のようなことが確認できる。1994年に合意されたICH E2Aガイドライン「Clinical Safety Data Management：Definition and Standards for Expected Reporting（治験中に得られる安全性情報の取り扱いについて）」では承認前の安全性データのマネジメントについて扱っているが，今日では多くのステークホルダーがE2Aガイドラインを市販後の安全性情報にも適用している。ICH E2Aの内容を基に市販後に特有な用語の定義を追加した，市販後の安全性情報の取り扱いに関する正式なガイドラインが必要である。また，本ガイドラインには，2001年に発表されたCIOMS V Working Report「Current Challenges in Pharmacovigilance: Pragmatic Approaches」における提案も反映させることとされている。

　E2Dガイドラインは2003年7月にStep 2合意し，その後2003年11月にはStep 4合意している。なお，市販後医薬品の安全性情報の取り扱いについては，既存の各国の規制があり，E2Dガイドラインの提案がすべて各国規制に落とし込まれているわけではなく，また，E2Dガイドラインの中にも「各国の規制に従い」対応するように求める記述箇所も存在する。日本では2005年3月にE2Dガイドラインが通知化された際に，この内容を日本の既存の規制と照らして解釈するためのQ&Aが併せて発表されている（平成17年3月28日事務連絡：「承認後の安全性情報の取扱い：緊急報告のための用語の定義と報告の基準」（ICH E2Dガイドライン）に関するQ&Aについて）。

2 主要ポイント

　E2DガイドラインはE2Aガイドラインを踏まえて作成されているが，E2Aが用語の定義と規制当局報告の基準が中心であったのに比べ，E2Dでは製薬企業による市販後の安全性情報の収集や症例情報のマネジメントについても言及している点が特徴的である。また，E2Aが臨床試験というコントロールされた環境で得られる安全性情報を対象としているのに比べ，市販後環境ではさまざまな情報源から得られた情報が取り扱われるため，E2Dでは，入手可能な情報の精度の限界等も考慮した上で，市販後の安全性情報の取扱いに関する基準を設定するなど，さらなる指針が示されている。

2.1 用語の定義

　E2Aガイドラインで定義された「有害事象」「副作用」「重篤性」等の用語はE2Dでも同じものが用いられている。また、副作用の定義においてもE2Aガイドラインと同様に"a causal relationship betwen a medicinal product and an adverse event is at least a reasonable possibility"が用いられている。医薬品の安全性プロファイルは製品のライフサイクルを通じて継続的に評価される。安全性情報を取り扱う上で最も基本的なこれらの用語が治験中及び市販後に同様に定義され使用されることは非常に重要である。一方、これらの基本的な用語にも、市販後に特有の考え方がある場合はこれが追加されている。1つは自発報告と「副作用」の考え方である。自発報告においては、報告者が医療従事者か消費者かに関わらず、医薬品を使用した後に起こった好ましくない症状等を自発的に企業または規制当局に連絡してきたということは、自発報告された当該事象は医薬品の副作用であった可能性を報告者が示唆している（Implied Causality）と考える必要がある。これにより、自発報告については、報告時に医薬品と有害事象の因果関係について明確な評価を示していなかった場合であっても、規制当局報告判断上は副作用として取り扱うべきであるという考え方である。

　また、「予測性」について、E2Dでは各国・地域の添付文書等に基づき予測性（Expectedness）を判断することと明記されている。市販後の医薬品については、企業が保有する当該製品の中核的な安全性情報（Company Core Safety Information：CCSI）と各国の規制当局が承認したローカルの添付文書等のいずれで予測性を評価するのかという議論が長く続いていた。これに対し、E2Dでは各国の規制当局への報告要否判断を行うための安全性参照文書（Reference Safety Information：RSI）は各国における添付文書等であることを明確にしている。なお、CCSIに安全性情報が記載済か否かはListednessという言葉を用い、PSUR等、企業において当該製品のグローバルな安全性監視に用いられるドキュメントを作成する際は、CCSIがRSIとなる。

2.2 個別安全性情報の情報源の分類

　E2Dガイドラインでは市販後に医薬品の副作用情報を収集し得る、多岐にわたる情報源を整理した。主な情報源としては、自発的な情報源（Unsolicited Sources）と依頼に基づく非自発的な情報源（Solicited Sources）の2つをあげている。自発的な情報源は企業が管理している試験や調査等ではないため、企業が積極的に情報を収集する仕組みを講じない限りはここからの副作用情報を見逃す可能性がある。E2Dでは例えば文献やインターネットについて、企業がどのような情報を対象にどのような頻度で情報収集を行うべきか、指針が示されている。またこれも市販後医薬品に特徴的な問題であるが、契約関係にある他の企業から得られる安全性情報の取り扱いについても、明確なルールは示さないまでも、企業間の契約締結にあたっては安全性の担当者が最初から参加し、適切に安全性情報が授受されるよう留意するよう指示されている。

2.3 症例の取り扱いに関する基準

　E2Dガイドラインでは第5項に企業におけるケースマネジメントに関するガイダンスが示

されている。コントロールされた環境で実施される臨床試験では，報告対象となる患者と治験責任医師が事前に登録されており，治験実施計画書や既定の様式で治験依頼者に報告すべき安全性情報が明確になっているが，市販後の環境では，一般使用者からの情報で医学的裏付けがない場合や，詳細情報の入手を試みようにもフォローアップができない場合，また，インターネットから得た情報等で信頼性が担保できないような場合もあり得る。一方，公表論文を介して収集した副作用情報が実際は既に自発報告で報告済であったといった情報の重複も起こり得る。E2Dでは医薬品の安全性情報の科学的な評価を目的に副作用症例報告が真正，正確，かつ可能な限り完全であることを目指して企業が考慮すべき事項を取り上げている。

3 意義

1994年にE2Aガイドラインが合意された後，E2Aで定義された「有害事象」「副作用」「重篤」等の定義は，市販後医薬品の安全性情報取り扱いにおいても同様に使用されるようになった。また，市販後医薬品の安全性情報の取り扱いについては，国内において既存の規制が明確であったことから，筆者もE2D及びこれに伴う国内Q&A通知の発出当時はこれによって大きく何かが変わったという印象はあまり強くは受けなかった。しかし，このたび本稿を作成するにあたり改めてE2Dガイドラインに目を通してみると，近年の国内外の市販後のファーマコビジランス規制におけるGood Case Management Practicesの基本的な考え方は本ガイドラインでしっかりと押さえられていることが理解できた。

［渡部ゆき子］

E2E 医薬品安全性監視の計画

1 提案の背景

　ICHの発足以降，市販後安全対策に関してはICHにおける検討対象ではなかったが，2000年11月に開催されたICH 5（於：San Diego）において，ICH憲章（Terms of Reference）が改訂され，「国際的観点から公衆衛生の保護に貢献すること」が追加された。これを受けて，2001年5月に市販後領域のICH 1st Brainstorming Meeting（於：Tokyo）が開催され，日本側からICHのトピックとして市販後安全対策を取り扱うことを提案し，市販後領域トピックについての検討が開始された。ICH E2Eのトピックを決定するにあたっては，2002年2月の市販後領域のICH 2nd Brainstorming Meeting（於：Brussels）及び同年6月のICH Interim Meeting（於：London）では，市販後早期の医薬品安全性監視として「Early Post-marketing Phase Vigilance（EPPV）」（←日本の「市販直後調査」）の概念をベースに協議が開始されたものの，市販後のVigilanceを対象とするのではなく，承認前後に実施される医薬品安全性監視（Pharmacovigilance）のための問題点の抽出とPharmacovigilanceの計画策定を対象とすることで検討結果が最終化された。これを受けて，同年9月のICH Steering Committee（於：Washington）において，新医薬品の市販後早期における医薬品安全性監視活動の計画（Pharmacovigilance Planning）の立案を支援することを意図したガイドラインを策定することを目的に，ICH E2Eが正式にトピック化された。
　ICH E2Eガイドライン（「Pharmacovigilance Planning（医薬品安全性監視の計画について）」）は，2003年2月のICH E2E Expert Working Group（EWG）Meeting（於：Tokyo），同年7月のICH E2E EWG Meeting（於：Brussels），同年11月のICH E2E EWG Meeting（於：Osaka）の協議を経て，同年11月のICH Steering Committee（於：Osaka）において，ICH E2EガイドラインがStep 2に到達した。その後，2004年6月のICH E2E EWG Meeting（於：Washington），同年11月のICH E2E EWG Meeting（於：Yokohama）での協議を経て，当該ガイドラインの最終化が図られ，同年11月のICH Steering Committee（於：Yokohama）において，ICH E2EガイドラインがStep 4に到達した。
　なお，日本では2005年9月16日付薬食審査発第0916001号・薬食安発第0916001号通知「医薬品安全性監視の計画について」の発出によりStep 5（実装）になった。

2 主要ポイント

2.1 ICH E2Eガイドラインの構成と内容

　ICH E2Eガイドラインは，特に新医薬品の市販後早期における医薬品安全性監視活動の計画の立案を支援することを意図したものであり，承認申請の時点で提出される場合がある「安全性検討事項（Safety Specification）」及び「医薬品安全性監視計画（Pharmacovigilance Plan）」に主たる焦点が当てられている。

　本ガイドラインの目的は，「医薬品安全性監視計画」の構成及び計画の中で取り上げるべき特定されたリスク，潜在的リスク及び不足情報について要約する「安全性検討事項」を提案することにあり，本ガイドラインは，①安全性検討事項，②医薬品安全性監視計画，③別添－医薬品安全性監視の方法の3つの骨子で構成されている。

　本ガイドラインは，医薬品の重要な特定されたリスク，重要な潜在的リスク，及び承認前に検討されていない潜在的なリスク集団及びその医薬品が使用される可能性のある状況等の重要な不足情報を要約する方法について記述したものであり，また，医薬品安全性監視計画の構成を提案し，観察研究の計画及び実施に関する標準的な実施方法の原則を示したものである。

　しかし，リスクに関する情報提供（Risk Communication）等の医薬品のリスクを低減するための方法については，ICH E2E EWG Meetingでの合意が得られず，ICH E2Eガイドラインから除外されている。

　ICH E2Eガイドライン（「Pharmacovigilance Planning（医薬品安全性監視の計画について）」）の概念図は，以下の通りである（図1）。

図1　ICH E2Eガイドライン（Pharmacovigilance Planning）の概念図

2.2 安全性検討事項(Safety Specification)

　ICH E2Eガイドラインの骨子の1つである「安全性検討事項」は，医薬品の重要な特定されたリスク，重要な潜在的リスク及び重要な不足情報を要約したものを記述する。また，医薬品の使用が予測される潜在的リスク集団，また，承認後にベネフィット－リスクプロファイルに関する理解を深めるために更なる調査を必要とする重大な安全性の問題についても記述する。

　この安全性検討事項は，企業及び規制当局が特定のデータ収集の必要性を明確にすることを支援し，かつ医薬品安全性監視計画の作成を容易にすることを意図したものである。また，安全性検討事項は，承認前の段階で作成することができるが，承認申請の時点で，開発の過程で検討してきた課題の状況を反映する必要がある。

　また，CTD（ICH M4ガイドライン）のModule 2の「2.5.5 安全性の概括評価（Overview of Safety）」，「2.5.6 ベネフィットとリスクに関する結論（Benefits and Risks Conclusions）」及び「2.7.4 臨床的安全性の概要（Summary of Clinical Safety）」）の各項目は，医薬品の安全性に関連する情報を含んでいるので，安全性検討事項で特定する安全性課題の基礎とすべきとされている。

　安全性検討事項は，「通常，医薬品安全性監視計画と組み合わせて独立した文書とすることができるが，CTDにその要素を組み込むこともできる。」旨が明記されているが，日本においては2005年9月16日付薬食審査発第0916001号・薬食安発第0916001号通知の鑑に「GPSP省令で定める製造販売後調査等基本計画書（←現在はGVP省令で定める「医薬品リスク管理計画書」に相当）には，本通知中の安全性検討事項と医薬品安全性監視計画が含まれるものであり，当該計画書案が既に承認申請時に作成されている場合にあっては，CTDの第1部（Module 1.11）に当該計画書案を添付すること。」と明記され，独立した文書（＝医薬品リスク管理計画書）として運用することになっている。

2.3 医薬品安全性監視計画（Pharmacovigilance Plan）

　ICH E2Eガイドラインの骨子の1つである「医薬品安全性監視計画」は，安全性検討事項に基づいて作成し，安全性検討事項及び医薬品安全性監視計画は，一文書中に2つのパートとすることが可能である。

　医薬品安全性監視計画は，通常，企業が作成し，医薬品の開発中，新医薬品の承認前（すなわち，販売承認申請時）または市販後に安全性の懸念が生じた場合に規制当局と協議することができる。

　なお，医薬品安全性監視計画は，「独立した文書とし得るが，CTDにその要素を組み込むこともできる。」旨が明記されているが，日本においては安全性検討事項と同様に，独立した文書（＝医薬品リスク管理計画書）として運用することになっている。

　また，特記すべきポイントは，特別な懸念が生じていない医薬品では，通常の医薬品安全性監視活動が市販後の安全性のモニタリングとして十分であり，さらなる追加措置（安全性研究等）は必要ないと考えられる点である。

　しかし，重要な特定されたリスク，重要な潜在的リスク及び重要な不足情報のある医薬品

については，これらの懸念に対処するように計画された追加の安全対策を考慮する必要がある。さらに，医薬品安全性監視計画は，安全性に関する重要な情報が得られた場合や評価の節目に達した時点で更新する必要がある。

医薬品安全性監視計画は，当該医薬品及び安全性検討事項において特定された問題点によって異なる可能性があるが，ICH E2Eガイドラインでは医薬品安全性監視計画の構成の参考例が記述されている（表1）。

表1　医薬品安全性監視計画の構成の参考例

> **（1）安全性に関する継続検討課題の要約**
> 　医薬品安全性監視計画の最初に，以下の点に関する要約を記載する。
> 　○重要な特定されたリスク
> 　○重要な潜在的リスク
> 　○重要な不足情報
>
> **（2）通常の医薬品安全性監視活動**
> 　医薬品安全性監視計画の一環として追加の対策を講じることが適当と考えられるか否かに関係なく，通常の医薬品安全性監視をすべての医薬品に対して実施する必要がある。
>
> **（3）安全性の課題に対する行動計画**
> 　重要な安全性の課題それぞれに対する行動計画を以下の構成で根拠をもって示す。
> 　○安全性の課題
> 　○提案された安全対策の目的
> 　○提案された安全対策
> 　○提案された安全対策の論理的根拠
> 　○安全性の課題及び提案された安全対策に対する企業によるモニタリング
> 　○評価及び報告に関する節目となる予定日
>
> **（4）完了すべき安全対策（節目となる予定日を含む）の要約**
> 　当該医薬品に関する全ての安全性の課題毎の対策を包括的な医薬品安全性監視計画として記載する。また，一つの提案された安全対策（例えば，前向き安全性コホート研究）により複数の特定された課題に対処できる場合があるため，当該医薬品に対する医薬品安全性監視計画は実施する対策毎に節目となる予定日とともに整理する。更に，安全性研究の完了や他の評価の節目となる予定日及び安全性評価結果を提出する節目となる予定日を医薬品安全性監視計画に含めることが推奨される。

2.4 別添－医薬品安全性監視の方法
（ANNEX - Pharmacovigilance Methods）

ICH E2Eガイドラインでは，医薬品の重要な特定されたリスク，重要な潜在的リスク，及び承認前に検討されていない潜在的なリスク集団及びその医薬品が使用される可能性のある状況等の重要な不足情報を要約する方法について記述した上で，医薬品安全性監視計画の構

成を提案している。

　また，医薬品安全性監視の重要な方法である「観察（非介入，非実験的）研究」は，ICH E2Eガイドラインの3つの骨子（①安全性検討事項，②医薬品安全性監視計画，③観察研究の計画及び実施（Design and Conduct of Observational Studies））の一つとして検討されたが，観察研究の計画及び実施に関しては，ICH E2E EWG MeetingにてICH E2Eガイドライン上では2.3項の「医薬品安全性監視計画」の項に組み込んで簡潔なhigh level adviceに限定することで合意に至った。

　さらに，特定の状況における医薬品安全性監視に取り組む最良の方法は，医薬品，適応疾患，治療対象の集団及び取り組むべき課題によって異なり，また，選択した方法は，特定されたリスク，潜在的なリスクまたは不足情報のいずれを目的としているのか，あるいはシグナル検出，評価または安全性の立証が研究の主目的であるのかによって異なる。このため，ICH E2Eガイドラインでは，「別添－医薬品安全性監視の方法」として企業が安全性検討事項によって特定された個々の問題に対処するための標準的な医薬品安全性監視の方法が記述されている（表2）。

表2　医薬品安全性監視計画の方法（代表例）

（1）受動的サーベイランス（Passive Surveillance）
　　1）自発報告（Spontaneous reports）
　　2）症例集積検討（Case series）
（2）自発報告の強化（Stimulated reporting）＊
　　＊：「自発報告の強化」として，日本における「市販直後調査」の解説が以下の通り
　　　　掲載されている。
　　『市販後早期には，企業が医療専門家に積極的に安全性情報を提供し，同時に新医薬品の使用に注意を払い，有害事象が見出された場合には自発報告を提出するよう促すことがある。当該医薬品が上市される前に計画（例えば，企業の医薬情報担当者による現場の訪問，ダイレクトメールやファックス等）を策定してもよい。市販後早期における有害事象報告の奨励を行うことにより，企業が医療専門家に対して新しい薬剤治療を周知させ，一般患者に使用された市販後早期の安全性情報を提供することが可能となる（例えば，日本における市販直後調査［Early Post-marketing Phase Vigilance：EPPV］等）。これは一種の自発的事象報告とみなすべきであり，このため，この報告制度から得られたデータからは正確な発現率を求めることはできないが，報告率を推定することはできる。』
（3）積極的サーベイランス（Active Surveillance）
　　1）拠点医療機関（Sentinel sites）
　　2）薬剤イベントモニタリング（Drug event monitoring）
　　3）登録制度（Registries）
（4）比較観察研究（Comparative Observational Studies）
　　1）横断研究（調査）（Cross-sectional study (survey)）

> 2）症例対照研究（Case-control study）
> 3）コホート研究（Cohort study）
> (5) 標的臨床研究（Targeted Clinical Investigations）
> (6) 記述的研究（Descriptive studies）
> 1）疾病の自然史（Natural history of disease）
> 2）医薬品使用実態研究（Drug utilization study）

3 意義

　ICH E2Eは，Pharmacovigilanceのnew topicであり，また，日米EUの3極におけるPharmacovigilance活動もさまざまであることもあり，ICH E2Eガイドラインの中に細部の内容を反映させた上でハーモナイズさせるのはとても困難であった。

　ICH三極ともお互いに重要性を認識していたリスクコミュニケーション等の医薬品のリスクを低減するための方法（＝リスク最小化計画）に関しては，ICH E2E EWG Meetingでの合意が得られなかった。このため，リスク最小化計画はICH E2Eガイドラインに反映した上で，ICHでハーモナイズすることができずに，ICH E2Eガイドラインは，欧州では2004年12月，米国では2005年5月，日本では2005年9月にStep 5（実装）に到達した。

　その後，EUでは2005年11月20日付でICH E2Eガイドラインに「リスク最小化計画」を含めた「Risk Management Plan（EU-RMP）」が発効され，日本ではICH E2Eガイドラインが実装されてから約6年7ヵ月が経過した時点で，2012年4月11日付薬食安発0411第1号・薬食審査発0411第2号通知「医薬品リスク管理計画指針について」の発出により，ICH E2Eガイドラインに示されている安全性検討事項及びそれを踏まえた医薬品安全性監視計画に加えて，医薬品のリスクの低減を図るためのリスク最小化計画を含めた「医薬品リスク管理計画書」（RMP：Risk Management Plan）を策定するための指針が示された。この指針を活用することにより，医薬品の開発段階，承認審査時から製造販売後の全ての期間において，ベネフィットとリスクを評価し，これに基づいて必要な安全対策を実施することで，製造販売後の安全性の確保を図ることが視覚的にも可能となった。

　前述した通り，ICH E2Eガイドラインにリスクコミュニケーション等の医薬品のリスクを低減するための方法は反映されなかったが，日本としてはICH E2Eガイドラインの「別添ー医薬品安全性監視の方法」の「自発報告の強化（Stimulated reporting）」として日本の市販直後調査（「Early Post-marketing Phase Vigilance (EPPV)」）の解説を記述し，ICH地域にEPPVを認知させることができたのはとても意義が大きいと考える。

　また，ICH E2Eガイドラインの策定により，EUにおけるEU-RMPと日本における「医薬品リスク管理計画書」（RMP）の策定に寄与できたことは，ICH憲章（Terms of Reference）の「国際的観点から公衆衛生の保護に貢献すること」の趣旨からしても，ICH E2Eガイドラインは大変意義が大きいと考える。

［市川高義］

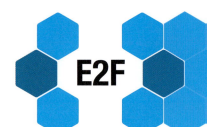

E2F 治験安全性最新報告（DSUR）

1 提案の背景

　ICH E2Fは，2010年10月にStep 4に至った臨床試験中の安全性定期（年次）報告に関するガイドラインである。本ガイドラインが検討開始された2006年当時，米国，EUにはそれぞれ臨床試験の安全性年次報告制度が存在していたが，これらは目的，内容，報告タイミングが異なっていた。このため，規制当局の立場からは「治験薬に関する最新の包括的安全性情報を各国規制当局が同じタイミングで入手し，レビューする」という理想的な状態には至っていなかった。特に，米国，EUの規制ではそれぞれ報告すべき内容は定められていたが，その様式については具体的に示されておらず，各規制当局は複数の治験依頼者からさまざまなフォーマットで報告書を受領しており，これを統一化するだけでも意義の高いものであった。また，治験依頼者にとっては規制当局ごとの要求に合わせて複数の報告書を異なるデータロックポイントで作成する必要があり，大きな負荷になっていた。このような背景から，治験中の安全性定期報告に関する新規ガイドラインの作成が提案された。

　ICHでのE2Fガイドライン検討開始に先立ち，2005年に発表されたCIOMS VI報告書で各国規制当局に共通して提出可能な臨床試験中の安全性定期報告書Development Safety Update Report（DSUR）のアイディアが提案されている。CIOMS VIではDSURの詳細には踏み込まなかったが，これを受けて翌2006年にはCIOMS VII報告書が発表され，この報告書でDSURの具体的な記載内容と運用が提案された。ICH E2FワーキンググループはCIOMS VII報告書を基にガイドラインの検討を開始した。

2 主要ポイント

2.1 DSURガイドライン作成時に考慮された事項

　ガイドライン検討の過程で最も留意した点はDSURを簡潔で臨床的に意義のある報告書にすることであった。その当時，市販後医薬品の安全性定期報告としてICH E2Cガイドラインに基づくPeriodic Safety Update Report（PSUR）が先行して存在した。しかしながら，医薬品販売の国際化や各国における市販後ファーマコビジランス規制の変化に伴い，市販後に収集される安全性データが著増したことにより，既存のPSURは「臨床的に有用でないデータが多く掲載されている」「紋切型な評価考察が複数の項にわたって重複して提示されている」

等の問題が生じていた。DSURにおいては，ガイドラインの構成を整備し，各項の目的を明確にすることで必要な情報・データを特定し，また，報告書を通して評価考察の重複記載を避けるよう配慮した。また，ガイドラインの各所に「簡潔に記載する」「簡単な要約を記載する」といった注意書きをし，作成者に冗長な記述を避けるよう注意喚起をしている。なお，PSURはその後，PBRER（Periodic Benefit Risk Evaluation Report）に改定された際にDSURからPBRERへの移行を考慮して内容と構成を刷新した。

　DSURガイドライン検討時に留意された点の2つ目は，治験中の年次報告について既に国内・地域内の規制が存在した米国及びEUにおいて，DSURがスムースに受け入れられるよう，米国，EUの既存の年次報告で求められていたデータや情報をすべてカバーすることであった。ICH Expert Working Groupでは，既存の米国・EUの年次報告で提出が求められていたデータ・情報をレビューし，各国規制当局がDSURを受領した際に，治験が安全に実施されていることを確認するために必要な共通項目と，必ずしも必須ではないが，各国の規制当局が求める場合は提出が必要と考えられるものを分類した。後者については，「特定の地域で求められる情報」の項（DSUR Section 16）に掲載し，治験を実施する国の規制当局がこれらの情報を求める場合に提出することとした。近年は医薬品の国際開発が進み，同時に複数の国・地域で治験が実施されることから，結果的に多くの企業で「特定の地域で求められる情報」も含めてDSURを作成していることが多いと思われる。いずれにしても，DSURには治験の安全確保に本質的に必要な情報のみが掲載されるべきであるという基本方針がこのような「仕分け」のある構成に繋がったことは述べておきたい。

　DSURガイドラインでは，DSURがさまざまな立場の治験依頼者が作成する報告書をカバーできるような仕組みも検討された。DSURを作成する機会が最も多いのは医薬品の臨床開発を行う製薬企業であり，この場合は企業が有する治験薬の安全性情報のすべてを包括的に評価できるよう，1つの有効成分に対し1つの報告書を作成することが推奨される。一方，アカデミアのメンバーが医師主導治験のDSURを作成する場合，治験薬の非臨床データや製造に関するデータ等を有していないことから，これらのデータは掲載なくともよいといったことがガイドラインで示されている。また，1つの有効成分に複数の治験依頼者が存在する可能性も考慮し，治験依頼者がその他の治験依頼者によって実施された臨床試験で得られた新たな安全性上の問題についても可能な限り情報を収集し，これを考察に含めるように指導されている。

2.2 ICH E2Fガイドラインの構成と内容

　ICH E2Fガイドラインは3部構成になっており，DSURの目的等を述べた緒言（Introduction）に続き，DSUR作成・運用にあたっての一般原則，そしてDSURの構成と各項で記述すべき内容に関するガイダンスで構成されている。また，ICHワーキンググループは参考資料として架空の治験薬を題材にしたExample DSURを2通作成した。1つは製薬企業等が治験依頼者となって作成したDSURの事例，もう1つは医師主導試験等の事例で，これらはICHウェブサイトに掲載されているので，参考にしていただきたい。

　実際に作成されるDSURの構成は大きく3つに分かれており，前段（第1項〜第6項）が

製品の臨床開発の実施状況，中段（第7項～第17項）が当該調査期間中に得られた各種の安全性に係るデータや情報，そして後段（第18項～第20項）が分析，評価，結論となっている（図1）。規制当局が標準的なフォーマットでDSURを受領できるよう，E2Fガイドラインで規定されたDSURの構成は変更しないこととなっている。製品によっては該当しない項，情報やデータが存在しない項がある場合も（例：全世界で未承認の治験薬のDSURにおける「市販後の使用経験に基づく安全性情報」の項）についても，削除せず，該当する情報がない旨を示すこととなっている。また，DSURの冒頭には当該DSURに記載されている重要な情報のサマリーを記載したエグゼクティブサマリーが作成される。このエグゼクティブサマリーは倫理委員会やその他のステークホルダーから治験薬の年次報告を求められた場合に独立した文書として提出することが可能となっている。

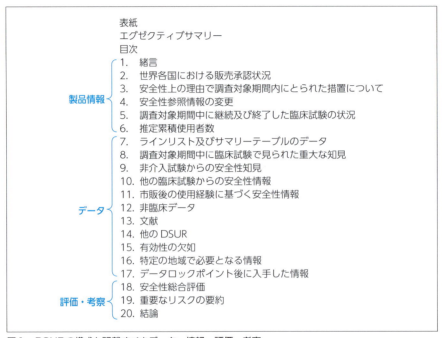

図1　DSURの構成と記載すべきデータ・情報，評価・考察

　DSURで最も重要なパートは1年間を通じて得られた安全性情報に基づく考察である（第18項～第20項）。第18項の「安全性総合評価」では1年間の評価期間に得られたすべての関連する安全性情報をこれまでに知られていた当該治験薬の安全性情報と比較し，簡潔かつ包括的に評価することが求められている。また，第19項「重要なリスクの要約」はDSURで新たに追加されたコンセプトであり，当該治験薬に関する重要な確立されたリスク，潜在的リスクに関する累積情報をリスクごとに簡潔に示すこととなっている。ここで言う「重要なリスク」とは市販後の製品情報で禁忌，警告，重大な基本的注意等につながるおそれのあるリスクが該当する。重要なリスクの表示方法としては表形式でも叙述形式でもよいとされており，表形式の例では，リスクごとに非臨床で得られたエビデンス，臨床試験で得られたエビデンスと現在進行中の臨床試験で講じられている当該リスクに対する検査項目や安全対策

を記載することとされている（図2）。また，第19項であげられたリスクは毎年DSURを作成する際に再評価し，最新の情報に基づきアップデートしていくこととされている。これにより，臨床開発期間を通じて治験依頼者がどのように当該治験薬のリスクを評価し，安全対策を講じてきたかを確認することが可能となり，本項はICH E2Eガイドラインでいう市販後のファーマコビジランス計画における「安全性検討事項」の基礎になると謳われている。DSURの最終項となる第20項「結論」では，この1年間で入手した情報がこれまでに知られた治験薬の有効性と安全性にもたらした変化に言及しながら簡潔に結論を述べることとされている。特に，新たに生じた安全性上の問題については，これに対処するために治験依頼者が講じた，または予定している安全確保措置について記述が求められる。

リスク	非臨床データ	臨床データ	措置
腎毒性*	ラットとウサギにそれぞれ 20mg/kg/日と 60mg/kg/日の用量で腎毒性が認められた。	薬剤Zは、アミノグリコシドと構造的に類似した系統薬のパラアミノグリコシドであり、腎毒性があることがわかっている。 第Ⅰ相試験：健康被験者にクレアチニン増加と蛋白尿があったため、それ以降の開発から100mgの用量が中止された。	第Ⅲ相試験（301）で、血清クレアチニン、eGFR、血中尿素窒素、尿検査をベースライン、1、4、12、48週目にモニターする。 ディップスティック法で2+以上の蛋白尿を発現した被験者に24時間蓄尿による尿蛋白排泄両測

この項では，重要な特定されたリスク及び潜在的リスク*（例：製品情報中の警告，その他の注意事項または禁忌につながるおそれのあるリスク）に関し，簡潔で累積的な問題ごとのリストを提示する。このようなリスクには，例えば，特定の分子構造や薬剤系統に関連することがわかっている毒性，非臨床または臨床データの蓄積に基づいた懸念事項などがある。各リスクを毎年再評価し，現在の情報に基づいて適宜再要約する。
ここに示す情報は医薬品安全性監視計画の安全性検討事項（ICH E2E）の基礎になる。

図2　ICH E2F DSUR　第19項

2.3 日本におけるDSUR

　ICH E2Fガイドラインの検討が開始された2006年の時点では日本には治験中の定期報告制度は存在しなかった。E2F検討期間中の2009年には6カ月ごとの治験薬重篤副作用等症例定期報告制度（6カ月定期報告）が導入された。その後，ICH E2Fガイドラインの完成を受けて，2012年12月に発行された通知「治験安全性最新報告について（薬食審査発1228第1号：平成24年12月28日）」及び「薬事法施行規則等の一部を改正する省令の施行に関する留意事項について（薬食審査発1228第11号：平成24年12月28日）」によって，6カ月定期報告と置き換わる形でDSURを含む治験年次報告が実装となった。

　日本において「治験安全性情報の年次報告」は3つの文書から構成されており，（ア）DSURのエグゼクティブサマリーと国内治験の状況と治験依頼者の見解をまとめた別紙様式1（治験安全性最新報告概要），（イ）別紙様式2（国内重篤副作用等症例の発現状況一覧），そして（ウ）ICH E2Fガイドラインに従って作成するDSUR（治験安全性最新報告）から構成される。

3　意義

　　DSURはグローバルに臨床開発を実施する企業にとって，既存の米国，EUの年次報告及び日本の定期報告が一本化されるという点で実用的な意義があった。また，治験依頼者が治験薬の安全性情報を包括的に評価した結果を規制当局と共有することで，継続中の臨床試験において被験者の安全が確保されていることを各国の規制当局が同時に確認することができるようになったことも，医薬品の国際的臨床開発がより一般的になる中で，大きな意義があろう。また，EUにおいては，治験薬の副作用報告で「既知・未知」を判断する安全性参照情報（Reference Safety Information）の改訂を原則としてDSURの提出に合わせて行うよう推奨されるなど，DSURは安全性情報の集積評価報告書の存在を示している。

［渡部ゆき子］

2.3.2 その他の有効性分野のガイドライン

E6 GCP（医薬品の臨床試験の実施基準）

はじめに

医薬品の承認申請の際に必要なデータを取得するための臨床試験を実施する際のガイドライン、ICH E6（医薬品の臨床試験の実施基準）は1996年6月に発行されたICH E6（R1）がいわゆるICH-GCPとして活用され、本邦においてもこのガイドラインに基づいてGCP省令等の規制体系が整備されてきた。しかし、このガイドラインが発行されてから10年以上が経過し、その間に日本を含めた世界の臨床試験はさまざまな技術革新等の影響を受け、ITシステムの利用など新しい仕組みや、Risk Based Approachなどの新しい概念の導入等が進み、ICH加盟地域において各種の臨床試験を実施するためのガイドラインが発行されてきた。そこで、FDAの提案により、これら各地域で発出されたガイドライン等を網羅し、ICH-GCPの近代化を図るための議論が開始され、2014年より改訂作業のためにExpert Working Group（以下、EWGと記す）が編成されて検討が開始された。その後、2016年11月の大阪会議にてICH E6（R2）Step 4となり[1]、2017年11月時点では欧州では法制化されStep 5に至っている[1]が、本邦ではStep 4である。

1 提案の背景

ICH E6（R2）（以下、E6R2と記す）は、ICH加盟国となる日米EUの三極の合意により2014年から改訂作業が開始されたが、改訂作業には日米EU以外の規制当局も参加し、Step 4に上がる際にはカナダ及びスイスの規制当局も署名している。また、Step 4に至る検討過程においては、ブラジル、台湾、韓国等の規制当局の関係者もEWGにオブザーバーとして参加しており[2]、ICHの法人化に先んじて多くの地域関係者により検討されたガイドラインとなった。

今回の改訂に際し、E6R2の作成検討の初期段階でICH E6（R1）（以下、Originalと記す）の修正要否と追記の形式が議論され、Originalの記載は変更せず、追記のみに留めるとの方針が確認された。併せて、追記のスタイルも検討され、追記箇所が多岐にわたるとともに、追記箇所とOriginalとの関係性が読み難くなることが懸念され、"Originalの条項にそのまま

追記・補足事項を記載する"もしくは"新たな条項番号を加えて追加事項を記載する"の，いずれかの方式で補遺として新規の内容が追記される方法が採用された。

2　E6R2の目的

　ICH E6は医薬品の承認申請に使用される臨床試験の基本的原則について規定されたものであり，先に述べたように日米EUの三極において，共通の規制要件下で実施された結果を相互に受け入るための臨床試験実施の基本原則であった。それが三極以外でも本ガイドラインを自国の規制として受け入れ，自国以外の地域で実施された試験の結果を活用できることから，医薬品の開発戦略上での重要なファクタとなり，開発期間の短縮やリソースの削減，多くの地域での安全性情報を適切に収集して評価することが可能になる等が期待される。現時点でICH加盟国は日米EUの三極から増加の一途をたどり，ICH自体に加盟していなくとも，E6R2を遵守して試験が実施されることが保証されれば，Multi Regional Clinical Trial（国際共同試験）に参加することも可能である。また，当該ガイドラインが1つの規範として全世界的に機能すれば，従来は地域ごとに開発計画が策定され，それぞれの開発計画に基づいて異なる時間軸で重複し，複数個所で開発が進められていたものが，世界レベルで一本化されることとなり，その結果，新しい医薬品が従来よりも早期に患者さんの手元に届くことに貢献するとともに，医薬品の開発がより効率的に実施されることとなり，医薬品開発全般に寄与することが期待されている。

3　主要ポイント

　今回の補遺としてOriginalに26カ所が追記された。追記された内容は，日米EUの三極で発出されたガイダンスや事務連絡等で示された臨床試験に対する新しいアプローチを中心とし，Originalに記載がない定義，概念，プロセス等を補完情報として盛り込んでいる。
　ここからはE6R2の概略を紹介する。

3.1. INTRODUCTIONとGlossaryの概要

　INTRODUCTIONには，重要なメッセージが記載された。"Risk Management""Electronic records""Efficient approaches"等に代表される新しい概念や注視するべきポイントが記載され，画一的なアプローチではなく，適切に管理されて明確な意図を持ったフレキシブルなシステム（体制）構築が望まれることが読み取れる。これは，臨床試験の規模の拡大化，試験の複雑化，各種のITシステムの利用増加等の対価として，担保しなければならない仕組みが増加しているとの実情を反映している。それらの課題を克服するために，Risk Managementの導入を軸としたQuality Managementの変革やモニタリングの効率化が提言され，一律のアプローチから脱却し，試験内容に応じた最適化が重要である旨が示唆されている。また，各種の記録の保存や管理に関しても，紙や電磁情報など形式や媒体が多様化していることから，適切な情報管理と対応方針の決定に労力を割くべきとの考えも含まれている。

3.2. Sponsorに関する内容

　Sponsorに関連して記載された内容が，E6R2の最大のポイントであろう。5.0 Quality Managementとして，Sponsorはすべての過程において品質をマネジメントするシステム（体制）を構築する旨が記載され，Risk Based Approachの利用が求められている。また，5.18 Monitoring，5.20 Noncompliance等も新しい概念が記載されている。

3.2.1. 臨床試験におけるQuality Management System

　臨床試験におけるQuality Management System（以下，QMSと記す）の構築と実行が記載された。QMSの概念は，既にICHガイドラインのQシリーズに用いられており，Riskに基づくアプローチは新しい概念ではないが，管理対象となるプロセス，指標，得られる成果物や顧客のニーズ等はQシリーズとは異なる。そのため，臨床試験に適応した品質マネジメントを意識し，"臨床試験におけるQMS"を意識することが，円滑に導入するポイントになると考える。

　用語についても注意が必要であろう。例えば，QMSで用いられる"Risk"という用語は既に臨床試験で使用されているが，QMSでは，「被験者もしくは患者に対する安全性上で留意するべき事項」の意味で使用されているのではない。同じ用語でも異なる意図で使用されていることに留意し，用語自体を適切に使用することが必要であろう。その際，過去の誤った用語の使用も正す必要があると考える。

　QMSにおいて，Risk Based Approachを使用する旨が5.0.1項以降に段階的なプロセスが記載されたが，5.0.1以降のアプローチは"準備期間""実行期間""終了期間"に大別が可能であることから，一般的な臨床試験のプロセスに対比させて，時期ごとにシステムを構築することをお勧めする。

3.2.1.1. QMS準備期間

　QMS準備期間では，各臨床試験で実施するさまざまな品質マネジメントにおける活動等を決定する期間になる。

　5.0.1 Critical Process and Data Identificationとして，品質マネジメント上で重視する重要なプロセスと重要なデータを抽出することから作業を開始する。臨床試験において共通化可能な事項と当該試験に特有の事項に分けて検討することが効率的であろう。次に，5.0.2 Risk Identificationとして，前段階で特定されたプロセスやデータをRiskとして特定する作業に進み，試験の実施体制（システム）について検討を実施する。その際，試験特有の特殊機器の使用や，新しいITシステムの導入，外部業務委託業者の利用等も，当該試験特有のRiskに該当することに留意する。併せて5.0.3 Risk Evaluationとして，抽出されたRiskの重要性とエラー発生の予測の考察・評価を行い，検出することの容易さを含めてRiskの順位を決定して，Riskの評価を完了する。

　Riskを評価した後に，5.0.4 Risk Controlとして，Riskの低減・軽減のための方策を立案する。臨床試験では"モニタリング"がRisk低減策の一例であるが，これに限定されるものではない。複数の手法を組み合わせて，総合的にRisk Controlを行うとの意識が必要となり，い

わゆるOn-siteモニタリングのみがモニタリングであるとの概念を払拭することも必要になる。また，Riskの状況把握のために，どのような指標（Key Performance Indicator，以下，KPI）を用いて臨床試験の経過を観察・確認し，どの程度のエラー等を許容するか，いわゆる品質許容限界もこのタイミングで設定する。

　これらRisk Managementの活動は事前に文書化することが求められており，品質管理の計画書の策定をもって，事前準備が完了したことになる。

3.2.1.2. QMS実行期間

　QMS実行期間では，準備段階で策定された手順書等に従い各種のアクション（Risk Control活動）を実行し，アクションの結果等の記録を整備する。Risk Control活動に伴う情報の共有が5.0.5 Risk Communicationになる。Risk Communicationにおいては，5.0.6 Risk Reviewにおける評価活動と連動させて，共有情報の設定，情報の集約と情報管理のプロセスを構築することが合理的であろう

　5.0.6 Risk Reviewであるが，アクションの結果の定期的レビューとして，アクション自体の実施状況，アクションによる制御（Control）状況，事前の品質許容限界を逸脱した事項の評価と追加アクションの実施状況等について定期的に評価を行い，事前に想定したシステムが機能していることを検証する作業になる。

　さらに，試験の実施においては，各種の問題（Issue）が生じることは容易に想定されるが，発生したIssueは適切に管理される必要があり，QMSの一環としてIssue Managementが適切に管理されることも重要である。

　Risk Controlは分業化されることが想定され，情報や記録等は散在することが想定されるため，それらを体系的に管理することが重要になる。併せて，管理方法が複数存在すること自体がSystem Riskになることから，適切な情報集約および管理システムの構築が情報管理の要となると考える。

3.2.1.3. QMS終了期間

　最終段階として，Risk Managementに関するすべての活動を概略的に報告することが，5.0.7 Risk Reportingとして求められている。準備段階で重視したRisk Managementのポイント，KPIやその許容限界の基準，発生した重要な逸脱事例及びその重要な逸脱に対して実施された対応について概略をまとめ，最終的に依頼者として品質管理上の観点から総合評価を付して文書化し，Clinical Study Report（以下，CSRと記す）9.6項に記載する。その際，ICH-E3 CSR作成ガイドライン[3] 10.2項"治験実施計画書からの逸脱"についての記載とは必ずしも内容が一致するものではないことに留意する必要がある。

3.2.2. Monitoring関連

　Originalに規定されていた中央モニタリングに関して，5.18 Monitoringに詳細が記載され，On-site Monitoringと組み合わせた効率的なモニタリングの実施について記載された。本来，Monitoringは「監視すること」であり，適切に試験が進行していることを確認する行為

を意図していると考えるべきだが，E6R2 Step 3に対するパブリックコメントやJPMAに寄せられた質問からは，モニタリングはOn-siteモニタリングのみを示していると理解されている傾向が伺われた。そのため，今回の一連の記載は，従来の治験や臨床試験で使用されてきた"モニタリング"と称される用語を再認識するのに良い機会になるであろう。

中央モニタリングに関しては，従前よりElectronic Data Capture（以下，EDC），すなわちITシステムを活用したリアルタイムのデータ確認は実施されていた。それに加え，データの傾向分析，変動特性，一貫性，施設間差等についても統計学的に評価することが記載され，使用するITシステムもe-CRFに限定されず，EDC，IWRS等，データの収集や試験の管理等に使用する各種のITシステムを利用することで，より広域のモニタリングを行うことが示唆された。併せて，中央モニタリングに従事する方は"適切に資格を有し，訓練を受けた者"であり，組織の帰属にとらわれる必要はなく，要件を定義して業務内容を明確化し，適切に人員を指名すれば，ITシステムの操作担当者と当該データを評価する者も分業可能と考える。

これらを踏まえると，臨床試験（治験）のモニタリング活動は，"業務""役割""要件"を適切に事前に定義し，それに基づいて適切なトレーニングを設定して記録するとの，総合的なリソースマネジメント体制が，モニタリングに求められる管理体系と考える。

さらに，モニタリングの手法が多様化したことから，5.18.7 Monitoring Planとしてモニタリング活動の計画書も改めて記載された。従来から手順書の策定は求められていたが，On-siteモニタリングでも間隔や内容をRiskに応じてFlexibleに変化させる手法が採用され，中央モニタリングも多様化していることを踏まえると，具体的な手法，採用した根拠を事前に明確に定義し，具体的な手順書の策定が不可避になる。そのため，Monitoring Planが，モニタリング関係者の個々の活動を明確にするとともに，モニタリングの再現に重要な根拠資料となり，信頼性を確保するために重要な書類にもなると考える。

また，"日常診療で実施しない評価等"を当該試験で実施する場合には，当該試験特有のトレーニングとして，実施や実施記録の確認など，試験の特殊性を考慮したトレーニング計画もモニタリングと共に包括的に管理されるべき事項になる。

3.2.3. Noncompliance

5.20.1 Noncomplianceに，Corrective Action Preventive Action（以下，CAPAと記す）の取り組みについて記載された。既にFDAが臨床試験においてもCAPAについての取り組みを進めており[4]，臨床試験においてもCAPAに関する活動は重視されている。CAPAのプロセス自体は複雑ではないが，運用には課題がある。そのため，CAPA Managementにおける課題は後述する。

3.2.4. Contract Research Organization

5.2.2項に，Sponsorの業務を第三者に委託した場合において，再委託した内容についても適切に監督する旨が記載されている。本邦においてもContract Research Organizationにおいて一部の原資料の紛失が平成24年GCP研修会で報告されているが[5]，同様の事象は他の地域でも発生していると思われ，懸念事項とされているのであろう。この記載は，新たな

Actionを求めるものではなく，注意喚起と捉えている。

3.3. Investigatorに関する追記された内容

E6R2において，Investigatorに記載された項目は多いものではない。

3.3.1. Adequate Resource

4.2.5項に，Investigatorの業務を第三者等に委託した場合において，Investigatorは適切に監督する旨が記載された。GCP省令39条の2に規定される業務委託の契約に関連した注意喚起と捉えることも可能であり，Sponsorとなる治験依頼者も過剰に反応する必要はないと考える。

4.2.6項として，Investigatorの業務を第三者等に委託した場合に，Investigator/ Institutionは，1）個人または第三者が要件を満たしていること，2）実施された業務の保証とデータの完全性，について保証する旨が記載された。1）要件の保証については，臨床的知識，GCP等の規制の熟知を基本とし，当該試験特有の業務ならびに委託された業務を熟知している方が適切に業務に従事していることが要件になるであろう。一方，事業者に業務が委託される場合には，契約書に基づいて当該業務が実施され，委託された業務の実施経緯が確認可能な状態であることが重要であろう。そのなかで，個人や事業者を問わず，業務を担う担当者においては，要件を満たしていることを証するために，職務経歴書やトレーニングの受講記録等が資格要件の一部として扱われると考える。

次に，2）実施された業務の保証とデータの完全性についてであるが，これについては適切に成果物が作成されるプロセスと，適格な成果物が納品されることの確認が重視されると考える。業務プロセスを適切に遂行するための手順書等による制御，第三者による認定制度，業務手順書，ITシステムのバリデーション記録等を含めた結果の信頼性を担保するための記録がプロセス確認では必要となり，データ等は正確性や精度についての検証記録が必要になると考える。

3.3.2. Records and Reports

4.9.0項として，原データの記録保存の原則が追記されたが，記載された内容は，既にFDA，EMA等が発出している[6,7]内容に相違はなく，臨床試験の関係者には既に周知のALCOAの概念である。既に過去数年にわたり議論がなされていることから，特筆する必要はないと考える。

3.4. SponsorとInvestigator両者に関係する内容について

SponsorならびにInvestigator両者に関係する補遺は，8.1 Introductionである。

3.4.1. 原則の適用について

2.10項に"本原則は媒体を問わず，すべての記録に適用する"旨が記載された。これは，Original 2.10項に，情報の正確性と保存性について定義されていたが，現時点のように多様

な情報が記録として使用されることは想定されていなかったためであろう。特に本邦におけるER/ES指針[8)]や米国におけるCFR Part 11[9)]に代表される概念は，IT化が進められた現状では不可欠な要素である。

3.4.2. Essential Documents: Introductionについて

8. ESSNTIAL DOCUMENTS FOR THE CONDUCT OF A CLINICAL TRIAL中にある，8.1 Introductionに5項目の補遺が追記されている。なお，本項ではDocumentsとRecordsを，包括的に説明する場合は"文書等"と明記する。

3.4.2.1. 記録の管理

臨床試験を実施する際に発生した記録もしくは用いられた文書等は，体系的に保存管理する旨が記載された。文書等の管理は，臨床試験の経緯の再現性上の観点から重視され，適切に保管場所と保管対象となる文書等が特定／整理されて管理され，必要な際に取り出すことができることが求められる。この概念は，紙や電子との媒体に左右されるものではなく，すべての文書等について計画段階で管理計画書が作成され，それに基づいてタイムリーに保管され，試験終了後も管理計画書や管理台帳に基づいて取り出すことが可能な状態で保存されることが前提とされている。

3.4.2.2. 記録の一覧

Original 8.2項以降に，臨床試験を実施する際に発生する文書等の一覧が例示されているが，それにとらわれることなく，体系的かつ個々の臨床試験に特化して管理するべきとの意図が記載された。既に本邦においては事務連絡[10)]で文書等の一覧にとらわれる必要はないとの概念は通知されており，特筆することはないと考える。

3.4.2.3. データの独占禁止

第3段落として，症例報告書に記載され，報告されたデータについて，Sponsorが独占的に管理してはならない旨が記載されている。これは，Investigatorが有するe-CRFに対するアクセス権を治験依頼者が勝手に遮断すること，紙の症例報告書を使用する場合においてもSponsorが勝手に修正期限を設定することを禁じていると捉えれば良い。いかなる場合においても事前に合意された期限までは，Investigatorは提出したデータについて管理権限を有しており，必要な際はいつでも修正等が可能であるとの意図である。また，症例報告書を用いて報告されたデータを，Sponsorが勝手に修正，追記・削除等の加工を行うことが禁じられているとの意図も含まれる。Sponsorがデータの集計ならびに集計方針等を策定することを禁じているのではないため，これらを混同しないように留意する必要がある。

3.4.2.4. Certified Copy

第4段落として，Certified Copyの利用方針が示された。Original Recordは重要であるが，適切に管理された複製情報を組み合わせることにより，より効率的かつ適切な記録やデータ

の管理が可能になり，記録の媒体としても紙や電子を意識的に使い分けることが可能になるとの考えから，Certified Copyの活用が示唆されている．

3.4.2.5. Control of the Documents and Records

治験責任医師／実施医療機関は，文書管理の体制を構築すると共に，臨床試験のすべての段階，すなわち試験を終了した後においても，文書等の管理を適切に行うように記載された．Originalにおいても試験終了後の記録の保存は記載されていたが，試験の終了後の管理体制が明確に記載されていないための注意喚起と捉えている．

4 今後の展開における留意点

今回のADDENDUMは，既に本邦を含めた各極でガイドライン等として発出された内容を中心に構成されていることから，実務的にあまり課題は多くないと捉える方もいる．しかし，内容はシンプルであるが，将来的には非常に大きな課題と検討の必要性が問いかけられていると考えており，その最大のポイントが5.0項におけるQuality Management Systemの構築である．

QMSの構築については，Risk Basedのアプローチを取り入れる旨が記載されているが，この体制構築は時間とノウハウを要するであろう．QMSは"総合的なQuality Management体系"であり，多くの機能，多くの役割，多くの要素を組み合わせ，その結果を全体として評価しなければならず，言い換えれば"全社的な取り組み"として機能しなければ，本来の主旨から遠いものになる．そのため，明確なゴールイメージの共有と，個々の機能と役割の現状評価や，品質マネジメントの重要性の認識と必要性の認識の共有が不可欠で，特に経営陣やハイレベルの役職者も含めた"総意"の取り組みが成功の鍵になる．

また，"質"の定義や理解も重要であり，KPI等の指標や品質許容限界を適切に設定し，定期的に指標を観測して評価し，関係者で適切に情報が共有され，臨床試験や治験の実施体制や試験の内容的な課題が適切に制御されている状態が保持されることが期待される．

さらに，体系化された総合的なQuality Managementは，Sponsorとなる治験依頼者に限定された活動ではない．臨床試験においては，すべての関係者が適切に分業されて，1つの体制として試験を実施するとの理解と実行が必要になる．すなわち，従来のような『治験依頼者』『治験実施医療機関』との縦割り的なアプローチではなく，両者が同等に品質を管理する体制が求められると認識する必要があり，関係者全員のマインドセットが成功への鍵になるであろう．

加えて，E6R2の概念を正しく理解することや，新たなノウハウの獲得も必要になる．例えば，Risk Based ApproachやCAPAのプロセスである．CAPAのプロセス自体は複雑ではないが事案の調査・分析，発生原因の特定，是正と再発の防止策の策定などの活動は，ノウハウがなければ運用は難しい．併せて，個々のプロセス，仕組みや様式，関係者の特定や情報の評価体系等，規模や体制に応じたシステムを構築しなければならない．また，実際に発生するIssue等は，原因が単純であることはまれであり，複数の要因が絡むことが想定される．

このように，QMSにおいては各所で正確な理解，スキルの習得，ノウハウの醸成等が円滑な活動には不可欠であることから，適切なシステムの構築と個々の能力開発が今後の課題であろう．

おわりに

　E6R2について述べてきたが，臨床試験に関わる方々には，表面的な対応だけではなく，より根本的なマインドセットが必要になる時期と考えている．外的要因として，ICH事務局からGCP Renovationの取り組みがアナウンスされ[11]，既存の臨床試験の仕組み自体を見直そうとしている．また，臨床研究のデータや，治験以外の枠組みで実施された臨床試験のデータを用いて，医薬品としての安全性と有効性の評価に利用する，新しい医薬品承認プロセスが議論されている．これらを鑑みると，治験を依頼する側と治験を実施する側との境界を前提として議論する時代はそろそろ終焉をむかえ，これからはすべての臨床試験の関係者が，同一の理解の基にシームレスなプロセスを構築して臨床試験を実施する時代になると考えている．このような未来を想像すると，今回のE6R2ならびにE6R2に伴う国内のGCP省令等の規制改正が，総合的なQuality Managementの体制構築には非常に重要な出発点になると考えている．

［松下　敏］

■参考資料

1) ICH医薬品規制調和国際会議，医薬品医療機器総合機構Webページ，「ICH-E6 GCP（医薬品の臨床試験の実施基準）」より
   [https://www.pmda.go.jp/int-activities/int-harmony/ich/0028.html]
2) 日本製薬工業協会，委員会からの情報発信，ICHプロジェクト，即時報告会，第32回ICH即時報告会Webページ，「10_E6（E2）臨床試験実施基準（GCP）」より
   [http://www.jpma.or.jp/information/ich/conference/ich150723.html]
3) ICH医薬品規制調和国際会議，医薬品医療機器総合機構Webページ，「ICH-E3 治験報告書」より
   [https://www.pmda.go.jp/int-activities/int-harmony/ich/0025.html]
4) U.S. FOOD & DRUG ADMINISTRATION Webページ，「Corrective and Preventive Actions（CAPA）」より
   [https://www.fda.gov/ICECI/Inspections/InspectionGuides/ucm170612.htm]
5) 平成24年度 医薬品・医療機器等GCP/GPSP研修会，「新医薬品の適合性書面調査及びGCP実地調査について」より
6) U.S. Department of Health and Human Services Food and Drug Administration（FDA）：Guidance for Industry- Computerized Systems Used in Clinical Investigations, May 2007
   [http://www.fda.gov/downloads/Drugs/GuidanceComplianceRegulatoryInformation/Guidances/UCM070266.pdf]
7) EMA："Reflection Paper on expectations for electronic source data and data transcribed to electronic data collection tools in clinical trials", June 2010.
8) Federal Register：FDA 21 CFR Part 11：Electronic Records Electronic Signatures, Final Rule" 1997 March 20.
9) 医薬品等の承認又は許可等に係る申請等における電磁的記録及び電子署名の利用について（厚生労働省医薬食品局長 平成17年4月1日通知）
10) 治験に係る文書または記録について（厚生労働省医薬食品局審査管理課，事務連絡　平成25年2月14日通知）
11) ICH Reflection on "GCP Renovation"：Modernization of ICH E8 and Subsequent Renovation of ICH E6,

ICH Webページ，News roomより
〔http://www.ich.org/ichnews/newsroom/read/article/ich-reflection-on-gcp-renovation-modernization-of-ich-e8-and-subsequent-renovation-of-ich-e6.html〕

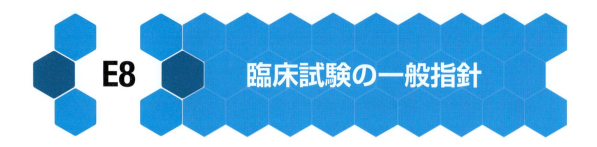

1 提案の背景

1997年7月にStep 4の合意がなされたICH E8は，国内では「臨床試験の一般指針」として広く活用されてきた。このICH E8が1997年に出されて以来，約20年改定が行われることなく活用されてきたことは，本ガイドラインが将来を見据えた形で内容と構成を考えて作成されていたという証と考えられる。しかしながら，約20年経過することにより臨床試験や医薬品の開発手法などが多様化するとともに，被験者の保護，データの信頼性確保を大前提にした効率化を促進させる必要性も強く認識されるようになってきた。

ICH E6（R2）が2016年11月にStep 4に至っているが，その過程で実施された2016年2月のICH E6（R2）案に対するパブリック・コンサルテーションの際に，5つの研究組織と22カ国119名の研究者からなる国際コンソーシアムからICHとEMAにコメントが寄せられた[1]。コメントでは「多様な状況下，多様なデザインの研究に参加する被験者へのさまざまなレベルのリスクに対して，現在のGCPは十分に配慮されていない」という点や，「そのようなリスクに対応する柔軟性を許容すべきである」といった点にも触れられており，その意見に応えるような形でGCP刷新への提案に繋がっている。これらの意見は，ICH E8の近代化を進めるためには非常に重要な意見であったと考えられる。

このGCP刷新の提案は，「ICH Reflection on "GCP Renovation"：Modernization of ICH E8 and Subsequent Renovation of ICH E6」というタイトルで2017年1月から3月にかけてICH本部によってパブリック・コンサルテーションが実施された[2]。GCP刷新に関するリフレクションペーパーで掲げられているゴールは「多様化が進む臨床試験デザインやデータソースにも対応した『適切で，柔軟な指針』を提供すること」とされている。この意図するところは，臨床試験の目的や状況に応じて満たすべき基準は変わるため，その目的や状況に合わせて柔軟に対応できるような指針を作成する必要があるということである。このICH E8改定は，同リフレクションペーパー中でGCP刷新活動の第一弾として位置付けられており，ICH E8改定案を踏まえてICH E6改定が検討されることになる。

以上の背景のもと，2017年11月のICHジュネーブ会議にて，GCP刷新活動の最初のステップであるICH E8改定に関するコンセプトペーパーとビジネスプラン策定のため，非公式作業部会が招集され，ICH E8改定の検討（以下，ICH E8（R1））が開始された。

2 主要ポイント

　提案の背景で述べた問題点を解決するために，非公式作業部会での議論を経て，ICH E8（R1）では以下の3点に取り組むことがコンセプトペーパーに記載された。

　1点目が「critical-to-quality factors（CTQ；質に重大な影響を与える要因）」を特定し，臨床試験の質（クオリティ）を検討する際に考慮すべき，基本的な一連の要因を提示することである。CTQには例として，登録基準，盲検化，対照群の種類，アウトカムの確認，施設の適性確認，安全性モニタリング，統計解析，試験薬の管理が含まれる。試験デザインの段階でCTQを特定するというプロセスはICH E6（R2）に盛り込まれたRisk Based Approachの考え方にも繋がっており，このCTQの概念をさまざまなタイプの臨床試験に適用することが，試験結果の意義や信頼性を高め，被験者を保護することにもつながる。

　2点目が多様な試験デザイン，多様なデータソースを対象とする点である。現在のICH E8には，表1に「目的による臨床試験の分類」，図1に「開発の相と試験の種類の関係」が掲載されている。表1は試験の種類（治療的使用，検証的試験，探索的試験，臨床薬理試験）ごとに試験の目的，試験の例を示した表であり，図1の横軸は開発の相（第I相から第IV相まで），縦軸は試験の種類となっている。これらの図表の改定の必要性について，現状の医薬品開発や今回の改定で盛り込まれるCTQの考え方に基づき，ICH E8（R1）で議論されることになるであろう。

　3点目が他のICHガイドラインとの関連性を示す点である。現状のICH E8にも他のICHガイドラインとの関連性が簡潔に記載されているが，約20年前に存在していたガイドラインを対象にしているため，現状のガイドラインの構成に沿って書き換えられることになる。また，今回E8（R1）にCTQの概念が盛り込まれることにより，Fit-for-purpose data quality（データの質を試験の目的に応じて最適化すること）についてもICH E8（R1）で議論されることになるであろう。Fit-for-purpose data qualityをモニタリングや施設の査察でどのように適用するかについてはICH E6（R2）の改定やICH E19で詳細が示されることになるため，ICH E8（R1）では概要を記載し，臨床試験の計画・実施に関する他のICHガイドラインとの関連性を示すことが期待される。

　ICH E8（R1）のビジネスプランにはkey milestonesが記載された。2018年6月と11月のface-to-face会議を経て2019年第1四半期までにStep 2b，2020年にStep 4を予定している。また，ICH E8（R1）とその後に予定されているICH E6（R2）の改定作業は，医師主導臨床試験を実施している研究者などの他のステークホルダーに大きな影響を与えることになる。そのため，他のステークホルダーとICH E8ガイドライン改定案について意見交換する機会をパブリック・コンサルテーション終了時に設ける予定としている。

　2017年11月16日のICH総会にてコンセプトペーパー[3]とビジネスプラン[4]が承認され，これによりEWGが組織された。

3 意義

　約20年間改定されていなかったICH E8であるが，臨床試験の多様化，データソースの多

様化を踏まえ，近代化すべく生まれ変わることになる。今回の改定で，試験デザインの段階において，その臨床試験で満たすべき質（クオリティ）を定義するというCTQの概念がICH E8（R1）に盛り込まれ，臨床試験の多様化を踏まえた構成に変更される。コンセプトペーパーには，以下の4点がICH E8（R1）によって期待される点として述べられている。

- 臨床試験の質に注意を払うことによる試験結果の信頼性の向上
- 被験者保護やデータの信頼性（ICH E6），統計的観点（ICH E9）など，他のICH有効性ガイドラインで個別に取り上げられている，試験デザインや試験計画を検討する際に考慮すべき事項の統合
- 試験計画や試験デザインの際に考慮すべき重要な事項にCTQを含めることによる，ICH有効性ガイドラインの有用性の向上
- 試験目的に整合したCTQを活用することによる，多様な試験タイプやデータソースに基づく，臨床試験のデザイン及び試験実施の質の改善・促進

これらの期待される点に加え，提案の背景で述べたとおり，ICH E8（R1）の活動はGCP刷新活動の最初のステップであるという点で大きな意味を持つ。

［松下泰之，近藤充弘］

■参考資料

1) Updated open Letter to EMA & ICH：From 5 research organizations and an international consortium of 119 health researchers in 22 countries, 26th February, 2016
2) ICH Reflection on "GCP Renovation"：Modernization of ICH E8 and Subsequent Renovation of ICH E6, January 2017, http://www.ich.org/fileadmin/Public_Web_Site/ICH_Products/GCP_Renovation/ICH_Reflection_paper_GCP_Renovation_Jan_2017_Final.pdf
3) Final Concept Paper ICH E8(R1)：Revision of General Considerations for Clinical Trials, dated 14 November 2017, http://www.ich.org/fileadmin/Public_Web_Site/ICH_Products/Guidelines/Efficacy/E8/E8_R1__Concept_Paper_Final_2017_1114.pdf
4) Final Business Plan ICH E8(R1)：Revision of General Considerations for Clinical Trials, dated 14 November 2017, http://www.ich.org/fileadmin/Public_Web_Site/ICH_Products/Guidelines/Efficacy/E8/E8_R1__Business_Plan_Final_2017_1114.pdf

E9(R1) 臨床試験における estimand と感度分析

はじめに

1998年に公表されたE9ガイドライン[1]（臨床試験のための統計的原則，以降，E9）は，臨床試験のさまざまな統計的課題について世界的標準となる考え方を示したものである。公表から約20年を経た今日でも色あせることのない，すべての臨床試験を行う上で参照すべき文書である。

ここで，最近の臨床試験の実態に即した統計的議論に基づき，新たに規定すべき事項があると欧州の規制当局が指摘し，2013年にE9(R1)が提案された。

2014年にexpert working group（EWG）設立，コンセプトペーパー[2]の承認を経て，2014年11月にリスボンで第1回目のEWG対面会議が開催された。その後，6回の対面会議を経て2017年にStep 2文書[3]が合意され，各国でパブリックコメントが実施されている（2017年12月現在。日本でのパブリックコメントの期間は2017年9月から2018年3月）。パブリックコメントを受け，最終化へ向けて議論を進める。

ICH活動のグローバル化に従い，E9(R1)では，日米EUの規制当局と製薬団体に加えて，カナダ，ブラジル，台湾の規制当局も参加しStep 1文書を検討した。その後，新たに中国，カザフスタンの規制当局も参加している。EWGは各組織の統計家で構成されており，Rapporteurは本ガイドラインを提案した欧州の規制当局の代表である Rob Hemmings氏，Regulatory chairはPMDAの安藤友紀氏が務めている[4]（2017年12月現在）。

E9(R1)は，Step 2合意までに3年以上という長期間を必要とした。これは，E9(R1)で扱うestimandの概念が，EWGで議論を開始した2014年時点では一般的でなかったことが原因のひとつである。また，現在までどの規制当局も関連ガイドラインを発出していなかったことも議論が長期にたわった原因であろう。他の多くのICHガイドラインのように，既に存在する各規制当局の考えを元に作成するのではなく，新たな考えをICHとして提示する必要があった。

1 提案の背景

多くの検証的試験で採用されるランダム化比較試験は，群間で予後因子の分布を類似させ，比較可能性を高める特性を持つ。一方で，ランダム化比較試験でも治療効果の説明と解釈を複雑にする事象（E9(R1)では中間事象と呼ぶ）が発現することがあり，この場合，単純な解析では適切に治療効果を評価できない。このような状況で，どのように「推定したい

もの (estimand)」を定め，解析すれば良いかを，E9 (R1) で考える。

E9 (R1) では，「estimand」という概念や「感度分析」に関する留意事項を示し，臨床試験の目的と，それに対応する試験デザインや解析方法をつなぐフレームワークを提供する。これにより，臨床試験の計画，実施，解析，解釈に関わる専門家，治験依頼者，規制当局との間で，明らかにすべき治療効果に関する共通認識を持つことを目指す。また，試験目的に応じた薬剤の治療効果を定量化し規制上の意志決定に役立てることに加え，患者や処方医といったさまざまなステークホルダーが必要とする治療効果を明確に説明可能にすることも狙いとする。

なお，E9 (R1) は，E9の修正ではなく，いくつかの事項を明確にし，拡張する補遺である。E9に関連し，ITT (intention-to-treat) の原則は常に優先すべきかという点，収集すべきデータと欠測データの関係，(被験者単位でなく) データ単位の取り扱い，安定性の概念の拡張としての感度分析の整理，さらに，estimandの構成に関する指針などを扱う。

以下，E9 (R1) の主要テーマである，estimandと感度分析の議論の背景を示す。

1.1 estimand

E9 (R1) では，臨床試験でのestimandに明確な定義を与えることを1つの目的とした。estimandという言葉はこれまでも数理統計学の分野では存在していた[5]が，現在議論しているものとは異なる概念であり，臨床試験の文脈では用いられていなかった。臨床試験でのestimandが注目されたきっかけは，FDAの要請で米国National Research Councilが2010年に公表した欠測データの予防と取扱いに関するレポート[6]に取り上げられたことである。このレポートで，estimandは臨床試験で特に重要な概念であり，事前の明確化が重要であるとされ，その後活発な議論がされている。コンセプトペーパーではestimandを「estimand ; the property that is to be estimated in the context of a scientific question of interest」，すなわち「関心のある科学的疑問として推定されるべきもの」としているが，厳密な定義はこれまでされていないため，E9 (R1) で明確な定義を与える。

なぜestimandを明確にする必要があるのか？ これまでもestimandという言葉自体は用いていなかったが，試験目的に合わせた試験デザインや解析計画を検討してきた。後述する中間事象も，中止例や欠測データの取り扱いとして一部は議論してきた。例えば，E9でも欠測データを含む治験実施計画書違反がデータ及び結論に影響することを指摘し，それがITTの原則によって回避できることを示していた。その一方で，「推定されるべきもの」を十分考慮することなく欠測データに対する解析方法を決定することで，推定される治療効果が曖昧であったり，推定される治療効果と試験目的との潜在的な不整合に繋がっていたりした恐れもあった。これを回避するためには，推定に影響する中間事象を考慮し，推定の対象とする治療効果，すなわちestimandを試験計画時に明示的に検討することが重要になる。

1.2 感度分析 (sensitivity analysis)

E9には感度分析という言葉は出てこないが，「安定性 (ロバストネス) とは，データ，仮定及び解析方針についてのさまざまな制限に対して全体の結論がどの程度変わり易いかに関

連した概念である。安定性は，異なる仮定又は異なる解析方針に基づいて解析を行った場合でも，試験治療の効果と試験の主要な結論は大きく影響されないことを意味している。」と述べられている。この安定性の概念を整理し，感度分析と補足的解析（後述）を切り分け，感度分析の適切な計画，解釈の枠組みを提供することがE9（R1）の目的である。

2 E9(R1)ガイドライン案の概要

以下，E9（R1）の概要をキーワードごとに示す。なお，今後の最終化へ向けた議論に基づいて内容が変わる可能性があることに留意いただきたい。

E9（R1）はE9と同様に統計的原則に焦点を合わせており，個々の統計的な手続きまたは手法の使い方を扱うものではない。また，考え方や留意点を示したもので，ある特定のストラテジーに基づいたestimandを常に推奨するような記載にはなっていない。Estimandについては試験ごとに臨床家や統計家など関係者で議論することが重要であり，規制当局との議論の対象にもなる。

2.1 フレームワーク

臨床試験の目的と計画，デザイン，実施，解析及び解釈の整合性と明確さを高めるためには，試験計画を順に従って進めるべきであり，図1に示すフレームワークをE9（R1）で提案した。Estimandとは「推定されるべきもの」であり，このフレームワークで重要な役割を果たす。試験目的に沿ったestimandを構成し，規定したestimandに基づき主要な解析方法を決定するとともに，後述する感度分析を計画する。

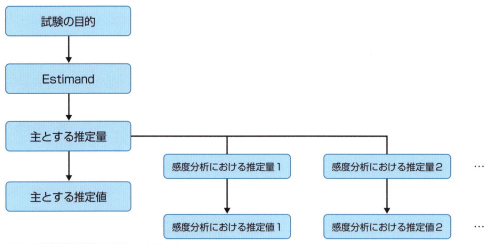

図1　E9（R1）で提案するフレームワーク

このフレームワークに従い試験計画を立案することで，治験依頼者と規制当局で共通の考え方を用いることでき，意思疎通をより良いものにすることも期待できる。

2.2 estimandの構成要素

estimandは，関心のある科学的疑問に対する答えを得るために，臨床試験で何を推定すべきかを詳細に規定するものであり，表1に示す要素で構成する．

表1　estimandの構成要素

> A. 対象集団，すなわち，科学的疑問の対象となる患者
> B. 科学的疑問の答えを得るために必要な，各患者について得るべき変数（又は評価項目）
> C. 関心のある科学的疑問を反映するために，中間事象をどのように考慮するかという説明
> D. 必要に応じて治療条件間の比較のための基礎となる，集団レベルでの変数の要約

治験実施計画書には，estimandとしてこれらの要素を明記する．従来「C. 中間事象の取り扱い」を「推定されるべきもの」という観点で明示することは少なかったと考えられるため，注意したい．なお，E9（R1）は統計的原則であり，治験実施計画書のどの箇所にestimandを記載すべきという記述はないが，多くの関係者が注目する試験目的の近くに記載するのが良いと筆者は考える．

2.3 中間事象に対応するためのストラテジー

中間事象（intercurrent event）とは，「治療開始後に発現し，変数を観測できなくする，または変数の解釈に影響を与える事象」であり，estimandと同じくICHガイドラインに初めて登場した言葉である．中間事象には，例えば，代替治療（レスキュー薬，治験実施計画書における併用禁止薬，または後続ラインの治療）の使用，治療の中止，治療の切り替えなどがある．中間事象への対応方法として，少なくとも表2にあげる5つのストラテジーがあり，複数の異なる中間事象に対応するために，単独で，または組み合わせて用いる．

表2　中間事象に対応するための5つのストラテジー

> **治療方針ストラテジー**
> 　中間事象の発現は問題としないものとする．つまり，中間事象の発現の有無に関わらず，関心のある変数の値を用いる
> **複合ストラテジー**
> 　中間事象の発現を変数の構成要素とする．つまり中間事象を1つ以上の他の臨床結果の指標と統合して関心のある変数とする
> **仮想ストラテジー**
> 　中間事象が発現しなかった状況を想定する．関心のある科学的疑問を反映する値は，定義された仮想的な状況において得られたであろう変数の値であるとする
> **主要層ストラテジー**
> 　対象集団を，中間事象が起こらないであろう主要層とする
> **治療下ストラテジー**
> 　中間事象の発現前までの治療に対する反応を関心の対象とする

E9（R1）案では，これらストラテジーの名称は参照を容易にするために用いている．治験実施計画書に記載する際には，「○○ストラテジーを用いる」とするのではなく，各中間事象

をどのように考慮するのか十分に記載する必要がある。E9 (R1) 案のA.7節に一般的な例が出ているので参考にしてほしい。

　Estimandは，試験の対象疾患や治療目標を含む個々の治療状況，及び個々の試験設定での臨床的な妥当性を考慮して構成する。さらに，推測のために信頼できる推定値が得られることを保証するために，試験デザインと統計手法の妥当性を検討する必要がある。統計家のみならず，臨床試験の計画及び実施に関与する臨床家やその他の専門分野の者も含む多分野にわたる検討になる。

2.4 感度分析と補足的解析

　E9 (R1) 案では，感度分析を「主とする推定量の，モデル化における仮定からのずれとデータの限界に対する推測の安定性を調べるために実施される，同じestimandを対象として，異なる仮定を用いた一連の解析」とし，E9の安定性の議論を明確にした。また，試験のデータをより十分に評価し，理解するために計画，提示または要求されるその他の各解析は補足的解析と呼ぶこととした。例えば，FAS (full analysis set) の解析に対するPPS (per protocol set) の解析は，感度分析ではなく補足的解析となることを指摘しておく。

　なお，PPSの解析は，E9に「治験実施計画書の遵守状況が試験治療及び臨床結果と関連している場合には，生じる偏りは重大なものとなるおそれがある」とある。E9 (R1) でも，その利用について一定の配慮が必要であることに変わりはない。E9 (R1) では，PPSの解析の役割を「治験実施計画書の違反や逸脱の程度が試験結果の信用度を損なわせていないかどうかを評価することに限定される」と示している。

おわりに

　E9 (R1) で扱う内容は，臨床試験の計画や解析はもとより，中間事象が発現した後のデータ収集の在り方，同意の取り方など，臨床試験の実施にもさまざまな影響を与える。例えば，欠測データは，「規定したestimandの解析に対して意味があると考えられるが，収集されなかったデータ」としており，単純にデータがなければ欠測とは考えない。また，従来十分区別してこなかった試験治療中止と試験中止（試験薬の投与中止に関わらず当該試験の評価中止）についても考慮する必要がある。このように，統計家だけでなく，臨床試験に関わる臨床家，その他専門家など，広く関係者が，estimandや感度分析を適切に理解することが必要不可欠である。

　なお，E9 (R1) は，考え方や留意点を示したもので，ある特定のストラテジーに基づくestimandを常に推奨していない点をあらためて強調したい。例えば，盲目的に，すべての臨床試験ですべての中間事象に治療方針ストラテジーを適用するようなことは避けるべきである。提案するフレームワークを用いて，規制当局を含む関係者と議論し，臨床試験の計画，デザイン，実施，解析及び解釈の整合性と明確さを高めていくことが重要である。

〔土屋　悟〕

■**参考文献**

1) E9 ガイドライン，STATISTICAL PRINCIPLES FOR CLINICAL TRIALS（1998）
2) Final Concept Paper E9（R1）: Addendum to Statistical Principles for Clinical Trials on Choosing Appropriate Estimands and Defining Sensitivity Analyses in Clinical Trials dated 22 October 2014
3) E9（R1）ガイドライン Step 2文書，Estimands and sesitivity analysis in clinical trials（2017）
4) E9(R1)EWG Membership List, http://www.ich.org/fileadmin/Public_Web_Site/ICH_Products/Guidelines/Efficacy/E9/E9-R1EWG_ExpersList_2017_0928.pdf
5) 竹村 彰通，現代数理統計学（創文社現代経済学選書），創文社（1991）
6) National Research Council（2010）. The Prevention and Treatment of Missing Data in Clinical Trials. National Academic Press.

E11 小児臨床試験

はじめに

　小児集団における医薬品の臨床試験に関するICH E11ガイドラインが2000年に策定されて以降，小児集団に関連する科学的・技術的問題，小児患者集団における臨床試験のインフラ整備等はこの10年で著しく進歩し，欧米における小児用医薬品開発に対する要件は法的に求められるようになった。しかしながら，小児臨床試験のための国際的にハーモナイズされたガイドラインであるE11はこれまで改定等もなく，進展した内容は反映されていない。ICHではICH E11の更新が必要となったことから，ICH E11ガイドラインを補完する補遺を作成するために，E11（R1）を新たなトピックとして取り上げ，新たに得られた科学的・技術的な知見を踏まえて，補遺として追加すべき内容をE11 EWG（専門家作業部会）で検討し，2017年8月にStep 4に到達した[1]。現在，ICHの各地域・国の規制当局において，それぞれの手続きに従ってガイドライン化が行われており，日本では2017年12月27日付で厚生労働省医薬・生活衛生局医薬品審査管理課通知として発出された。

　本ICH E11（R1）は小児集団における医薬品の臨床試験を安全，効率的，かつ倫理的に実施するためのアプローチを概説している初版のICH E11の適用範囲を変えるものではなく，また，ICH E11（R1）を含め，ICH E11（2000年）は小児用医薬品開発のすべてについて包括的に記述することは意図したものではない。他のICHガイドラインや世界各地域の規制当局，世界保健機関（WHO），小児科関連学会からの文書において，必要な詳細情報が提供されていることから，それらを必要に応じて参照していただき，小児用医薬品開発に利用・活用されることを想定して改訂されたものである。

1 提案の背景

　新たに得られた科学的・技術的な知見の特定と補足，追加する内容について，PhRMAの提案により，2014年1月にConcept Paper作成のためのInformal Expert Working Groupが発足し，同年8月にConcept Paper[2]がSteering Committeeにより承認され，正式にExpert Working Group（以下，EWGと記す）が発足した。同年11月のリスボン会議までにWeb会議／テレカンを通じて各国・地域の法規制が異なる状況を踏まえ，各国・地域の事情を考慮した形でStep1 Technical Documentを作成することについて合意した。リスボン会議では，改訂方針を再確認し，全改訂は必要ないこと，小児用医薬品開発には多くの専門分野が係わっており，そのすべての分野を完全に網羅することはできないことから，Extrapolation of

Data，MID3/Modelling & Simulation及びPediatric Formulationの3項目については，各国・地域で専門家集団を含めたワーキンググループ等で検討中の事項でもあることから，今回の改訂では総論的（high level）な記載に留めることとされた[3,4]。引き続き，Web会議／テレカンを通じて検討を続け，2015年6月の福岡会議では，Step 1文書の作成にあたり，小児に特化した内容に限定すること，現行のICH E11ガイドラインのボリュームを考慮したページ数にまとめること，他のガイドラインに記載されていることは有効に引用することを基本方針とすることに合意した[5]。

2016年6月のリスボン会議後，各パーティーから寄せられたコメントに対応しつつ，同年8月にStep 1文書が完成し，各パーティーの代表者によるサインオフがなされ，同年10月にStep 2bに到達した。その後，各国・地域でパブコメを実施し，2017年6月のモントリオール会議では，各国・地域に寄せられたコメントをもとに，記載内容の明確化，文章・文言の修正等を行い，Step 3文書をほぼ完成させ，同年8月にStep 4（ICHガイドラインとして採択）に到達した。

ICH E11及びICH E11（R1）は，安全で有効な小児用医薬品の使用に関するエビデンスの国際的な必要性に対応するために，多地域で小児用医薬品開発を実施するにあたっての指針を統合したものである。各パーティーは，地域間の規制要件やレギュラトリープロセスの違いの存在を認識し，本改訂では各地域の規制には影響しないようにハイレベルな内容にまとめることができた。よって製薬企業への大きな影響はないものの小児用医薬品開発に有用な改訂となったものとの認識を持っている。

ICH-E11（R1）は，改訂作業には日米EU以外のカナダ，スイス及びブラジルの規制当局も参加し，多くの地域関係者により検討された[4]ガイドラインとなった。

2 主要ポイント

2000年に発出されたICH E11では，小児用医薬品開発における次の留意事項を概説している。

- 適切な製剤の必要性，添加剤の有害性考慮の必要性
- 成人適応に向けた開発において小児用医薬品開発を進めるための試験の種類及び実施時期の推奨
- 小児集団の年齢区分
- 小児集団に特化した倫理的配慮
- 小児適応のための小児用医薬品開発の必要性及び留意事項

ICH E11及びICH E11（R1）には，小児用医薬品開発を計画し実施することについて，開発時期，試験の種類，年齢区分，小児用製剤，倫理的配慮といった複数の特定領域での留意事項が含まれる。

今回のICH E11（R1）はICH E11を複数領域で補完するものであり，特に，外挿，モデリ

ングとシミュレーション（M&S），試験の方法論について小児用医薬品開発におけるさまざまな過程の改善点を反映している。

＜主要原則＞
- ICH E11及びICH E11（R1）は，安全で有効な小児用医薬品の開発において検討するべき倫理原則及び科学的原則を示す。
- 小児特有の倫理的側面，科学的側面，社会的側面から，十分な安全策をとったうえで，可能な最小被験者数から最大限のエビデンスを得る必要がある。
- そういった目的を達成するための革新的なアプローチについて早い段階で規制当局と議論を行うべきである。

ICH E11（R1）の概略及び各項目に新たに追加された内容または考え方を以下に述べる。

2.1 ICH E11（R1）の構成

ICH E11（R1）では，7項目で新たに得られた科学的・技術的な知見について総論的（high level）な内容をまとめることで合意した。

E11（R1）の構成
- 倫理的配慮（Update）
- 小児用医薬品開発プログラムのための科学的アプローチの共通性（New）
- 年齢区分と小児サブグループ／新生児を含む（Update）
- 小児用医薬品開発最適化へのアプローチ
    - 小児用医薬品開発での外挿の活用（New）
    - 小児用医薬品開発でのモデリングとシミュレーションの活用（New）
- 小児臨床試験のデザインと実施についての実践的側面（Update）
- 小児用製剤（Update）

これらの各節では，小児用医薬品開発において欠かすことのできない考慮すべき事項について，高位の指針となることを意図した記述とし，それぞれの領域が進歩し続けていることに配慮している。ICH E11（R1）でのハーモナイゼーションは，現時点での推奨事項を明確にする一助となり，国際的な小児用医薬品開発プログラムで取得されたデータの受け入れに関して，地域による大きな違いが生じる可能性を減らし，時宜を得た小児用医薬品の利用を可能にすることが期待される。

2.2 倫理的配慮に関する追記された内容

ICH E11（2000年）2.6節では，治験審査委員会／独立倫理委員会（IRB/IEC）の役割と責任，被験者の募集，親（法的保護者）のインフォームドコンセント／パーミッションと子ど

ものインフォームドアセント（用語集参照），リスクと苦痛の最少化をはじめとする，小児臨床試験が倫理的に実施されるために重要な原則を扱っている。

本項目には，新たに以下のポイントが盛り込まれた。

- 健康小児を被験者とする試験は，その試験の正当性または必要性が確保される時だけ実施すべきであり，不要なリスクにさらしてはならない。
- リスクとベネフィットのバランスが既存の治療薬／治療法と同等以上でなければならない
- 試験期間中にインフォームドコンセントの取得が可能な年齢となった場合には，つまり成人になった場合には，そこまで有効であった代諾者による同意内容に関して，本人の同意を取得することが必要となる場合もある。
- 治験実施計画書の内容や最終結果を公開して臨床研究の透明性を確保することが重要である。それが試験方法の質を高め，不要な小児臨床試験の実施を防ぐことにもつながる。

2.3 小児用医薬品開発プログラムのための科学的アプローチの共通性に関する内容（新規）

小児用医薬品開発プログラムは多地域にまたがって実施されることが多くなっている。多地域にまたがる小児用医薬品開発プログラムは，小児に関する規制要件，開発の実践的側面，標準的治療や，社会文化的な期待に存在する地域差によって，特有の課題に直面していることから，問題を解決するために小児医薬品開発に必要な共通した科学的アプローチを設定することとした。

- 小児用医薬品開発は多くの場合，多地域にまたがって実施される。
- 地域による違いから，規制当局間で要求事項を調整する上で制約が生じる場合がある。したがって，共通の科学的アプローチを通してこのような違いを解決する必要がある。
- 小児用医薬品の開発戦略を立てる際に留意する9つの問いをリストアップする。
- 開発全体の中での小児用の開発計画について早い段階で検討し，規制当局と早期から意見交換をすることで，共通の科学的アプローチについて合意しやすくなる。

2.4 年齢区分と小児サブグループ（新生児を含む）に関係する追記された内容について

ICH E11（2000年）2.5節に定める一般原則は引き続き適用される。本項目には，新たに以下のポイントが盛り込まれた。

- 試験対象となる小児集団の選定には科学的根拠が必要である。
- 小児臨床試験において，暦年齢だけでは，発達の観点からみたサブグループを決定するには十分ではないかもしれない。
- 科学的根拠がない小児サブグループの暦年齢による恣意的な区分は不必要に試験対象集

- 団を限定することになる。
- 成人の試験に小児の部分集団を，あるいは小児の試験に成人の部分集団を組み入れることが適切な場合もある。
- 医薬品開発における正期産と早産の新生児の新生児期（Neonates）を定義する。
- 新生児集団は幅広い成熟度を呈し，このような集団でみられる健康状態は相当に多様であることを考慮する。

2.5 小児用医薬品開発最適化へのアプローチに関する内容

2.5.1 小児用医薬品開発での外挿の活用（新規）

「小児用医薬品開発における外挿」とは，疾患経過及び期待される医薬品への反応が，小児及び参照集団（成人または他の小児集団）の間で十分に類似していると推定できる場合に，小児集団における医薬品の有効かつ安全な使用を支持するエビデンスを提供する手段と定義される。

小児用医薬品開発での外挿の活用する際に考えるべき6つの検討事項を次に挙げる。

1. 参照集団と小児集団の間に共通する病態生理学，自然経過，疾患経過が類似していることを支持するエビデンスは？
2. 参照集団における有効性のエビデンスの強さは？
3. 参照集団における小児集団でも意義のあるバイオマーカーまたは代替エンドポイントがあるか？
4. 参照集団と対象集団の間で曝露-反応関係が類似していることを支持するエビデンスは？
5. 既存のデータ（例えば臨床試験あるいは観察研究データ，公表文献など）に伴う不確実性及び／又は限界は何で，また，小児集団に関してどのような不確実性が残っているか？
6. 外挿のアプローチの許容可能性を判断できるようにするために取得する追加情報は？
（例：M&S，動物，成人，他の小児サブグループにおける試験から得られる情報）

2.5.2 小児用医薬品開発でのモデリングと
　　　シミュレーションの活用に関する内容（新規）

臨床薬理学と定量的なM&Sの手法の発達は，医薬品開発におけるモデルに基づいたアプローチの活用の進歩を可能にした。M&Sは，利用可能な情報を定量的に扱うことを可能にし，小児臨床試験のデザイン及び／または用量設定戦略についての判断に役立つと考えられる。

小児集団におけるデータ収集には限界があることから，M&Sは小児用医薬品開発における知識の不足に対応するための有効な手段となり，薬物動態，薬力学，薬物の有効性及び安全性についての情報を提供することができる。

小児用医薬品開発でのモデリングとシミュレーションの活用（アプローチ）をする際に考えるべき検討事項を次に挙げる。

- M&Sを小児用医薬品開発に取り入れる場合には，多面的な科学的議論により確立された開発戦略に基づくべきである。
- モデルの検討基準には，そのモデルが利用される状況，既存データの質と範囲，設けた仮定が含まれる。
- 臓器系の成熟について考慮することが重要となる。あるサブグループのデータが，より低年齢層のサブグループに対して必ずしも参考になるわけではない。
- 特定のアプローチに伴う影響のリスクについては複数の専門家と議論を行うべきである。
- M&Sの仮定を受け入れることに伴うリスクは適宜評価され，予測的に管理されるべきである。

2.6 小児臨床試験のデザインと実施についての実践的側面に関する追記された内容

臨床試験のデザインにおいて，実施する際に採るべき方法論上のアプローチを決める前には，小児臨床試験のデザインと実施に影響を及ぼすいくつかの実践上の要因を考慮すべきである。考慮すべき鍵となる3つの実践上の要因は，実施可能性，アウトカム評価，安全性を含む長期的臨床側面であることから，本項目には，新たに以下のポイントが盛り込まれた。

- 治験ネットワーク，参加施設の拡大，さまざまな運用戦略の実施，患者支援団体との連携等を通して，実施可能性の向上に努める。
- 特定の年齢及び発育段階のサブグループに適したエンドポイントを検討する。
- 必要に応じて，試験デザインは小児被験者がアウトカム尺度評価に直接寄与できるようにするべきである。
- 成人の医薬品開発プログラム内で，想定される小児でのエンドポイントについて評価する。
- 子どもの発達，成長及び／または器官／系統機能の成熟における薬物治療の影響を考慮し，早い段階からベースラインのデータ収集を計画し，長期的な安全性データ収集を計画する。

2.7 小児用製剤に関する追記された内容

小児集団の年齢に応じた剤形についての開発計画には，製品開発の最初の段階から取り組むべきである。開発早期に小児患者を臨床試験に組み入れる必要から，その時点で利用可能な製剤に手を加えることで対処した場合には，年齢に適した製剤を開発するとともに，開発した小児用製剤の臨床使用の適切性を示す試験も計画すべきである。本項目には，これらの考えのもとに投与量と投薬，添加剤，嗜好性と許容性，新生児について追記され，新たに以

下のポイントが盛り込まれた。

- 小児用製剤において年齢に適した剤形と許容性を検討することによって，有効性を最適化し，投薬や投与量のリスクを軽減することができる。
- 小児に対してリスクが少ない添加剤を常に検討し，疾病の重症度及び他の治療法が利用可能かという点に照らしてリスクを検討するべきである。
- 新生児向けの医薬品開発には生理作用，薬物送達法，使用環境に特別な注意を要する。

3 意義

概して，ステークホルダーと規制当局の間で小児用医薬品開発について早い段階から継続的に意見を交わすことで全体プロセスが容易になる。

小児用医薬品開発における外挿とM&Sに関するICH E11（R1）は高位の指針であることから，これらの領域で知識と経験が得られるにつれて，技術的内容について規制当局と議論を行うべきである。

2014年11月のリスボン会議では，Extrapolation of Data，MID3/Modelling & Simulation及びPediatric Formulationの3項目については，各国・地域で専門家集団を含めたワーキンググループ等で検討中の事項でもあることから，今回の改訂では総論的（high level）な記載に留めることとされた。これら3項目のうち，Extrapolation of Dataについては，2017年5月のモントリオール会議でFDAがPediatric Extrapolationとして新たなトピックを提案し，ICH Assemblyにて承認され，11月のジュネーブ会議でPaediatric Extrapolation Informal WG会議が開催された[6]。今後Pediatric Formulationについても，新たなトピックとして提案される可能性がある。

おわりに

各パーティーは，地域間の規制要件やレギュラトリープロセスの違いの存在を認識しており，本改訂では各地域の規制には影響しないようにハイレベルな内容にまとめることができた。よって製薬企業への大きな影響はないものとの認識を持っているが，ICH E11（R1）が通知された際には，各極で小児用医薬品開発が促進する機運が高まると予想されることから，各規制当局が発信する情報[7〜9]に注意し，運用面での遅れをとらないように対応していく必要があると考える。また，新たなトピックとなったPediatric Extrapolation等については，より具体的な提案となることが予想され，十分に議論の内容，進捗を見守っていくことが必要である。

［尾崎雅弘］

■参考資料

1) ICH 医薬品規制調和国際会議,医薬品医療機器総合機構 Web ページ,「ICH-E11 小児臨床試験」より
   [https://www.pmda.go.jp/int-activities/int-harmony/ich/0017.html]

2) The ICH official website, ICH Guidelines, Efficacy Guidelines, E11 Clinical Trials in Pediatric Population, Addendum：Clinical Investigation of Medicinal Products in the Pediatric Population, Concept Paper Endorsed by the ICH Steering Committee on 14 August 2014
   [http://www.ich.org/fileadmin/Public_Web_Site/ICH_Products/Guidelines/Efficacy/E11/E11_R1__Final_Concept_Paper_July_2014.pdf]

3) 日本製薬工業協会,委員会からの情報発信,ICH プロジェクト,即時報告会,第31回ICH即時報告会 Web ページ,「08_E11（R1）小児臨床試験 補遺」より
   [http://www.jpma.or.jp/information/ich/sokuji/pdf/08_ich141211.pdf]

4) 日本製薬工業協会,委員会からの情報発信,ICH プロジェクト,即時報告会,第36回ICH即時報告会 Web ページ,「11_E11（R1）Clinical Investigation of Medicinal Products in the Pediatric Population 小児集団における医薬品の臨床試験に関するガイダンス（補遺）」より
   [http://www.jpma.or.jp/information/ich/sokuji/pdf/11_ich170630.pdf]

5) 日本製薬工業協会,委員会からの情報発信,ICH プロジェクト,国際会議,ICH日本シンポジウム2015 Web ページ,「12_E11（R1）小児臨床試験（改定）」より
   [http://www.jpma.or.jp/information/ich/conference/pdf/12_ich150723.pdf]

6) The ICH official website, Newsroom, News, Confirmed Working Groups to meet at the upcoming ICH meeting in Geneva, Expert Working Groups & Implementation Working Groups Face to Face meetings
   [http://www.ich.org/fileadmin/Public_Web_Site/Meetings/Ass_MC_Meetings_Reports/List_of_Working_Groups_Nov2017.pdf]

7) 医薬品医療機器総合機構 Web ページ,レギュラトリーサイエンス・基準作成調査・日本薬局方,基準作成調査業務,横断的基準作成プロジェクト,小児医薬品WG
   [http://www.pmda.go.jp/rs-std-jp/standards-development/cross-sectional-project/0007.html]

8) European medicines agency website, Human regulatory, Overview, Paediatric medicines, Workshops
   [http://www.ema.europa.eu/ema/index.jsp?curl=pages/regulation/general/general_content_000416.jsp&mid=WC0b01ac0580925cc6]

9) U.S.FOOD & DRUG ADMINISTRATION, Drugs, News & Events
   [https://www.fda.gov/Drugs/NewsEvents/ucm132703.htm]

E17 国際共同治験の計画及びデザインに関する一般原則

はじめに

　E17ガイドラインは，国際共同治験の計画とデザインに関する一般原則をまとめたガイドラインである。日本の規制当局（厚生労働省／医薬品医療機器総合機構）が提案し，そのConcept paperおよびBusiness Planが2014年6月にICH Steering Committeeより承認され，専門家作業グループ（EWG；Expert Working Group）が設置された。2016年6月にStep 2bに到達し，2017年1月までPublic Consultation（日本は7月より9月まで）が行われ，2017年11月にStep 4に到達した。EWG全体では3年半の間に6回の対面会議，34回の電話会議を重ねた長い道のりであった。E17のラポーターは，PMDAの宇山佳明氏が務められた。E17では，地域という概念の整理，地域間の一貫性評価の在り方，症例数の地域配分など，EWGが時間をかけて熟成させた新たな概念が示された。その一方で，日本の「国際共同治験に関する基本的考え方について」で述べられた国際共同治験の価値，規制当局との事前合意の重要性，すべての参加国が可能な限り共通の条件下で試験を実施するための留意点など多くの部分がE17ガイドラインの中に生き続けている。

1　提案の背景

　表1に国際共同治験に関わる内外の指針等の発出を時系列で示す。ICH E5（R1）の実装以前，日本では，承認審査において外国臨床データを原則受け入れず，日本で実施された治験の結果のみが評価対象であった。ICH E5（R1）の実装後，2005年ころまでは，「後追いブリッジング（Sequential Bridging）」と呼ばれた開発戦略が注目され，50を超える新医薬品がこの開発戦略で製造販売承認を得た。2005年頃からは，次第に国際共同治験への日本の参画が増えていくこととなる。欧米においては，自国／地域以外のデータが次第に申請データパッケージに含まれるようになり，従来評価対象になっていなかった地域のデータが評価上問題となることもあり，取り扱いに苦慮する場面が増えてきていた。このような時代背景の下で，ICH E5のQ&A No.11が作成された。これはE5の枠組みにおいて，多地域試験（Multi-regional Trials）を扱った最初の指針であった。欧米では，複数の国が参加する国際共同試験（Multi-National Clinical Trials）がもっと以前から行われていたが，1つの国の中で行われた多施設共同試験（Multi-Center Clinical Trials）の自然な拡張でしかなく，E5で整理された民族的要因を体系的に考慮したものではなかった。そのような国際共同試験と区別するために多地域試験という新しい用語が用いられた。E5 Q&A No.11は，今日のE17につながる重要な第一歩であったことは間違いないが，軸足はブリッジングの考え方にあったと言ってよ

い。実際，自国／地域での試験結果に興味を持つ地域を「結果を得たい地域（region of interest）」と呼び，試験結果についても「説得力を有する順序（hierarchy of persuasiveness）」として，「1. 地域ごとに独立した試験結果」（結果を得たい地域で統計的に有意），「2. 地域別では有意ではないが地域間で類似している試験結果」があげられた。日米EU3極のいずれの規制当局も，自国／地域の試験結果に特段の興味を持ち，他の地域あるいは試験全体の結果との類似性を評価するという視点を持っていた。

E17のEWGの議論では，このようなアプローチを"Local first"と呼び，そこから脱却して，"Global first"のアプローチに向かわせようという思いが，少なくとも日米EUの業界メンバー間では共有されていた。振り返ってみれば，"Local first"から"Global first"への発想の転換に，EWGメンバーですら咀嚼の時間を要し，E17の最終化まで多くの時間を費やす必要があったように思う。

表1　国際共同治験に関わる内外の指針等

1998年2月	ICH E5（R1）Step 4
1998年10月	「外国臨床データを受け入れる際に考慮すべき民族的要因について」（医薬審第672号）発出：日本におけるE5（R1）のStep 5
2003年11月	ICH E5 Q&A（No.1～10）Step 4
2006年6月	ICH E5 Q&A（No.11）Step 4；多地域試験（Multi-regional Trials）に関する記載の追加
2007年9月	「国際共同治験に関する基本的考え方について」（薬食審査発第0928010号）
2008年4月	「新医薬品承認審査業務に関わる審査員のための留意事項」
2010年4月	Reflection paper: Extrapolation of results from clinical studies conducted outside Europe to the EU-population
2012年9月	「国際共同治験に関する基本的考え方（参考事例）」（事務連絡）

2　主要ポイント

2.1　Local firstからGlobal firstへ

日米EU3極の規制調和を目指していたICHは，今や世界のICHに代わってきているし，現在の国際共同開発には世界中の国々が参画している。このような時代に，多くの国や地域が自国／地域の試験結果に強い興味をもつことを続けていては，国際共同治験（MRCT；Multi-regional Clinical Trials）は破たんしてしまうだろう。MRCTにおいては，自国／地域の症例数は試験全体の一部に過ぎず，非常に少ないことも起こりうる。症例数が少ないほど，偶然のいたずら（play of chance）によって，各国／地域の試験結果は本来の平均的な値から乖離しやすくなるし，各国／地域の患者集団を代表するかも怪しくなるし，推定精度も低くなる。このように不確実性が高まった自国／地域の試験結果に重きを置いた解釈，これに基づく国民への説明は科学に立脚した誠実な対応とは言えないのではないだろうか。"Local first"は限界に直面しているのである。

E17で解説されている"Global first"の考え方は，MRCT全体の結果を参加国／地域で共

有し，地域間の一貫性を評価していこうとするものである。参加国／地域で共有するMRCT全体の結果は，主要評価項目の主要な解析結果が統計的に有意となり，試験目的が達成されたことのみを意味するのではない。MRCT全体が与えた推定値やこれに影響を及ぼす民族的要因の分析結果をも共有するのである。つまり各地域のデータだけでなく，MRCT全体のデータを使って，各地域の結果を解釈しようとする。どのような民族的要因が結果に影響を及ぼすかを知った上で，地域間の一貫性を評価するのである。E17は，地域間の一貫性の評価の方法についても指針を与えている。一貫性の評価は，たった1つの集計や解析の結果から結論できるものではなく，さまざまな角度から分析を行った上で，一貫性を支持する複数の所見の整合性を確認することによって初めて結論できる。なぜならば，一貫性の評価は本来，検証的な論証ではなく，探索的な論証であるからである。この探索的な論証のために，E17では「構造化された探索（structured exploration）」として，どのように多角的な探索を行い，一貫性の結論に至ろうとするのかを可能な限り計画することを求めている。地域間の一貫性の評価においては，結果に影響を及ぼすことが既知の民族的要因，あるいは影響を及ぼしうる民族的要因に注意が払われる。そのような要因の候補として，対象疾患の進行に影響を与える予後因子，当該医薬品の効果に影響を与える予測因子があげられる。影響要因と試験結果の関係，そのことが地域間の一貫性評価にどのように関係するかを概念的に示したのがE17の図2a，bである。

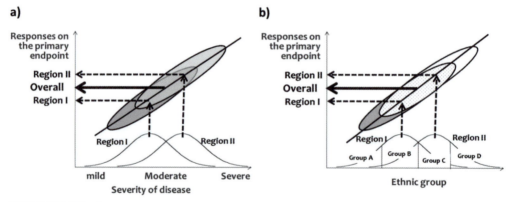

E17における図2a, b

　図2aでは，対象疾患の重症度が試験結果に影響を及ぼす状況が描かれている。重症度が軽度であるほど反応性が低く，重度であるほど反応性が高い，つまり，重症度が結果変数と相関関係をもつ状況を示している。このとき，重症度という影響要因の分布が地域によって異なっていれば，軽症側が多い地域Iは低めの平均値を与え，重症側が多い地域IIは高めの平均値を与えることになる。国民皆保険制度をもつ国では軽度の患者が集まりやすく，国民皆保険制度をもたない国では重度の患者が集まりやすいということは起こりうる。そうならば，図2aは外因性民族的要因である国民皆保険制度の有無が，内因性民族的要因の分布に影響を及ぼし，内因性民族的要因の分布の違いが結果に影響を及ぼすことを意味している。同様に図2bは，民族によって反応性が異なり，反応性の大きさの順序によってソートすると民

族と反応性が相関関係をもつようになることを示している。各国の民族の分布という内因性民族的要因は，その国の歴史や移民政策といった外因性要因によって影響を受ける可能性がある。図2a, bいずれの場合も，地域間で「臨床的に重要な差異（clinically relevant difference）」があるかが重要である。観察された地域間差が臨床的に重要な差異でないのであれば，この所見は地域間の一貫性を支持する所見となる。一方，観察された地域間差が臨床的に重要な差異であるならば，MRCTの結果の各地域における意味は異なってくる可能性がある。そのような場合，MRCTの結果は1つであっても，地域としての解釈が異なることになり，ベネフィット・リスクの解釈，規制当局の意思決定も変わることが考えられる。E17はこれら各規制当局による解釈や意思決定に立ち入ることはせず，MRCTの計画とデザインに関する原則を述べるにとどめた。しかし，各規制当局に共通の一貫性評価に対する指針は，統計解析計画を述べた2.2.7節に示されている。

2.2 地域とは何か？

　MRCTの参加国ごとに結果を見ていくと，国によって症例数が異なり，場合によっては解釈が困難であるほど少ない場合もある。前述のように，症例数が少ないほど，偶然のいたずら（play of chance）によって，各国／地域の試験結果は本来の平均的な値から乖離しやすくなるし，各国／地域の患者集団を代表するかも怪しくなるし，推定精度も低くなる。このような解釈上の困難さを克服する1つの方法が，共通の背景を持つ国を地域としてまとめる方法である。地域という括りで解釈することにより，偶然のいたずらに惑わされる可能性が低くなり，結果の解釈に対する見通しは格段に良くなるはずである。

　地域（region）という用語は，通常は言語によらず地理的な意味での地域を指すが，E17では特別な意味を持っている。E17の文脈においては，「地域とは，なんらかの共通性をもつ国の集合である」と考えるとわかりやすい。承認に関わる規制を共通に持つ国々の集合は「規制地域（Regulatory Region）」である（例；欧州連合，オーストラリアとニュージーランド）。地理的に近い国々の集合は「地理的な地域（Geographical Region）」である。「地理的な地域」は民族や文化的背景など共通する背景が多く，漠然とした安心感があるかもしれないが，試験結果に大きな影響を及ぼす要因が共通であるとは限らない。E17で新たに導入された「併合された地域（Pooled Region）」は，試験結果に影響を及ぼす特定の民族的要因にのみに着目して国の集合を構成するものであり，地理的な近さを考慮しないことに注意してほしい。着目している民族的要因により，地理的に離れた国が同じ「併合された地域（Pooled Region）」に含まれることもありうるし，「地理的な地域」（たとえば東アジア）が分断されることもありうる。試験結果に影響を及ぼす特定の民族的要因にのみ着目し，これらの要因あるいはその分布に共通性をもつ国々の集合は「併合された地域（Pooled Region）」である。他の国々との共通性が規制の観点，地理的な観点，民族的要因の観点のいずれにおいても見いだせない国がある場合，その国だけが1つの地域となる場合もありうる。

2.3 地域の定義の明確化

　E17では，MRCTの計画段階において，地域の定義を注意深く行い，事前規定することを

求めている。このように定義した地域が，ランダム化や主要な解析における層別因子となる場合があるし，地域間の一貫性を評価する上で重要なまとめ方となる場合があるからである。このため，事前規定された地域の定義の変更をMRCT開始後に行う場合には，慎重さが求められている。しかし，特に「併合された地域」を用いる場合に，MRCTに参加する予定のすべての国から，影響要因についての情報が十分得られず，MRCTで収集された背景情報に基づいて，定義の変更を行う必要がある場合も考えられる。そのような場合に，盲検解除（割り付け情報の開示）の前に定義を変更することは，ICH E9（臨床試験の統計的原則）ガイドラインで述べられた原則にも反しない。しかし，変更の必要性はきちんと説明されるべきであるし，変更によって一貫性の評価がどのように影響を受けるかには注意を払うべきである。

2.4 MRCT全体の症例数設定と地域への配分

　MRCT全体の症例数は，試験目的によって決定される。このことは単一の地域で行われる臨床試験と変わりはない。通常は，MRCTの症例数が単一の地域で行われる臨床試験に比べて多くなることは想定されない。しかし，探索段階で調べられていない新たな国々が検証的なMRCTに参加することがあり，そのような国々が持ち込むかもしれない未知のバラツキを考慮して，症例数を上乗せさせるという方針もありうる。そのような方針をとる場合にも，MRCT全体の症例数が相当多くなることは考えにくい。未知の要素が増えれば増えるほど，検証の枠組みから離れてしまい，博打的要素が増えることになるからである。未知の影響要因を減らすために，探索段階での民族的要因の影響評価は重要であるし，MRCTに参加するすべての施設がGCPやプロトコールを遵守できることも重要である。

　次の課題は，地域を定義した上で，MRCT全体の症例数を各地域にどのように配分するかである。E17は現在用いられているアプローチとして，以下の5つを例示している。

1. 患者数に比例した配分：地域の患者数や罹患率に比例した症例数の地域への配分
2. 均等な配分：各地域への症例数の均等な配分
3. 効果の確保：試験全体の治療効果に対して特定の割合の治療効果が1つ以上の地域で確保されるようにした症例数の配分
4. 地域における統計的有意：参加地域における統計的有意差を得るのに十分な症例数の配分
5. 既定の最低症例数：既定の最低症例数をある地域への配分

　3番目から5番目について，E17はそれぞれの問題点を指摘しているのみであり，積極的には支持していない。ちなみに，4番目は，E5 Q&A No.11において，「説得力を有する順序」の筆頭にあげられていたアプローチである。「1. 患者数に比例した配分」は，医学的，疫学的見地からの現実に基づいている。「2. 均等な配分」は，地域間差を検出する力を高めようとする統計的考察に基づいている。E17が推奨するのは，1番目と2番目の両方を考慮してバランスさせるアプローチである。つまり，症例数の最終的な地域配分は，両極端としての

1番目と2番目のどこか中間に落ち着くことになる。このときに重要な留意点は，地域間の一貫性評価が適切に行えるように，また突出して症例数が多い地域の結果がMRCT全体の結果を左右することがないように，各地域の症例数をある程度確保することである。言い換えれば，突出して症例数が多い地域を作らないこと，一貫性評価に耐えないほど症例数の少ない地域を作らないことである。具体的には，すべての地域の症例数に上限あるいは下限を設けたり，おおよその目標症例数を設定したりすることが考えられる。

　E17が推奨する1番目と2番目をバランスさせるアプローチは，MRCTを実施するスポンサーに対して新たな課題を突き付けることにもなる。現在，多くの場合MRCTは試験が開始されると「早もの勝ち」とばかりに，症例組入れはすべての参加国，より具体的には全参加施設の競争になっている。上述の2番目のアプローチはあまり考慮されていない。早く多く症例を組み入れられるということは患者数が反映されているとも考えられるが，実際には施設ごとの組み入れ能力に依存しているので1番目のアプローチを取ったことになっているのか怪しい。1番目と2番目をバランスさせるアプローチをきちんと実装しようとするならば，おおよその目標症例数が決められた各地域の中の競争になるであろう。事前規定した地域の中で，施設ごとの契約症例数を調整し，計画から大きく逸れない症例数を実際に組み入れていくという綿密な症例の組み入れ計画と実施が必要になる。これらはどの国のスポンサー，試験実施部門にとっても新たな課題である。参加施設との直接的な関わりを持つモニタリング担当部門の方々にもE17を深く理解していただきたい。

2.5　もう1つの併合方針：併合されたサブポピュレーション

　E17で新たに導入された併合方針は，「併合された地域」と「併合されたサブポピュレーション（Pooled subpopulation）」である。両者に共通しているのは，結果に影響を及ぼす民族的要因に着目して，併合を行い，MRCTの中の部分集団を構成しようとしていることである。「併合された地域」の最小構成単位は国であるが，「併合されたサブポピュレーション」の最小構成単位は症例である。「併合されたサブポピュレーション」は，試験結果の差異をよく説明できる特定の民族的要因が知られており，それによってMRCT全体の症例を層別化しようとしている。たとえば，対象疾患の重症度が地域間差をよく説明できる要因であるならば，表2の層1，2，3はそれぞれ軽度，中等度，重度とすることができる。地域間の一貫性評価とともに，重症度ごとの反応性の違いも評価することが重要であるならば，重症度の層も症例数が均等になるように症例数の配分を考えることもできるだろう。「併合されたサブポピュレーション」は通常の層別と変わりがないが，特に注目すべき影響要因に着目し，MRCTのプランナーに注意を向けさせるという狙いがあり，新たな名称が与えられている。各層の症例数の分布が地域間で違わないと想定される場合には，各層の症例数を均一にすることは目指さず，症例数の配分には考慮しないことになる。「併合されたサブポピュレーション」を作るための要因は，民族や人種といった多くの要因が含まれる粗い要因の場合もあるし，特定の分子（EGFRなど）の多型のようなピンポイントの要因である場合もある。いずれの場合も，試験結果の差異をよく説明できる特定の民族的要因が知られている場合には，MRCTの結果の評価に地域とは異なった洞察を加えることとなる。

表2 地域の視点と影響要因の視点

	特定の民族的要因で層別された「併合されたサブポピュレーション」		
	層1	層2	層3
地域A	○○○例	○○○例	○○○例
地域B	○○○例	○○○例	○○○例
地域C	○○○例	○○○例	○○○例
地域D	○○○例	○○○例	○○○例

3 今後の展望

　E17ガイドラインは，国際共同治験のみならず，これを含む国際共同開発を根本的に変える力を持っている。検証的なMRCTより前の，探索的な段階において，結果に影響を与える民族的要因がわかっていればいるほど，検証的なMRCTの計画とデザインは柔軟性が増す。一方で，結果に影響を与える民族的要因がよくわかっていなければ，E17ガイドラインを十分に活用することは難しい。今後はIWG（実施作業部会）を発足させ，開発計画の中で国際共同治験をどのように活用するのかも含め，E17ガイドラインの使い方を具体例を交えて解説するトレーニング資材を作成し，E17ガイドラインの内容をわかりやすく普及するための取組みを継続する予定である。

［小宮山　靖］

E18 ゲノム試料の収集及びゲノムデータの取扱い

1 提案の背景

　ヒトゲノムの解析技術が飛躍的に進んだ現在において，臨床試験で得られるゲノムデータは膨大なものとなり，その科学的・医学的利用において多くの可能性が考えられる。具体的には安全性・有効性といった薬物応答のばらつきの原因となっている遺伝子を特定することによる患者の治療最適化や，疾患関連遺伝子の解明による新規創薬標的の同定等，さまざまな形での医療への貢献が期待されている。

　医薬品開発でのゲノム情報の利用のためのICHガイドラインとして，2008年にはE15ガイドライン「ゲノム薬理学における用語集」[1]，2011年にはE16ガイドライン「医薬品またはバイオテクノロジー応用医薬品の開発におけるバイオマーカー：適格性確認のための資料における用法の記載要領，資料の構成及び様式」[2]が公表されている。しかしこれらのガイドラインは，用語及び資料様式の定義を定めることによって，ゲノムデータの利用に関するベーシックな基盤整備を図ることを企図したものであった。また一方でICH地域の規制当局は，医薬品のライフサイクル全体を通じてゲノム試料の収集を推奨するガイドラインを，それぞれ独自に公表しているが[3~5]，国際共同治験において求められる一貫した方法でゲノム試料を収集しゲノム研究を実施するための国際的に調和されたガイドラインは存在しない状況であった。そこでPMDA及びEMAの提案により，これら各地域で発出されたガイドライン等を網羅した「ゲノム試料の収集及びゲノムデータの取扱いに関するガイドライン」の作成が提案され，2014年よりガイドライン作成のためのEWGが編成され検討が開始された。EWGにおけるドラフトガイドラインの作成及びパブリックコメントの募集を経た後に2018年1月に本邦においてStep 5に到達した[6]。

2 主要ポイント

2.1 目的

　E18の目的は，臨床試験におけるゲノム試料の収集及びゲノムデータの取扱いに関する国際的に調和された原則を示すことであり，ガイドラインの発出を通じて医薬品開発者，治験責任医師，規制当局を含む，ゲノム研究の関係者の間での相互理解を促進することによるゲノム研究の推進を奨励している。具体的にはゲノム試料及びゲノムデータの偏りのない収集，保管及び最適な利用のための重要なパラメータに関する共通の理解を促進すること，な

らびに被験者のプライバシー，生成されたデータの保護，適切にインフォームド・コンセントを取得する必要性，及び得られた結果の透明性への配慮に関する認識を高め，考慮すべき事項を提示することを目的としてガイドラインの内容が設定されている。

2.2 適用範囲

E18は介入及び非介入臨床試験より得られるゲノム試料の収集及びゲノムデータの取扱いを適用範囲としており，ゲノム研究の実施時期（臨床試験の実施中または終了後）に関わらず適用される。なおゲノム研究の内容の詳細が治験実施計画書において予め規定される，あるいは規定されない双方のケースを想定して作成されている。またE18に示した原則は，ヒト由来の材料を使用するゲノム研究に適用され得る。またゲノムデータは体細胞，生殖細胞由来の区別なくDNA及びRNAから得られるデータが対象となっている。

2.3 一般原則

E18においてはゲノムデータの価値最大化のための臨床開発のすべての相及び試験において，ゲノム試料を収集することが強く推奨されており，さらにすべての被験者を対象としてゲノム試料を収集し，解析することが理想的であるとしている。

2.4 ゲノム試料の収集

本章ではゲノム研究の範囲・目的及び分析前の変動要因を考慮した上で，ゲノム試料の収集を規定するべきであると示されている。それに加え，試料の品質保持は重要であり，ゲノム試料の科学的な有用性に重大な影響を及ぼすことから，以下の項目において詳細な留意点がガイドラインで示されている。

- 検体の種類
- 検体採取の時期
- 検体の保存条件
- 検体の安定性及び劣化
- 検体の量及び組成
- ゲノム試料の品質及び収量に影響を与えるパラメータ
- 干渉源
- 試料の輸送
- 試料の保管
- 試料の管理表（インベントリ）の整備

なお，ゲノム試料の収集，処理，輸送及び保管に関する標準化した手順を策定し，文書化することにより，分析前の変動を最小限に抑えることも推奨されている。

2.5 ゲノムデータ

　生成されるゲノムデータの種類は，分析対象物や適用される技術基盤によって異なることからゲノムデータの使用目的に照らして，適切な技術基盤及び手法を選択することが本章において指示されている。さらにゲノムデータの取扱い及び処理に関する標準化した方法を確立することならびに分析・解析のいずれの段階においても処理及び解析分析のワークフローを記録することが推奨されている。得られたデータについては最終加工されたデータセットに加え，生データの特徴を完全に保持したデータファイルを保管することにより，一次データの再構築ができ将来的な利用も可能となる。また将来的な利用という観点で，ゲノムデータを臨床データと関連付けられるようにしておくべきである。

　臨床試験においては，一度データが解析され，臨床試験成績と統合されると，試験の科学的な完全性を損なうことなくデータを破棄することはできないことから，E18では一度生成し，試験に用いたデータは保持することが推奨されている。一方で各地域の関連法規によっては，被験者の要望に応じたゲノムデータの削除が可能となるよう，手順を定めておくことが必要なことがある。これは国際共同治験の参加国における遺伝情報の取扱いに関する関連法規が多岐にわたる場合は避けられない点と考えられる。

2.6 プライバシー及び機密性

　本章ではゲノム試料及びゲノムデータの処理及び取扱いは，他の臨床データと同様に被験者のプライバシーを保護できる，高い機密保持の水準で取り扱われるべきであると述べられている。またプライバシー保護及びデータの管理が適切に行われる前提で，データの共有の有用性にも言及されている。

　ICH E15には，シングルコード化及びダブルコード化を含む，ゲノム試料及びゲノムデータのコード化分類が記載されているが，複雑さ及び誤りの可能性を減じるため，本ガイドラインではゲノム試料及びゲノムデータについてはシングルコード化が推奨されている。

　さらにICH E15における連結不可能匿名化は，連結が削除されてしまったゲノムデータを表現型のデータに関連付けることができなくなったり，同意の撤回による試料の廃棄や，長期的な臨床のモニタリングが実施できなくなったりすることから，E18では推奨されていない。

2.7 インフォームド・コンセント

　本章ではゲノム研究は，各地域に適用される法律に従って，また，ゲノム試料及びゲノムデータの収集，保管等に対して取得したインフォームド・コンセントの範囲において，実施しなければならないことを前提とした上で，ゲノム試料の収集及び使用のためのインフォームド・コンセントは，解析の時期によらず，試料の広範な分析（例えば，複数の遺伝子，トランスクリプトーム解析，全ゲノム配列解析）を許容するものとしている。さらに分析法の開発，疾患研究，薬物応答または医薬品安全性監視等，広範な目的のためのゲノム試料の利用を許容するものであることが理想的であるとも述べており，それらすべてに関して包括同意の取得を推奨している。

なお，ゲノム試料を収集及び使用するための国際的に受け入れ可能なインフォームド・コンセントに関する共通の必須項目をE18では定義していないが，それを特定することができれば，ゲノム研究への多大な貢献となることが言及されている。

 2.8 結果の開示

臨床試験においてゲノムデータを生成する研究機関及び治験依頼者は，得られたデータを被験者へ開示することについて，必要に応じて方針と方法を定めておくことが推奨されている。さらに，その方針は，研究目的に即した結果及び偶発的な所見のそれぞれについて，伝えないこと，あるいは伝えることを明確化するものとすべきであると付記されている。すなわちE18では開示することを奨励しているわけではなく，開示しないことも方針の1つとして捉えた上で，研究実施者が方針を定めるべきと提言している。

ただし，情報を受け取りたいか否かに関する被験者の希望及び同意は尊重されるべきである点ならびにE18における推奨事項は原則であり，ゲノム研究が実施される地域の法，規則及び指針に照らして解釈されるべき点に留意する必要がある。

3 意義

本邦において，E18はゲノム研究の計画からデータの取扱いまでの臨床試験全般を対象とする国内初のガイドラインである。またガイドラインの作成にあたり，ゲノム試料の収集及びゲノムデータの取扱いの技術的な事項に関しては，EWGメンバーの多様な経験・専門性を集約することで，高度に標準化された指針を提供しており，ゲノム研究を実施するにあたって参考にする点は非常に多い。さらにゲノム研究の実施においてはインフォームド・コンセントの取得において被験者の理解・協力が必須であり，その促進のため医薬品開発者，規制当局のみならず，治験責任医師を含む，ゲノム研究の関係者の間での相互理解をE18で実現しようとしている点も重要な意義があると考えている。

今後の課題

E18では，ゲノムデータの開示に関して研究実施者が方針を定めるべきであるという提言に留め，方針の方向性は示されていない。さらにゲノム試料を収集及び使用するための国際的に受け入れ可能なインフォームド・コンセントに関する共通の必須項目の特定にも至っていない。これらは各国の法規制が多様であるため[7]，国際的に調和された指針の設定が困難であるというEWGの見解の結果である。したがって，多くの国が参加する国際共同治験における開示方針の説明を含めたインフォームド・コンセントの内容に関しては，各国の法規制に則った修正が必要であり，参加国の法規制と研究実施者の方針に相反する点がある場合は，その国でのゲノム試料収集を実施しない結果となるなど課題が残っている。結果の開示に関連する点として，遺伝カウンセリングについては，各国の法規制や遺伝カウンセリングの普及の違いなど考慮してE18においては最小限の記載に留まっているが，今後のゲノム研

究の促進のために国内外の体制の充実や国際的な標準化が期待される．一方で，個人情報としての遺伝情報の取扱いについては，日本において個人情報保護法の改正が行われ，世界各国においても新たな法整備が実施される可能性があり，研究実施者はそれらの動向を考慮した上でゲノム研究を計画する必要がある．

[山﨑高生]

■参考資料

1) ICH医薬品規制調和国際会議，医薬品医療機器総合機構Webページ，「ICH-E15（ゲノム薬理学における用語集）」より
2) ICH医薬品規制調和国際会議，医薬品医療機器総合機構Webページ，「ICH-E16（医薬品またはバイオテクノロジー応用医薬品の開発における バイオマーカー：適格性確認のための資料における用法の記載要領，資料の構成及び様式）」より
3) U.S. Department of Health and Human Services Food and Drug Administration（FDA）：Guidance for Industry- Clinical Pharmacogenomics：Premarket Evaluation in Early-Phase Clinical Studies and Recommendations for Labeling Jan 2013
4) EMA："Guideline on good pharmacogenomic practice", Apr 2016.
5) EMA："Guideline on key aspects for the use of pharmacogenomics in the pharmacovigilance of medicinal products", Sep 2015.
6) ICH医薬品規制調和国際会議，医薬品医療機器総合機構Webページ，「ICH-E18（ゲノム試料の収集及びゲノムデータの取扱い）」より
7) Warner AW.：Challenges in obtaining adequate genetic sample sets in clinical trials：the perspective of the industry pharmacogenomics working group. Clin Pharmacol Ther. 2011 Apr;89(4)：529-36

E19 安全性データ収集の最適化

1 提案の背景

　医薬品の臨床開発において，患者・被験者の安全確保は最重要事項ではあるが，臨床試験において必要以上にデータを収集することは，患者にとって負担となり，これが臨床試験への参加をためらわせる要因の1つとなる可能性も考えられる。医学的に有用かつ公衆衛生に資する新たな知見を得るために，臨床試験における患者負担を低減し，臨床試験の実施を推進することは，規制当局および製薬企業が共通して希望するところである。

　E19：Optimization of Safety Data Collectionは，開発後期から製造販売後に実施される臨床試験において，治験薬／医薬品の一般的な副作用が十分理解され，製品情報等に示されている場合には，患者・被験薬の安全性が損なわれない限り，的を絞った安全性データ収集（Targeted Safety Data Collection）を行うことが可能ではないかとのアイデアをコンセプトとしている。E19では，「いつ」そのような方法が適用可能であり，「どのように」これを実施するかを検討し示していく。なお，E19検討の方向性は，GCP等と同様に，Risk-based approach，quality-by-designの原則に基づくものとなる。

　E19は2016年にICHの新規有効性トピックとして採択され，2017年6月のICHモントリオール会議でInformal Working Groupが初会合を持ち，コンセプトペーパーおよびビジネスプランを検討した。2017年11月に開催されたジュネーブ会議から正式なExpert Working Groupの活動が開始されている。

2 主要ポイント

　E19は本稿作成時点で検討が開始されたところであり，内容は確定していない。しかしながら，コンセプトペーパーでは，臨床試験でルーチンに収集されているいくつかのデータからは新たに得られる情報は限定的である可能性を述べており，その例として非重篤な有害事象，ルーチンに実施される臨床検査やバイタル検査，身体検査および併用薬の情報を挙げている。

　また，E19の提案の背景となっており，安全性データ収集に関する米国FDAのガイダンス「Determining the Extent of Safety Data Collection Needed in Late Stage Premarket and Post-approval Clinical Investigations（2016年）」が内容を理解する一助になる。FDAガイダンスでは「的を絞った安全性データ収集が考慮されうる臨床試験の種類」「収集を簡略化することあるいは収集しないことが適切な場合がある安全性データのタイプ」「安全性データの的を

絞った，あるいは選択的収集のための方法」「広範囲のデータ収集が一般に必要とされる状況」「常に収集が推奨されるデータのタイプ」などが記載されている。ここでいう「安全性データ」とは有害事象のデータに限らず，たとえば有害事象データと合わせて安全性を評価するのに必要と考えられていた併用薬の情報等を含む。

3 意義

　E19により目的を絞った安全性データの収集についての国際的なガイダンスが示されることにより，患者負担が軽減され，より多くの有益な臨床試験や大規模な臨床試験が実施されるようになれば公衆衛生にも貢献しうるであろう。

　どのような場合に選択的な安全性データ収集を適用可能なのか，また，どのようなデータは必ず収集しなければならないのか等，スポンサーも規制当局も同じように理解し，試験計画に合意できるようなガイドラインとなるよう，ICHグループでの検討時に十分に検討されることが重要と考える。

［渡部ゆき子］

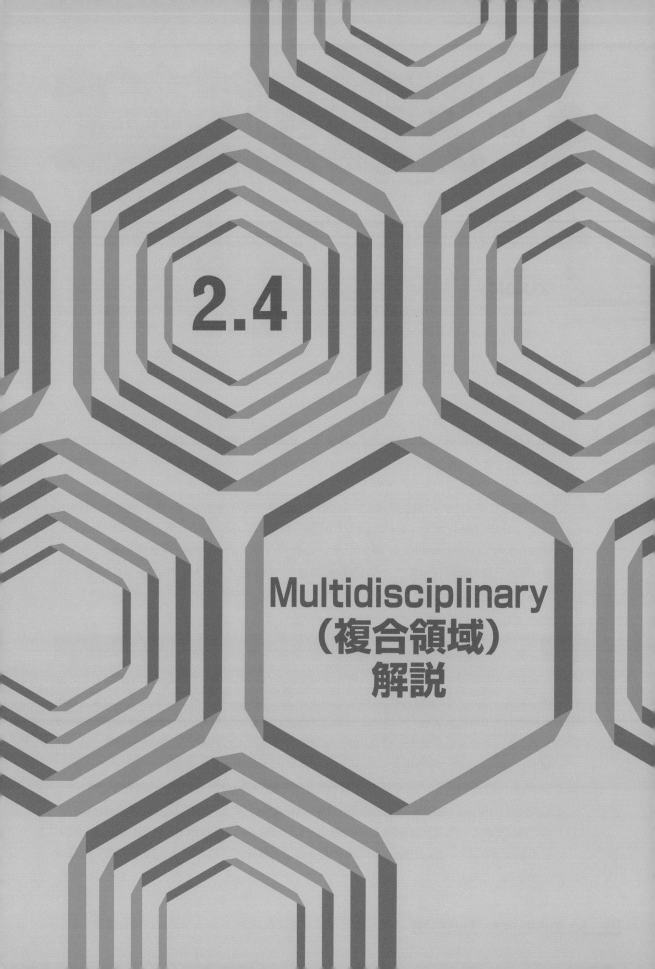
2.4 Multidisciplinary（複合領域）解説

M1 MedDRA（ICH国際医薬用語集）とM1 PtC WG活動について

I. MedDRA（ICH国際医薬用語集）について

はじめに

　MedDRA（Medical Dictionary for Regulatory Activities）は，医療用製品の規制情報の共有を国際的に促進するためにICHで開発された国際医薬用語集である。

　今日では，世界中の規制当局，製薬企業，臨床研究機関，医療専門家などにより，医薬品や生物製剤，ワクチン，薬剤と医療機器のコンビネーション製品などの申請，情報管理，安全性モニタリングなどに広く利用されている。

　初版のリリース（英語版と日本語版）以後も，それ以外の言語追加，新たな領域の用語追加，MedDRAの利用をより便利にするツールの開発などが順次行われ，また，ICH活動が日欧米だけでなく世界に広がっていくにつれて，MedDRAの利用国もユーザー数も，現在でも増加し続けている。

　本報では，2003年10月に発刊された"医薬品開発の国際調和の歩み，ICH 6まで；（株）じほう"のM1（Medical Terminology）ICH国際医学用語集（櫻井靖郎氏著）やJMO（Japanese Maintenance Organization）が提供している資料を基に，MedDRA開発の経緯，現在のMedDRA管理の仕組み，リリース以降に追加された機能などや，M1 PtC WG（M1 Points to Consider Working Group）活動について簡単にまとめてみた。

1　開発の経緯

　MedDRAが利用可能となる前は，有害事象などをコーディングするための用語集として欧州，米国，日本でそれぞれ異なる用語集が使用され，さらには，企業によっては自家用語集を利用する場合もあるなど，組織／企業間で情報を共有するためには，用語集間でのデータ変換を必要とするなど多大な労力と時間を要していた。このような状況下で，情報交換，情報の共有化，情報の標準化といったキーワードで，国際標準用語集の必要性が認識され，1990年代初めからいくつかの試みが行われる中，ICHが「医学用語集」の開発を1994年に採択，約3年後の1997年に国際医薬用語集（MedDRA）として承認したが，用語集の維持・管理機関である"MSSO（MedDRA Maintenance and Support Services Organization）and JMO"の設立などもあり，MedDRAとして初めて一般にリリースされたのは，1999年3月になってからのことであった。

2 MedDRAの維持・管理の仕組み

　MedDRAは，医学の発展による新たな用語や知識を随時取込み，絶えず更新と編集を行う"Living Dictionary"という位置づけとされ，用語の追加や変更において，医学的な正確性と一貫性を重視した維持・管理を行うことをICHとして必須要件とした。この役割を担う機関として，MSSO（MedDRAの維持管理）とJMO（MedDRA/Jの維持管理）を設立。また，同時にこれらを管理・監督する機能としてMSSOに対しては"MedDRA Management Board"という委員会を，JMOに対しては"Japanese Management Board"（以下JMB）という委員会をそれぞれ組織し，継続的に管理・監督する体制を取った。なお，MedDRA Management Boardは，ICHの法人化後，MedDRA所有権がIFPMAからICHに2017年に移管されてからは，"MedDRA Management Committee"（以下MMC）と改称されている。

　図1に現在の運営体制図を示した。

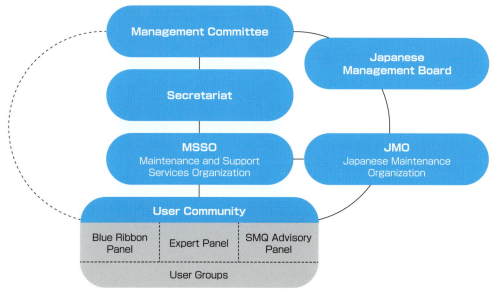

図1　ICHにおけるMedDRAの運営体制（ICH website, Understanding MedDRAより）

注）上記体制図の各役割は下記の通り。

- **（MedDRA）Management Committee（MMC）：**
  現時点でのMMCメンバーは下記の通り。
    - Founding Regulatory members（EU, FDA, MHLW）
    - Founding Industry members（EFPIA, PhRMA, JPMA）
    - Standing Regulatory members（Health Canada, Swissmedic）
    - Medicines and Healthcare products Regulatory Agency of the United Kingdom（MHRA）
    - WHO
    - MSSO
    - JMO

MMCは，MSSOを管理・監督，ICH Assembly会議に対し報告責任を有する。
ICH開催時に会議を開催。役割，責務は下記の通り。

①MSSO活動方針，活動実績，予算，決算，MSSO年会費，契約関連事項，MedDRAポリシー改定などを審議し，ICH Assembly会議へ報告。

②MedDRA普及・発展のための施策，メンテナンス方針，ユーザー施策，関連システム開発などの審議，承認。

③MedDRAの世界各国への普及支援及び推進。

- **Secretariat：**

MMC事務局として会議及び課題の調整役。メンバーは，ICH secretariatが兼任。

- **MSSO：**

ICHとの契約の基，MedDRAの維持・管理業務すべてが委託されている。

用語追加申請受付とレビュー，半年ごとの更新版リリース，ユーザー会開催，ユーザートレーニング，関連ツールの開発，年会費徴収など。

MSSOの業務委託は公平を期すため公募制で，1997年のICH承認時と2014年に公募が実施され，厳格な審査を経て現在の委託先が選択されている。

- **Japanese Management Board（JMB）：**

日本語のMedDRA/J維持・管理を担うJMOを管理・監督する委員会。メンバーは，MHLWと，産業側としてはJPMA及びFPMAJ（日薬連）から代表が選出される。

JMOの活動方針・実績，予算，決算，JMOユーザー年会費，JMO契約関連などについて審議／承認を行い，MMC会議で毎回報告を行う。

- **Japanese Maintenance Organization（JMO）：**

日本語MedDRA（MedDRA/J）の維持・管理について，MSSOからサブライセンスを受けJMOがその役目を担い，日本国内に本社／所在地を有する組織／企業のMedDRA/Jユーザーに，MedDRA/J配布，用語追加申請受付，ヘルプデスク，トレーニング，ユーザー会開催，年会費徴収などの業務を行っている。JMOもMMCに対し会議ごとにその活動状況について報告を行うという責務を有している。

- **Blue Ribbon Panel：**

新たな課題に対し，MSSOが専門家を招集して意見を聞く不定期な会議。過去に8回の会議が開催されている（https://www.meddra.org/blue-ribbon-panels 参照）。

- **Expert Panel：**

MSSOが常時MedDRA expertから意見を聞くために設けたグループ。

- **SMQ（Standardised MedDRA Queries）Advisory Panel**

SMQ開発の際に，開発候補の決定と開発したSMQをレビューし，MMCに承認を促す役目を負う，ICHが設置した組織（旧ICHの6団体とHealth Canadaがメンバー）。

3 MedDRAリリース以降の追加用語・機能について

3.1 収載用語数と収載用語の範囲

初版2.1版リリース（1999年3月）以来すでに18年以上経過し，現在のMedDRA最新版は20.1（2017年9月1日リリース）である。この最新版のLLT（Lowest Level Terms：下層語）数は約78,000語であり，ICH合意時点の約46,000語に対し大幅に増加している。

また，SOC（System Organ Class：器官別大分類）は，19.0版（2016年3月1日リリース）から"Product issues"という製品の品質に係るSOCが追加され，現在，27個となっている。

収載される用語の範囲も当初より拡大し，投薬過誤関連，製品品質関連，医療機器健康被害関連，ワクチン関連，薬理遺伝学関連の各用語が追加されている。

3.2 MedDRAの翻訳版

1999年のリリースは英語版と日本語版のみであった。その後，できるだけ多くのユーザーが自分の第一言語で使用できるようにとの発想のもと，翻訳版の開発が順次行われ，現在では全部で11言語（下記注参照）のMedDRAが利用可能となっていて，MSSOユーザーまたはJMOユーザーであれば，英語版と日本語版を除く言語版は無償で入手できる。

注）MedDRAの11言語：英語，日本語，スペイン語，ポルトガル語，ドイツ語，フランス語，オランダ語，イタリア語，チェコ語，中国語，ハンガリー語（開発順）

また，現段階では，韓国語とロシア語の翻訳版作成が具体化している。

3.3 SMQ（Standardised MedDRA Queries）の開発

ある定義された医学的状態または関心のある領域に関連するMedDRA用語をグループ化したもので，関連する可能性のある症例を集合データの中から特定または検索することを支援するツールである。CIOMS（Council for International Organizations of Medical Sciences）と共同開発してきたもので，最新版の20.1では，102個のSMQsが公開されている。新たなSMQ開発要望は，用語追加と同様にMSSOまたはJMOに提案可能である。

3.4 MedDRA関連ツールの開発

MedDRA利用促進のため，MSSOが開発したツールを提供している。JMOも独自開発ツールをJMOユーザーに提供しているが，下記ツールはJMOユーザーも利用可能である。

- **The MedDRA Version Analysis Tool（MVAT）：**
任意の異なる2つのMedDRAバージョンの違いを確認できるツール。用語の履歴検索やユーザー保有データへの影響についての評価も可能な仕様。
- **Web based Browser：**
MedDRAの11言語すべてで階層構造全体を確認できるツール。コーディング時の利用，特定のMedDRA用語の検索，リンク先SMQの確認などができるツール。

II. M1 Points to Consider Working Group (M1 PtC WG) 活動について

ICHのMedDRA活動として，MedDRAそのものの管理などを行うMMCとは別に1999年から活動を継続し，MedDRAの安定した利用の定着に貢献しているのがM1 PtC WGである。

情報の標準化のためには用語集のMedDRAへの統一だけでは不十分で，利用方法についてコーディングの正確性と一貫性を向上させるための共通のガイダンスが必要という観点から，ICH活動の1つとして取り上げられ，MedDRAコーディングガイダンスとなる"MedDRA Term Selection：Points to Consider（MedDRA用語選択：考慮事項：PtC TS）"の作成についてM1 PtC WGが検討を行い，初版を2000年にリリースした。この文書は，コーディング時の留意点の解説とコーディング事例を含み，MedDRAコーディング実務に直結する世界共通のガイダンスとして広く認識され，ほとんどのMedDRAユーザーがコーディング時の基本書として活用している。

また，M1 PtC WGは，MedDRAコーディングデータ利用時とデータとして分析しアウトプットする際の留意点と，実際のデータアウトプット例について検討し，その結果を2つ目のPtC文書となる"MedDRA Data Retrieval and Presentation（MedDRAデータ検索と提示：考慮事項：PtC DRP）"としてリリースしている。

M1 PtC WGは，上記PtC文書を作成しただけでなく，その後にリリースされるMedDRAバージョンに合わせ，PtC文書の改訂作業を毎回行うという役割も担っているため，現在も活動を継続している。

PtC TS及びDRPにおいては，次MedDRAバージョンの改訂内容により，LLT変更によるPtC文書中の例示変更必要性の有無，コンプレックスチェンジ（HLT，HLGT & SOCに関わる変更）による新たな利用方法・利用例追加検討などを実施している。また，ad hocとしては，規制当局またはMMCの要請による検討も発生する。PtC DRPのリリース2.0からSMQ利用促進のためにSMQ利用に関する留意点が追加されたのも，このad hocな要請によるものであった。

検討を継続しているM1 PtC WGの役割を下記に整理してみた。

① PtC TS及びPtC DRPのメンテナンス

　各MedDRAバージョンに対応して，PtC TS及びPtC DRPの改訂を行うこと。

② Ad hocな要請への対応

　規制当局，MMCまたはICH Management Committeeから要請されるMedDRA関連事項について検討を行うこと。

③ MedDRAユーザーからの要望に対応した検討

　PtC文書に関し，MSSO／JMOに寄せられたユーザーからの要望や意見について検討を行い，MSSO／JMOに回答するとともに，必要に応じてPtC文書に反映させること。

なお，現在は，M1 PtC WGでは下記のものを検討しており，作成された文書は，2018年中にはMedDRAユーザーにリリースされる予定となっている。

- **PtC condensed version（MedDRA PtC文書要約版）**

　PtC文書を要約し，英語および日本語以外の9言語に翻訳したもの。

- Companion document（特定領域のMedDRAコーディング補完書）

  コーディングの複雑な領域について，コーディング方法と例をPtC文書より詳細に提示した文書。現時点では，Medication errorsとData qualityについて作成中。

おわりに

　MedDRAの初版リリースから既に18年が経過し，その維持・管理も安定して実施され，日欧米ではMedDRAでのデータ交換や分析をルーチン作業として行うまでになっている。

　一方では，ICHの法人化に伴う参加国／団体の増加と，旧ICH非参加国で広く使用されていたWHO-ARTという医学用語集の新規更新作業が停止されたこともあり，MedDRA導入を検討する国が増えている。MMCとしてもMedDRAの世界への普及を強力に後押ししているが，年々MSSOへの負担が増大しているのも事実である。MedDRAに関するトレーニングから，レガシーデータの取り扱い，ローカル言語での研修資料作成，新たな翻訳版の作成も現実的な対応事項として作業が開始されている。現時点では，韓国，中国，ロシア，中南米地域などで導入を目指して対応が開始され，トレーニングやヘルプデスクなどは，ローカル言語での対応が必要との認識から，各国に担当者を配置して円滑なMedDRA導入を図るとのアナウンスが既にリリースされている。

　今後は上記のような新たな国々への導入に加えて，安全性関連情報をSNSから収集するための用語セットや，電子カルテで使用されているSNOMED-CTやICD-10/11からMedDRAへのmappingを可能として，より多くの情報をMedDRAで収集して解析を行うことなどが検討されており，今後もMedDRAの利用範囲は広がるものと予測している。

　また，MedDRAの利用範囲が拡大すると，その拡大した領域でのMedDRAの標準的な利用方法を解説する文書の作成が必要となる可能性もあり，M1 PtC WGの活動に新たな役割が今後の動きに連動して追加されることも予測される。

　いずれにしても，MedDRAは"Living Document"であることから，ユーザーが意見を出し合い，より良いものに育てていく，新たな利用方法を開発していくなど，ユーザー参加型の活動が今後も必要であることを忘れてはならない。

　なお，開発の経緯，MedDRAそのものの内容，利用方法，利用料金体系などについての詳細は，MSSO websiteやJMO website，さらには，ICH websiteに充実した内容が紹介されているので，ぜひ参照していただきたい。

MSSO website：https://www.meddra.org/
JMO website：https://www.pmrj.jp/jmo/php/indexj.php
ICH website：http://www.ich.org/products/meddra.html

［田中　陽］

M2 医薬品規制情報の伝送に関する電子的標準

はじめに

「M2は何をしているのか？」と問われることがよくある。実際、「M2は何をすべきなのか」を議論していた時期もあり、非常に回答に困る問いである。トピック名としては、「医薬品規制情報の伝送に関する電子的標準（Electronic Standards for the Transfer of Regulatory Information）」つまり、「ESTRI」と呼ばれる「（規制当局と）コンピューター等を用いて電子的に情報をやり取りするための規格」を定めることであるが、実はこの数年でM2の活動内容は大きく変わってきている。本稿では筆者がM2に参加した、この数年間での大きな変化と今後の意義について解説することで、M2の理解が進み、最初の問いが減ることに期待したい。

1 提案の背景

1994年のブリュッセル会議において、新しいトピックとして承認された。したがって、M2の歴史は20年以上になり、数年前にM2に参加した筆者では、残念ながらそのすべてを理解することができない。M2の設立目的は、電子的に情報をやり取りする標準的な方法、つまりESTRIを検討することである。そのため、M2は特殊であり、他のEWGで行われている「Step」という概念がない。M2では、ESTRIを「Recommendation」という形で制定し、Recommendationは各規制当局が受け入れる（実装する）ことを合意したものであり、これが他のEWGのStep 4に相当していた。しかし、M2の役割が変わっていく中でRecommendationの位置づけも緩和された。2015年福岡会議では「情報の伝送を電子的に行う際に利用する標準的な方法のラインナップ／カタログ」とされ、各規制当局が将来的に可能となった時点で受け入れる（実装する）が、規制当局が制約を加える場合もあるものへと変化している。

当初、M2がICHにおける電子仕様（E2B、eCTD）を直接開発していたが、その後、標準開発団体が規格を開発し、M2がICH実装ガイドを策定することとなった。そのため、Recommendationの制定・維持に加え、「情報技術の要件を有するICHの活動の調整」、「他EWGの支援」、「標準化団体との関係調整」など、M2に占めるコーディネーションの役割が大きくなった。そして、この状況が数年間続いた後、将来のICHにとってのM2の役割が改めて議論されることとなった。

1年以上の議論の末、2016年の大阪会議では、M2の役割が再定義され、新たに「電子的要素を含む新プロジェクト機会（Project Opportunities）の提案」という大きな役割を担うこととなった。また、これに伴い複雑化するM2のオペレーションをサポートするために、従

来の1名のラポーターに代わり，運営グループであるSteering Groupを設置し，3名のコラポータ（MHLW, EU, FDAから各1名）と1名のレギュラトリーチェア（HC）の4名がこの役割を担うこととなった。

なお，ICHは2015年10月に法人化され，参加メンバーが拡大されているが，M2はほぼ従来通りの主要9団体（PhRMA, FDA, EFPIA, EU, JPMA, MHLW, HC, SM, WSMI）＋オブザーバー4団体（WHO,TGA,IGBA,IMDRF）で構成されている。

2 主要ポイント

2.1 オペレーティングモデルの変更

背景でも記載したが，M2の役割とオペレーティングモデルは従来のESTRIの制定だけではなく，新たな役割を担うに至った。この役割とオペレーティングモデルの変更は，M2がICHにおける電子化・標準化をより戦略的・積極的に貢献するために進められ，2014年6月のミネアポリス会議でM2の責任範囲が再検討され，2015年11月ジャクソンビル会議にてM2の役割とオペレーティングモデルの見直しをはかることが決まった。その後，2016年6月リスボン会議におけるMCでの議論を経て，2016年11月大阪会議にて，M2の新たなオペレーティングモデルが承認された。

M2の新しいオペレーティングモデルにおける，主要な役割には，従来の「テクノロジー・情報標準の評価とESTRIのRecommendation」に加え，新たに「ICHの技術的ハーモナイゼーション・プロジェクトの提案」が加わっている。「ICHの技術的ハーモナイゼーション・プロジェクトの提案」はICH全体から見ても，かなり画期的かつ挑戦的な試みである。それは，M2にて今後電子化関連でトピック化もしくは検討が必要な案件を抽出し，専門領域のエキスパートの協力を得て，そのスコープを明確化あるいは洗練して，新トピック提案の準備作業を行うものである。

この2本柱に加えて，M2には「情報技術の要件を有するICHのEWG活動のコーディネーション（アセスメント）」の役割も与えられている。これは，主に他のEWGに対するテクニカル・サポートと他のEWG活動の電子化の技術面からの評価とインパクト調査である。今後M2では，この2本柱を中心に，他のEWGとも連携を深めつつ活動を続けることとなる。M2のその他の活動も含め，図1にまとめてある。

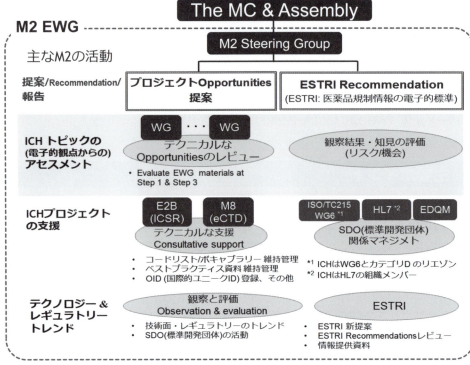

図1 主なM2の活動（第36回ICH即時報告会資料より，2016年6月30日）

2.2 テクノロジー・情報標準の評価と医薬品規制情報の伝送に関する電子的標準（Electronic Standards for the Transfer of Regulatory Information／ESTRI）のRecommendation

2014年以降では以下のRecommendationをM2で定めている。この中でも，PDF/AとDOCXは文書ファイルのフォーマットであり，日常的に文書ファイルを扱う者にとって割と身近な存在と言える。

- ESTRI Gateway Ver.3.0（改訂）：June, 2015
- PDF/A Ver1.0（新規）：June, 2014
- DOCX Ver1.0（新規）：June, 2015
- Genericode Ver1.0（新規）：June, 2015
- SHA-256 Ver1.0（新規）：June, 2015

上記の他に，テクノロジー・情報標準の評価の観点から，2つのInformation Paperを作成している。

- Information paper：Use of OIDs & UUIDs in ICH Messages：June, 2015

- Redaction：Points to Consider：June, 2017
- Specification for PDF Formatted Documents in Regulatory Submissions：November, 2017

2.2.1 PDF/A

PDF/AはeCTDでも利用されている標準的なフォーマットであるPDF（Portable Document Formatの略）の限定した機能のみ（サブセット）を使用することで，長期的な見読性を確保する目的で定められたPDF規格である。

なお，M2ではPDF/Aのもとになっている，PDFについても2011年4月にRecommendation（File Format Recommendation – PDF）を出している。これは，ISO 32000-1であり，PDFバージョン1.7に相当する。ただし，ISO 32000-1に盛り込まれているすべてのPDF機能のうち，一部の機能（JavaScript，音声やマルチメディア，添付ファイル，3Dコンテンツ）は除外している。

PDF/AはもとになったPDF同様に，ISOで規格化されており現在3つのバージョンが存在している。そのうちRecommendationとして出されたのはPDF/A-1（ISO 19005-1）とPDF/A-2（ISO 19005-2）であり，PDF/A-3はRecommendationされていないので注意が必要である。PDF/A-1とPDF/A-2の違いはもとになっているPDFバージョンの違いであり，PDF/A-1がPDFのバージョン1.4のサブセットであるのに対し，PDF/A-2はPDFのバージョン1.7のサブセットとなっている。PDF/Aでは長期間の見読性を担保する性質上，PDFと異なり，フォントの埋め込み，デバイスに依存しない色指定，カラースペース埋め込み，メタデータ（XMP準拠）などが必須事項となっている。一方で，暗号化，マルチメディア，ファイルの添付などが禁止事項となっている。なお，各局の受け入れ状況は，米国，EU，カナダ，スイスは既に受け入れている。日本においては正式にPDF/Aの受け入れに関する通知等は出ていない。

表1　PDF/Aの規格一覧（JPMA資料「ICH M2勧告PDF/Aについて」，2016年2月19日より）

PDF/Aの規格	PDF/A-1	PDF/A-2	PDF/A-3
PDFバージョン※	PDF 1.4	PDF 1.7	PDF 1.7
国際標準規格	ISO 19005-1	ISO 19005-2	ISO 19005-3
策定年月	2005年10月	2011年7月	2012年10月

※ PDF/Aファイルのバージョン情報には基になったPDFのバージョンが表示される。

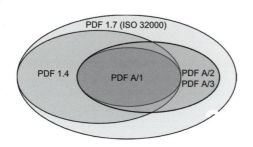

図2　PDFバージョン関係図（JPMA資料「ICH M2勧告PDF/Aについて」，2016年2月19日より）

2.2.2 DOCX

　DOCXはPDFよりも，なじみ深いファイルフォーマットだろう。日常的に作成する文書の多くは，DOCXの形式で作られていると思われる（保存はPDFだったとしても）。DOCXはWord 2007から導入された新たなファイル形式であり，それまでのバイナリ形式から，新たにXMLベースで構成されたファイル形式である。DOCXもまたPDF同様にISOで規格化がなされている。そして，あまり知られていないかもしれないが，複数のバージョンが存在する。

- ECMA-376　1st Edition（Word 2007で対応）
- ISO/IEC 29500-4 Transitional（Word 2010で対応）
- ISO/IEC 29500-1 Strict（Word 2013で対応）

　Recommendationされたのは，このうちISO化されているISO/IEC 29500-4 TransitionalとISO/IEC 29500-1 Strictである。StrictとTransitionalの違いはXMLの記載（namespaceの定義）とレガシーな（以前のDOC形式で用いられていたような）描画機能との互換性の有無であるが，これらの違いは一般的な文書では原則，表示には影響がない。しかし，一方でレガシーな描画機能で作成したデータを含む場合は注意が必要で，表示に違いが出る可能性がある。

　DOCXは，上述したようにXMLをベースに構成されている。そのためコンテンツ（記載内容）の構造化ができれば，文章やデータの引用・再利用，データベースへの取り込みなどが可能になることが期待されている（これは近年M2において議論がなされているStructured Contentの概念である）。後述するRedactionにおけるDOCX用ツールやClinical electronic Structured Harmonized Protocolを検討する上で参考にしたTransCelerate BioPharmaのCommon Protocol Template（CPT）などはDOCXのXML構造を利用した技術である。

　なお，各局の受け入れ状況は，米国，EU，カナダが一部の書類での受け入れを行っている。各局でDOCXが利用できるようになれば，書類をPDF化する必要がなくなり，業務の効率化やシステムのコストダウンも期待されている。

表2　DOCXとWordバージョンの互換性（JPMA資料「DOCXの仕様検討について」，2016年2月19日より）

Word \ DOCX	ECMA-376 1st edition	ISO/IEC 29500-4 Transitional	ISO/IEC 29500-1 Strict
Word 2007	Read/Write		
Word 2007+SP2*	Read	Read/Write	
Word 2010	Read	Read/Write	Read
Word 2013	Read	Read/Write	Read/Write

*サービスパック2

2.2.3 SHA-256

　SHA-256は2001年に規格化された暗号学的ハッシュ関数である。「内容の異なる2つの

ファイルであれば，それらから得られるハッシュ値は（事実上）互いに異なるものとなり，ハッシュ値が同じファイルであれば，同一のファイルとして扱われる）。そのためハッシュ関数は，主にファイルシステムにおける暗号化，完全性の保証（チェックサム）やデジタル署名技術に利用されている。現在eCTDを作成するときにMD5のチェックサム値を取得しているが，これも暗号学的ハッシュ関数である。MD5のチェックサム値はeCTDが変更・改ざんされていないこと，つまり真正性（整合性）を保証するために使われている。

HL7では，当時すでにMD5に代わってより強固な強衝突耐性を持つSHA-256を用いていたことから，ICHではSHA-256をRecommendationに採用するに至った。今後，eCTD Ver4.0（M8）を含め，暗号学的ハッシュ関数が必要となる場合には，基本的にSHA-256が採用されるであろう。

SHA-256は，実際に複数の規格からなるSHA-2の1つのバリエーションであり，他にSHA-224，SHA-384，SHA-512，SHA-512/224，SHA-512/256の5つ，計6つのバリエーションがある（M2がRecommendationしたのは，このうちSHA-256のバージョンのみである）。ハッシュ関数はその計算結果が固定の長さ（ハッシュ長）であるが，強度もその長さによって決まる。SHA-2のそれぞれのバージョンはそのハッシュ長が異なっており，数字はそのハッシュ長のビット数となっている（SHA-512/224とSHA-512/256はSHA-512のハッシュ長を切り詰めたバージョンである）。つまりSHA-256はハッシュ長が256ビットとなり，16進数で表示されるため64桁として出力される。ちなみにMD5のハッシュ長は128ビット（16進数で32桁）であるため，SHA-256はその2倍の長さである。

2.2.4 Use of OIDs & UUIDs in ICH Messages

電子化活動においては，各種情報のコード化が適切に管理されることが重要であり，「Use of OIDs & UUIDs」はICH内で用いられるコード情報（現時点では主にE2B（ICSR）とM8（eCTD）に用いられるコード）の背景や管理ルール，ICHとしてのOIDの割り当て・リージョンごとのOID割り当てに関する説明，注意点等を記載した文書である。これは業界全体にわたってICSRやeCTDの作成の実務に携わられる方々にとって参考となる情報を含んでいる。

2.2.5 Redaction：Points to Consider

「Redaction：Points to Consider」は，いわゆる「墨消し」に関する資料である。申請資料等の情報公開を行う際には機密情報等に関わる部分を黒く塗りつぶすことになるが，電子ファイルの場合，ファイル形式によってその方法はさまざまである。不適切な方法では，消したはずの情報が履歴から取り出せてしまうなどの問題事例も発生していた。本資料では，「墨消し」の一般的な注意事項と共に，自動化に関する情報提供を含んでいる。これはDOCX等のXMLベースの文書の作成時に，「墨消し」に関するタグ情報をあらかじめ埋め込んでおけば，必要な時にボタン一つで当該のタグ部分を自動で消去することができるようになる技術である。当該資料や本書において特定のメーカーの製品名を明示することはできないが，XMLタグの挿入・編集ツールが市販されている。一見すると便利そうな自動化であるが，この自動化の方法には，大きな課題がある。これを実現するためには，eCTDなどの"作成段階

で", 「墨消し」についても検討したうえで, 情報をファイルに埋め込む必要がある. つまり, 今まで申請後に実施していた作業を, 申請前に実施することになるため, 企業側にとっては大きな負担となる可能性が高い. 将来的には, 各eCTD文書の構造化が進み, AI技術の発展なども加われば, 完全な自動化ができるようになるかもしれない.

2.2.6 Specification for PDF Formatted Documents in Regulatory Submissions

2017年11月のジュネーブ会議でサインオフされ, 2017年12月時点で公開準備中となっている. これは承認申請などで提出するPDF（主にeCTD）のより詳細な（推奨される）仕様書となっている. 記載項目は, 利用可能な機能（Java Scriptや動的コンテント等の禁止）, バージョン（ICHのESTRIに記載されたバージョンを支持）, ファイサイズ（上限500MB）, 標準のフォント（日本語の場合はWindows系がMS明朝とMSゴシック, Mac OS系が中ゴシック, 細明朝）, フォントサイズ（9～12ポイント）, ページの向き（PCで閲覧した場合に読める方向にすること）, ページサイズとマージン（A4もしくはレターサイズ, マージンは綴じ端から2.5cm）, 電子データの取扱（画像解像度, 色指定）, ハイパーリンクの設定, ページ番号, 開き方（開いた時のレイアウト）, 最適化（Web表示用に最適化）, セキュリティ（セキュリティ設定を行わない）の12項目である.

2.3 ICHの技術的ハーモナイゼーション・プロジェクト の提案

先にも記したが, EWGにおいて将来的なハーモナイズの種を検討するという試みは画期的かつ挑戦的なものである. 新トピックはICHに加盟する各団体から提案されるが, M2ではその準備段階であるフィージビリティ検討を担うことになる. これらは, IT関連の技術的な観点からハーモナイズが必要とされるプロジェクトに限られ, M2では新トピックとしてのフィージビリティを検討し, MCによる承認を受け, 必要と判断すれば新トピック提案の準備作業（コンセプト提案）を行う. その後, いずれかの団体が正規のルートで新トピックの提案を行うこととなる.

2.3.1 Clinical electronic Structured Harmonized Protocol (CeSHarP) Opportunity：

PhRMAより提案された, M2における最初のOpportunityである. 本Opportunityに対しては, M2参加の主要9団体のすべてが関心を示しており, 2017年5月のモントリオール会議でMCからコンセプト提案を行うよう指示を得た. その後, 各団体の専門家（Eトピック関係者等）の意見を聴取しつつ, 11月のジュネーブ会議にてコンセプト提案を行った. 今期中に, PhRMAより新トピックの提案がなされる予定となっている.

治験実施計画書は, 必要とされる項目以外は目次項目標準化されていない. 当然ながら構造化もなされておらず, 多くはDOCXもしくPDF形式のファイルで作成されている. 近年ますます複雑化する治験においては, 治験実施計画書の作成もレビューも非効率的な状況となっている. そこで, テンプレートを用いることで, 内容の構造化と共に記載内容も統一し

ようとするのが本Opportunityである．治験実施計画書の記載内容の統一だけでなく，「Structured」つまり構造化することがポイントになっている．構造化された治験実施計画書は，作成と読み手の内容の理解を助けるだけでなく，規制側によるレビューの効率化（将来的なレビューツールの開発も可能となる）も期待できる．それだけでなく，構造化されたデータは再利用がしやすく，総括報告書や治験薬概要書での引用やCTMS（Clinical Trial Management System）やeTMF（electronic Trial Master File）といったシステムへの取り込みも容易となることが期待される．

同様の試みはICH外でも行われており，その1つがTransCelerate BioPharmaとNIHが治験実施計画書の標準化テンプレートとして共同で作成したCommon Protocol Template（CPT）である．CPTは2017年5月に最新版がリリース（2015年12月に最初のリリース）され，DOCXをベースとしたテンプレートとツール（マクロプログラム）からなっており，このテンプレートとツールを用いることで構造化された治験実施計画書を作成することができるようになっている．また，TransCelerateのWebサイトでは，テンプレート以外にも導入用の説明資料やビデオなどさまざまな資料が公開されている．その資料によれば，2016年10月の時点で87の治験実施計画書が同テンプレートで作成され，FDAに提出されている．

表3　TransCelerateが参加メンバーを対象に2016年10月に実施した実装状況調査の結果
（TransCelerate公開資料「Common Protocol Template (CPT) Implementation Toolkit」より）

Number of companies responding	11
Number of **protocols submitted to FDA** using the CPT	87
submitted for studies in various **therapeutic areas**	Oncology, Cardiovascular, Other
submitted or studies in various **Phases**	36 –Phase 1 2- Phase 2 49 – Phase 2,3,4

また構造化という意味ではCDISCでも，試験デザインを構造化して入れるための複数のドメインが用意されている（[TS] Trial Summary：治験の概要，[TI] Trial Inclusion/Exclusion：選択・除外基準，[TA] Trial Arms：計画の時期，[TE] Trial Elements：治験デザインの要素，[TV] Trial Visits：来院計画，[TD] Trial Disease Assessment：評価計画）．しかし，CDISCではCPTと異なり，治験実施計画書として人が容易に読める形とはなっていない．

今後，新トピックとして成立すれば，M8のような専門領域とIT専門家からなる新しいEWGが立ち上がることになるだろう．M2はESTRIの策定の必要性も含めて技術サポートを行うことになるだろう．

2.3.2 Electronic Common Clinical Trial Submission（eCCTS）Opportunity

CeSHarPと同時期に提案されたOpportunityではあるが，各国の制度が異なることから，M2参加の団体の関心もCeSHarPほど高くない．日本も含め複数の団体が中立の立場であった．11月のジュネーブ会議ではコンセプト提案は見送られ，2018年6月の神戸会議を目標

に，コンセプトやゴールの議論を重ね，専門家の意見を収集する予定となっている。

　本Opportunityの要旨は，治験においてほとんどの国で申請または届出（日本などの場合）が必要となっているが，規制当局に提出する内容や構造化のハーモナイズもなされていない点に着目し，その構造的かつ電子的なハーモナイズを行うものである。申請または届出の制度は各国で異なっているが，治験の内容を当局がレビューする点においては，安全性，品質，有効性などの項目の統一や構造化のハーモナイズは可能かもしれない。これがハーモナイズできれば，企業は国際共同治験などで国ごとに異なる提出資料を作成する必要がなくなり，また各国の要件に対応するための複数の治験マネジメントシステムを維持する必要がなくなることが期待される。

2.4 情報技術の要件を有するICHのEWG活動のコーディネーション（アセスメント）

　M2では，他のEWGに対するテクニカル・サポートや，EWG間での共通的な技術要素の調整を行ってきていた。しかし，オペレーティングモデルの変更に伴い，各EWGが作成するガイドラインについて，IT技術面からのインパクトやOpportunityもしくはESTRIの必要性の評価（レビュー）も実施することとなった。現在実施しているのはStep 3とStep 4のガイドラインであるが，Step 1の段階からOpportunityもしくはESTRIの必要性を検討することとなっている。

　2017年5月のモントリオール会議では，E11，E17，M7ガイドラインのレビューを実施した。結果としては，IT技術面からOpportunityもしくはESTRIに結びつくような事項はなく，M2のOpportunityもしくはESTRIとのマイナーな関連事項が指摘されたのみであった。

2.5 Terminologies Maintenance（外部組織が所有するターミノロジーの変更管理プロセス）

　M2では，外部組織が所有・維持するターミノロジー（用語集・コード辞書）に関する変更管理プロセスを作成している。現在はE2Bで使われているEDQM（The European Directorate for the Quality of Medicines and Healthcare）で作成された，剤型及び投与経路コード表について課題となっている。これらの用語集・コード辞書はM8や今後の他のEWGでも，電子化する時にも必要になることが予想されることから，メンテナンスをいかにして行うかが重要なポイントになっている。M2が窓口的な役割を果たすことについては合意されてはいるが，具体的にICHからどのように外部組織に変更依頼を行うのか，変更された場合どのように対応するのか，についてM2及びE2B，M8の間で議論が続いている。特に，（E2Bなど）EWGが解散した後のメンテナンスにおいて，専門性の高い用語の管理をM2だけで行うのは困難であり，検討と議論を継続しつつ，2018年の神戸会議を目標にTerminologies Maintenanceの手順を改定する予定となっている。

2.6 Data Integrity Guidance Monitoring （Data Integrityに関する各国規制状況のモニタリング）

　2017年5月のモントリオール会議で，M2の役割として追加された項目である。その背景は少々複雑である。本件の契機は2016年11月の大阪会議にて，JPMAから新トピック候補としてMCに提案された「ER/ESガイドラインのハーモナイズ」という案件であった。しかし，すでに各国のER/ESガイドラインは発出から相応の年月がたっていることもあり，産業側（PhRMA, EFPIA, JPMA）を中心としたFeasibility Groupを作り本件について評価を行うことになった。Feasibility Groupは2017年2月から5月までの約3カ月間活動を行った。

　Feasibility Groupでの検討の結果，当初の目的であった「ER/ESガイドラインのハーモナイズ」の必要性は低いが，その一方で「Data Integrity関連ガイドラインについては注意が必要」との結論に至った。これは，当時EUなどからGMP領域を中心としたData Integrity関連のガイダンス等が公表されており，かなり厳しい内容となっていた。もし，これらの厳しい基準がGCP領域に適用された場合，リスクベースでの治験の実施や特に今後のGCP Renovationにおける医療情報データベース等のビッグデータを活用する際に，障害もしくはボトルネックになりうるとの評価である。そして，このFeasibility Groupの結論について，MCで議論した結果，前述の通り，M2の役割として新たに追加された。

　現在M2では，GCP Renovationへの影響を最大の関心事と位置付けており，各国のData Integrity関連ガイダンス等をGCP Renovationへの影響という観点も含めてモニタリングし，1年に一回もしくは必要に応じてJPMAより報告することになっている。

3 意義

　上述のようにM2では，「電子化」をキーワードにして多種多様な検討を行っている。CeSHarPやeCCTSに代わる次期Project Opportunityとして，JPMAから提案したeTMF（electronic Trial Master File, 電子化された治験関連文書）のメタデータについて議論がなされており，特定領域の課題に限らず，M2がカバーする範囲は非常に広い。また，M2にはStepの概念がなく，検討項目ごとに目標時期は設定されているものの，M2自体の目標時期（解散時期）が設定されていない。他のEWGとは一線を画す活動となっている。日々新しいテクノロジーが生まれるとともに，既存のデータが複雑に絡み合う（連携を深めてゆく）現在，電子化に関するモニタリング活動から標準化やハーモナイズ作業を動的に行うためには，M2のような特殊なEWGが必要不可欠であろう。その意味でも，M2の新しい役割であるProject Opportunityは重要な意味を持つことになり，M2の存在意義は非常に高くなったと考えている。

　また，Project Opportunityは電子化に関する新トピック提案の際のコンセプト提案を行うことになるため，新トピック提案の初期検討を行う場としても非常に有用な仕組みとなり，各団体にとってM2が戦略的な意味を持つことにもなった。

［佐久間直樹］

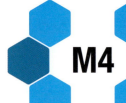

M4 Common Technical Document

はじめに

　コモン・テクニカル・ドキュメント（Common Technical Document：以下CTD）はICH M4 Expert Working GroupでQuality, Safety, Efficacyグループに分かれ詳細な検討を行い，2001年に合意され，2003年7月に日米EU 3極すべてで完全施行している。日本では「新医薬品の製造又は輸入の承認申請に際し承認申請書に添付すべき資料の作成要領について」（医薬審査発第899号 平成13年6月21日付）として通知が発出され，2001年7月よりCTD様式での受付を開始した。現在ではICH加盟国以外の多くの国で医薬品の承認審査用資料様式としてCTDを活用している。

1 提案の背景

　CTDは，日米EUにおける医薬品の承認申請の様式を統一することを目的に，1997年7月，ベルギーで開催されたICH 4の運営委員会において，次期ICH活動の最重要テーマとして取り上げられたトピックであった。

　当時は，1990年頃より開始したICHの活動で取り上げられた50以上のトピックがStep 4あるいはStep 5に到達し，新医薬品の承認申請に必要な主要な試験の種類と方法が統一されつつあった。その一方で，それらの試験結果に基づいて作成される申請資料のまとめ方は，それぞれの規制当局により別々に規定されていたことから，各極での承認申請において申請資料の作り直しが必要となり，申請資料を作成する段階で時間と費用がかかってしまっていた。そのような背景から，申請資料の様式を調和するためのトピックが提案された。

2 主要ポイント

2.1 CTDガイドライン

　医薬品の承認申請のために規制当局へ提出される資料は膨大である。CTDが検討される以前は規制当局ごとに申請資料の構成が定められており，製薬企業は申請する国ごとに資料を作成していた。CTDガイドラインでは，医薬品の承認審査に必要な資料を適切に構成する共通の様式として定めている。共通の資料構成により，製薬企業は医薬品承認申請のための文書作成及び編集の時間を削減することができ，また規制当局側も申請資料内容を速やかに把握できる等審査の効率化や申請者とのコミュニケーションが促進されることを目的に制定さ

れた。また申請資料構成を共通化することで，電子申請が容易にできるよう配慮されている。

CTDガイドラインは，CTDの構成に関するガイドライン，品質に関する文書の作成要領に関するガイドライン，非臨床に関する文書の作成要領に関するガイドライン，臨床に関する文書の作成要領に関するガイドライン及び別紙ガイドラインとしてグラニュラリティ・ドキュメント（階層構造に関する文書）で構成されている。

2.2 CTDの構成

CTDの構成を図1に示す。

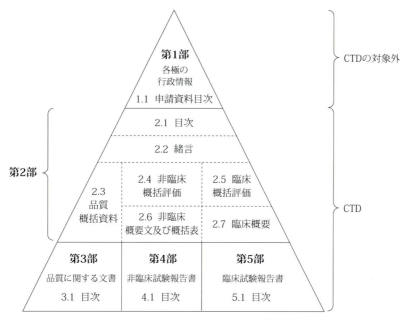

参考：医薬審発第899号 新医薬品の製造販売の承認申請資料に際し承認申請書に添付すべき資料の作成要領について 別紙1（コモン・テクニカル・ドキュメント（CTD）の構成

図1 ICHコモン・テクニカル・ドキュメント構成の概念図

CTDは5つの部（Module）で構成されている。第1部（Module 1）は各国特異的な情報を管理する部分であり，第2部（Module 2）から第5部（Module 5）はすべての地域で共通で使用する部分である。

Module 1は申請書等行政情報及び添付文書に関する情報として，各国の規制要件に基づき資料を構成する。

Module 2は薬理学的分類や作用機序及び申請する効能または効果等承認申請をする医薬品の概括評価と非臨床試験，臨床試験の根拠の要約で構成する。

承認申請の根拠となる試験は，ICHのQuality，Safety，EfficacyのExpert Working Groupで検討，合意されたガイドライン等に基づき実施し，評価される。品質に関する文書をModule 3，非臨床試験報告書をModule 4，臨床試験報告書をModule 5に構成する。

またCTDの別添資料として、グラニュラリティ・ドキュメント（階層構造に関する文書）がある。グラニュラリティ・ドキュメントは各Module内を構成する文書を階層化しているもので、紙媒体での申請のみならず、電子申請を視野に入れた文書として制定されている。このようにCTDはより論理的かつ適切な資料構成により、医薬品を申請する製薬企業側、審査を行う規制当局側双方に効率的な資料様式となるよう定められている。

3 意義

CTDは施行から10年以上を経過し、ICH加盟国以外の多くの国が、承認申請として提出する資料の構成として運用をしている。

また米国では、CTD施行後、臨床試験の許認可申請や市販後の維持管理情報等、医薬品開発を含めたすべてのライフサイクルに関わる規制当局への提出資料にCTDが適用されている。CTDの構成が論理的に構築されていることから、医薬品開発及び市販後の維持管理に関わる、規制当局への許認可申請にCTDが活用されている。さらに、東南アジア諸国連合（ASEAN: Association of South East Asian Nations）ではCTD様式を活用したACTD（ASEAN Common Technical Dossier）ガイドラインを施行している。ACTDは、CTDのModule2からModule5の構成を、品質パート、非臨床パート、臨床パートに再構成し、申請区分に基づき一部資料の簡略化が可能な対応を取っている。

ICHでは各国から提出された変更要望に基づきQ&AならびにCTD改訂を行ってきた。特にICH施行直後はCTDガイドラインの解釈に関する問い合わせや実運用に基づくCTDガイドラインの改訂を行っている。近年ではより詳細な様式を検討するためにM4 EWG-Efficacyグループでをodule 2（臨床概括）中の「ベネフィット・リスク評価」の記載様式に関する検討を行い、臨床に関する文書の作成要領に関するガイドラインの改訂を行った。また、M4 EWG-QualityグループとICH M8で品質に関する資料構成の検討を行い、グラニュラリティ・ドキュメントの改訂を行った。このように、さらなる効率化を図り、CTDは世界中で活用できる資料様式として、さらに検討が深められている。

3.1 今後の課題

医薬品の開発を取り巻く環境は、技術の進歩に伴う新たな創薬プロセス技術の応用、科学的、技術的な観点からの研究や評価方法など変化している。ICHではグローバル化する医薬品の開発や規制、流通等に対応すべく、最新の技術や評価を検討し、医薬品規制に関するガイドラインを検討し、より広範な規制調和を目指し新たなガイドラインを制定している。

CTDはICHガイドラインに基づき開発されたすべての情報を申請資料として論理的に構成できるよう定められているものであり、環境変化に伴う新たなガイドラインの制定や改訂が行われれば、並行してCTDガイドラインの見直しやQ&A対応等維持管理が必要不可欠である。規制当局ごとに新たな対応策を通知化することも可能であるが、ICHガイドラインとして国際的に共通する申請資料様式として合意されているため、本ガイドラインの維持管理を

ICH内で継続することにより，今後も国際調和ガイドラインとして活用することが可能になる。現在ICH内でCTD内容の維持管理を実施する作業部会は品質のみで非臨床，臨床グループは作業部会がない。新たな対応が必要となったときに臨機応変に作業部会を設立し検討できる体制が必要と考える。

 おわりに

　CTDガイドラインは製薬企業にとってグローバル開発に大きな貢献をしただけでなく，ICH加盟国以外の多くの規制当局が申請資料様式としてCTDを受け入れている。CTDガイドラインは，医薬品開発の重要なマイルストーンである承認申請に必要な資料の様式を国際的に共通化することで，ICHの基本理念である科学的な観点からの国際規制調和を推進することにも大きく寄与したガイドラインであり，今後とも本ガイドラインの維持管理を進め，CTDを国際規制調和の共通基盤としてさらに活用していけるよう対応していきたい。

［藤川明世］

M7 潜在的発がんリスクを低減するための医薬品中DNA反応性（変異原性）不純物の評価及び管理

1 提案の背景

　医薬品には医薬品原薬の他に，合成過程の試薬，反応中間体，副産物さらには分解産物も，原薬や製剤に含まれる。これらを総じて不純物と称するが，医薬品不純物に関してはICH品質ガイドラインであるICH Q3A「新有効成分含有医薬品のうち原薬の不純物」[1]及びICH Q3B「新有効成分含有医薬品のうち製剤の不純物」[2]に基づいて，安全性確認が必要な閾値が定められてきた。しかし，強力な変異原性物質や発がん物質が不純物としてごくわずかに含まれた場合，低曝露量であっても潜在的リスクを伴う。このため，Q3A及びQ3Bで定められた安全性確認の閾値よりも，低い用量でリスク管理する必要があった。具体的には，2001年に発生した添加剤中の1,4-butane sultoneや，2007年に発生したNelfinavil mesylate中のethyl methane sufonateが変異原物質として混入する問題が発生した。Q3A及びQ3Bが有する別の課題として，これらのガイドラインは市販医薬品に要求された内容であり，必ずしも臨床試験段階で使用する新原薬に適用することを意図したものではなかったことも挙げられる。このため臨床試験に参加する健常人ボランティアの安全性確保が期待されていた。このような状況を踏まえて，EUでは2006年に遺伝毒性不純物に関するガイドライン[3]が発出され，米国でも2008年に遺伝毒性不純物の管理に関するドラフトガイダンス[4]が公開された。欧米で相次いで遺伝毒性不純物に関する規制意見が出されたが，要求される遺伝毒性評価や不純物管理手法は一致しておらず，また本邦からの意見は公に提示されていなかった。

　欧米のガイドラインが不一致する点としては他にも，①（定量的）構造活性相関いわゆる(Q)SARによる毒性の有無の評価法や，②固有の閾値がありそうな化合物の管理方法，③類似構造の不純物に関する毒性情報の活用方法，④遺伝毒性不純物が代謝物でもある場合の評価原則などの点が課題として認識された。そこで，2010年6月のタリン会議にてICHトピックとして本件が日米欧で議論されることが決まり，その後，数回のICH対面会議を経て，2014年6月にM7はStep 4に，さらに2015年11月には本邦でStep 5[5]に到達した。

2 主要ポイント

　M7の全体構成の概略は以下の通りである。

1～4項：ガイドラインの適用範囲や一般原則，市販製品に関する検討事項
5項：原薬及び製剤中の不純物に関する評価

6項：(Q)SARやAmes試験を用いる変異原性不純物のハザード評価の要約
7項：許容摂取量を用いるリスク特性解析
8項：変異原性不純物の管理手法の4つのオプション
9項：当局への申請書類

　この後に続いて，注記，用語の解説，参考文献及び付録で構成される。この構成に従い，それぞれの大項目の要点を以下に概説する。

2.1 ガイドラインの適用範囲

　M7は新原薬や新製剤とともに，臨床開発中の医薬品に対して適用されることが原則である。既存医薬品については，原薬の合成法変更や製剤の剤形変更に伴って，新規の不純物や分解産物が対象となるだけでなく，既存の不純物や分解産物が増加することが懸念される場合，さらには新効能や新用量などの追加申請によって変異原性不純物の発がんリスクが新たに懸念される場合などに本ガイドラインの対応が必要となる。

　一方で，既存医薬品については原則として回顧的に適用されず，また新規医薬品についても生物学的製剤，バイオテクノロジー製剤，ペプチドなどの医薬品も本ガイドラインの対象外である。またICH S9[6]に定義された進行がんを適応とする医薬品や，医薬品有効成分自体が遺伝毒性を有する場合も適用されない。さらに矯味剤，着色剤，香料及び既存の医薬品添加剤も適用対象外である。ただし，製剤に初めて使用され，かつ化学合成された医薬品添加剤については，対応が必要であるため注意を要する。

2.2 一般原則

　M7で焦点を当てる化合物は，低レベルでDNAに直接損傷を与え変異を引き起こす可能性がある変異原性物質である。変異原性物質は一般に，細菌を用いる復帰突然変異試験，いわゆるAmes試験において陽性を示す。Ames試験で陰性の結果が示された化合物は，他の遺伝毒性作用メカニズムを有する可能性があるが，このような遺伝毒性物質は通常，閾値メカニズムを有しており，不純物として一般に存在しているレベルでは普通，ヒトでの発がんリスクはないと考えられている。

　さらにM7では，Ames試験やがん原性試験などのいかなる試験結果が得られていない化合物について，毒性学的懸念の閾値（Threshold of Toxicological Concern：TTC）[7,8]に基づいたリスク管理を採用している。TTCとはその値以下では明らかな健康被害がないとする，ヒトでの包括的な安全性閾値の設定について述べた概念である。遺伝毒性不純物は1日最大曝露量として，10^{-5}の生涯発がんリスクを基としたTTCレベル（1.5 μg/日）の管理を原則とする。このレベルで管理すれば，未知の化学物質の10％が発がん物質と仮定して，その99％が10^{-5}の発がんリスクで担保される。

　さらにM7では，医薬品の投与期間に応じて段階的な摂取許容量を設定している。これにより，臨床開発時などの投与期間が短い場合にも適用を可能とした。

　ただし，TTCレベルで変異原性不純物を管理する際には，注意点が2点ある。1点目は不

純物が Cohort of concern と呼ばれる強い変異原性発がん物質（アフラトキシン様化合物，N-ニトロソ化合物，アルキルアゾキシ化合物など）に該当する場合である。この場合は TTC レベルとは別の管理手法を検討する必要がある。2 点目は，長期投与において不純物の 1 日許容量が 1 mg を超える場合である。この場合は ICH Q3A/B で推奨している遺伝毒性評価を考慮する。

最後に，不純物が原薬の代謝物である場合，代謝物の変異原性に関するリスク評価により，不純物の安全性を確認することが述べられている。

2.3 市販製品に関する検討事項

基本的に M7 発出前に上市された製品には適用されない。しかし，一部の状況下では評価等が必要になる場合がある。原薬や製剤では，新たな変異原性不純物や新たな変異原性分解産物が生じる場合，あるいは既存の変異原性不純物や変異原性分解物の判断基準が高くなる場合などである。その他，臨床用量が著しく増加する場合や，投与期間が延長される場合，適応症が変更されたことにより既存の不純物の許容摂取量が適切でなくなった場合，さらに化合物の変異原性や発がん性に関する新たなデータが入手された場合も，M7 の適用が求められる。

一方で，原薬や製剤の製造場所が変更される場合や，原料供給業者が変更される場合には再評価が特に求められず，また，新たな投与経路を用いる場合，新たな患者集団（妊婦や小児など）への適応症を拡大する場合も再評価は不要である。なお，変異原性や発がん性などのハザードに関して，実験データではなく，単に警告構造を有するのみでは再評価は求められない。

2.4 原薬及び製剤中の不純物に関する評価

新原薬あるいは新製剤における製造における合成不純物と，新原薬や新製剤の保管で生じる分解生成物について評価が必要である。また，新原薬や新製剤において実際に認められる不純物及び分解生成物だけでなく，生じる可能性が高い潜在的な不純物及び分解生成物も対象となる。

実際に認められる合成不純物や分解生成物とは，ICH Q3A や Q3B で規定する報告の必要な閾値を超えて存在する不純物が該当し，両ガイドラインで求められる構造決定の閾値を超えている不純物については構造決定が求められる。

生じる可能性が高い潜在的な不純物については，原薬では出発物質，中間体中に認められているものに加えて，原薬合成の後半に導入される出発物質など，原薬に持ち越されるリスクが高い不純物が対象となる。潜在的な分解生成物については，長期保存条件下での生成が合理的に予想されるもの，さらに加速安定性試験や光安定性を確証するための試験で，構造決定の閾値を超えて増加が認められるものなどが該当する。

なお，臨床開発時には不純物に関する情報に限りがあり，そもそも構造決定される不純物自体が少ないが，長期保存試験後に分解生成物に関する情報から変異原性評価の対象となる潜在的分解物を選択することができる。

2.5 ハザード評価の要件

ハザード評価では，新原薬や新製剤中の実際に認められる不純物及び生じる可能性が高い潜在的な不純物が対象である。それらの構造が決定されている場合に，表1に示すクラス分けを実施することから評価は始まる。概説すると，まずは①データベース及び文献検索により，不純物のがん原性及びAmes変異原性データを検索し，②検索した結果から，クラス1（既知の変異原性発がん物質），クラス2（発がん性が不明の既知の変異原性物質），あるいはクラス5（変異原性や発がん性がないことが十分なデータにより示されている物質）に分類する。③試験データが見つからなかった不純物については，異なる2つの(Q)SARシステム（専門的知識に基づくルールベース，統計ベース）を用いて，変異原性を予測する[9]。2種類の(Q)SAR評価の結果でアラート構造が示されない場合は，変異原性の懸念がないと結論できる。しかし，必要に応じて最終的結論を支持する根拠を示すため，専門的な知識ともに(Q)SAR結果をレビューすることができる。(Q)SAR評価の結果，警告構造が認められればクラス3と分類され，警告構造が認められなければクラス5に分類される。なお，(Q)SAR評価の結果，警告構造が確認された場合でもAmes試験を実施でき，その結果Ames試験で陰性結果が得られればクラス5に分類して差し支えない。さらには，当該不純物の警告構造がAmes陰性の原薬またはその関連化合物でも認められる場合は，クラス4に分類され非変異原性不純物とみなされる。

表1　潜在的な変異原性及びがん原性に関する不純物の分類と管理措置

クラス	定義	提案される管理措置
1	既知の変異原性発がん物質	化合物特異的な許容限度値以下で管理する
2	発がん性が不明の既知の変異原性物質（細菌を用いる変異原性試験で陽性*であり，げっ歯類の発がん性データがない物質）	許容限度値（適切なTTC）以下で管理する
3	警告構造を有し，原薬の構造とは関連しない警告構造であり，変異原性試験のデータが存在しない	許容限度値（適切なTTC）以下で管理する，又は細菌を用いる変異原性試験を実施する 変異原性がない場合はクラス5 変異原性がある場合はクラス2
4	警告構造を有するが，試験によって変異原性がないことが示されている原薬又は原薬に関連する化合物（工程中間体など）と同じ警告構造である	非変異原性不純物として扱う
5	警告構造を有しないか，警告構造を有するが変異原性もしくは発がん性のないこと示す十分なデータが存在する	非変異原性不純物として扱う

2.6 リスクの特性解析

上記の項目で変異原性が懸念された不純物（クラス2及び3）は，前述したTTC概念に基づいて許容摂取量は1.5 μg/日となり，1つの医薬品中に複数の変異原性不純物が存在する場合は5 μg/日となる。

一方，発がん性陽性データを有する変異原性不純物（クラス1）の場合は，TD50値（腫瘍発生率が50％となる用量で，発がんリスクの確率が1/2となる値）から化合物特異的許容摂取量を算出できる。さらに，例えばDNAとの接触前に迅速に解毒される，あるいは誘導さ

れたDNA損傷が効率的に修復されるなどの作用機序により，実質的な閾値が根拠として示されている変異原性不純物の場合は，ICH Q3C[10]やQ3D[11]に概説される許容1日曝露量（Permitted Daily Exposure：PDE）を，無作用量と不確実係数に基づいて算出できる。

他にも，変異原性不純物の許容摂取量は，表2に示す通り医薬品の投与期間に応じて補正できる。前述したクラス1化合物に特異的な許容摂取量も投与期間に従って補正できるが，0.5％を超えて補正できないことは留意すべきである。

表2　個々の不純物に対する許容摂取量

投与期間	1ヵ月以下	1ヵ月超 12ヵ月まで	1年超 10年まで	10年超 一生涯
1日摂取量 [μg/day]	120	20	10	1.5

TTCに基づく許容摂取量は個々の不純物に適用すべきであり，クラス2または3の不純物が2個存在する場合は個々の限度値を適用する。しかし，3個以上存在する場合は，変異原性不純物の合計が表3の限度値までに制限される必要がある。

表3　複数の不純物に対する1日総摂取量

投与期間	1ヵ月以下	1ヵ月超 12ヵ月まで	1年超 10年まで	10年超 一生涯
1日摂取量 [μg/day]	120	60	30	5

化合物特異的な許容摂取量を検討するアプローチには，以下のような状況であると，より高い許容摂取量の設定を正当化できる場合もある。例えば，①食品やホルムアルデヒドなどの内因性代謝に由来する物質として摂取されている量が，不純物として摂取される量と比較して極めて大きい場合，あるいは②重症疾患，③余命が限られる場合，④後期発症性の慢性疾患，または⑤治療法の選択肢が限られる場合，が挙げられる。

2.7 管理手法

原薬の製造工程に由来する不純物に関する管理戦略には，次の4つの方法がある。

オプション1：最終製品での分析試験として，許容限度値以下の値を判定基準とする規格試験で管理する方法である。パイロットスケールで連続する6バッチまたは実生産スケールで連続する3バッチ以上のデータを用い，原薬中で許容限度値の30％未満と示すことができる場合は，スキップ試験で実施しても良い。

オプション2：製造工程の上流における原料，出発物質または中間体にて，規格試験か工程内管理試験を実施し，原薬中の許容限度値以下の値を判定基準とする。

オプション3：上流での分析試験と工程の能力を組み合わせて管理する方法であり，原料，出発物質又は中間体にて，規格試験か工程内管理試験を実施し，原薬中の許容限度値を超える値を判定基準とする。実証された不純物の挙動と除去に関する理解を必要とするため，ラ

ボスケールの実験（添加実験）において，許容限度値の30％未満であれば，本方法での管理が可能である。妥当性が示されない場合には，オプション1もしくはオプション2で管理することになる。

オプション4：分析試験なしで管理する方法である。この方法では工程パラメータの残留不純物のレベルに対する影響を理解した上で，原薬中の不純物のレベルが許容限度値より低いという十分な確信を示す必要がある。このためプロセス化学及び工程パラメータの理解が欠かせず，不純物が許容限度値を超えて残留するリスクが無視できるほど小さい，あるいは不純物の挙動と除去に影響する物理化学的特性及び工程要素に基づいてリスク評価されている等の妥当性が必要になる。具体的には，塩化チオニルのような水と速やかに完全に反応してしまう本質的に不安定な不純物，あるいは合成の初期に導入され効果的に除去される不純物などが該当する。

オプション3や4を検討する際，科学的原理のみに基づくだけでは正当化ができない場合，期待される情報やデータとして，下流プロセスの化学における不純物の構造の変化（挙動）に関する情報，あるいはパイロットスケールバッチに関する分析データ，ラボスケールでのスパイク試験データ等がある。パイロットバッチや実生産バッチデータの必要性は，パージファクターの大きさ，不純物の導入ポイント及び下流工程における除去ポイントに関する知識に左右される。なお，パージファクターは不純物の量を工程が低減する能力を反映し，工程中の上流点における不純物の量を下流点における不純物の量で除した値であり，測定されるもの，または予測されるものの2つがある[12]。

分解生成物の管理では，提案された包装形態での加速安定性試験（40℃／75％RH, 6カ月）や，提案された市販用包装形態における高温条件での速度論的に同等な短期安定性試験が推奨される。許容限度値に近いレベルで分解生成物が生成すると予測される場合には，市販包装形態での基本となる長期安定性試験でモニタリングが必要となり，変異原性分解物の規格の必要性は安定性試験の結果次第で判断される。

2.8 申請書類

臨床開発段階では，変異原性不純物に関する構造及び分析データが臨床開発期間を通じて増加するのが一般的である。このような特徴を背景に，M7では投与期間が14日以内の第I相臨床試験では，クラス1，クラス2及びCohort of concern化合物のみに関する情報を提供すればよい。その後の臨床開発段階でも，14日を超える第I相臨床試験，あるいは第IIa相臨床試験では，クラス3に関する評価及び管理を当局に伝えなければならない。さらに第IIb相臨床試験や第III相臨床試験では，評価に用いた（Q）SARシステムの詳細を報告することが求められる[13]。

さらに承認申請時には，臨床開発段階で求められた内容に加えて，Ames試験を実施した化合物がある場合はその報告書を提出する必要があり，さらに提案された管理手法についてその妥当性を述べることも要求される。

3 意義

　M7が施行されたことにより，ガイドラインの適用範囲は項目「ガイドラインの適用範囲」や「市販製品に関する検討事項」に明示され，変異原性不純物の評価及び管理が原則，施行後の新原薬及び新製剤に適用されることが明言された。また，変異原性の評価手法として，2種の異なるアプローチを用いる(Q) SARが明示され，Ames試験で陽性と判定された不純物も *in vivo* 変異原性試験でフォローアップできることが述べられた。またハザード評価により不純物を5つのクラスに分類し，管理が必要と判断されたクラス1の発がん性の情報を有する化合物では，化合物特異的な許容摂取量を算出し管理に適用できることも示された。変異原性不純物の管理手法についても，製造プロセスと製品の品質を踏まえたコントロールが記載されたことで，製造現場における変異原性不純物の管理が具体的に対応できることとなった。

　一方で，(Q) SARソフトによるアセスメント手法については，本邦は欧米の状況を取り込んでいる情勢であり，専門家を養成することが求められる。他にも，状況に応じた適切なAmes試験の実施や分析技術の高感度化がM7への対応として製薬企業に迫られており，各社は適切な対応を行う必要がある。

[橋爪恒夫]

■参考文献

1) 厚生労働省：「新有効成分含有医薬品のうち原薬の不純物」，薬食審第1204001号，平成18年（2006年）12月4日
2) 厚生労働省：「新有効成分含有医薬品のうち製剤の不純物」，薬食審第0703004号，平成18年（2006年）7月3日
3) European medicines agency, Evaluation and medicines for human use：Guideline on the limits of genotoxic impurities. 2006
4) US department of health and human services, Food and drug administration, Center for drug evaluation and research, Guidance for industry：Genotoxic and carcinogenic impurities in drug substances and products：Recommended approaches. 2008
5) 厚生労働省：「潜在的発がんリスクを低減するための医薬品中DNA反応性（変異原性）不純物の評価及び管理ガイドライン」，薬生審査発1110第3号，平成27年（2015年）11月10日
6) 厚生労働省：「抗悪性腫瘍薬の非臨床評価に関するガイドライン」，薬食審査発0604第1号，平成22年（2010年）6月4日
7) Cramer, G.M., Ford, R.A., Hall, R.L.,: Estimation of toxic hazard - a decision tree approach. Food and Cosmetic Toxicology 16, 255-276, 1978
8) Kroes, R., Renwick, A.G., Cheeseman, M., Kleiner, J., Mangelsdorf, I., Piersma, A., Schilter, B., Schlatter, J., van Schothorst, F., Vos, J.G., Würtzen, G.: Structure-based thresholds of toxicological concern (TTC): guidance for application to substances present at low levels in the diet. Food Chem. Toxicol. 42, 65–83, 2004
9) Sutter, A., Amberg, A., Boyer, S., Brigo, A., Contrera, J.F., Custer, L.L., Dobo, K.L., Gervais, V., Glowienke, S., van Gompel J., Greene, N., Muster, W., Nicolette, J., Reddy, M.V., Thybaud, V., Vock, E., White, A.T., Müller, L.：Use of in silico systems and expert knowledge for structure-based assessment of potentially mutagenic impurities. Regul. Toxicol. Pharmacol., 67, 39-52, 2013
10) 厚生労働省：「医薬品の残留溶媒ガイドライン」，薬食審査発0221第1号，平成23年（2011年）2月21日
11) 厚生労働省：「医薬品の元素不純物ガイドライン」，薬食審査発0930第4号，平成27年（2015年）9月30日

12) Teasdale, A., Elder, D., Chang, S.J., Wang, S., Thompson, R., Benz, N., Sanchez Flores I.：Risk assessment of genotoxic impurities in new chemical entities：Strategies to demonstrate control. Org. Process Res. Dev., 17, 221－230, 2013
13) 厚生労働省：「薬物に係る治験の計画の届出及び治験の実施等に関する質疑応答（Q&A）についての改訂について」，事務連絡，平成27年（2015年）12月14日

M8　eCTD

はじめに

　ICHでCTD（Common Technical Document）が検討されるまで，製薬企業は各国規制に基づいた様式で申請資料を作成，申請を行っていた。1995年に横浜で開催されたICH 3において，グローバルドシエ（Global Dossier）あるいはコモンドシエ（Common Dossier）の概念が提案され，医薬品の申請資料の様式を統一することを目的に，日米EU 3極で受入可能な申請資料フォーマットであるコモンテクニカルドキュメント（Common Technical Document：以下CTD）の検討が開始された。一方，同時期に電子化の進歩は著しく，CTDの検討と並行して，膨大な申請資料を電子的に作成，レビューができるよう，ICH M2専門家作業部会（Expert Working Group：以下EWG）により「CTDの電子的な仕様」としてeCTD（electronic Common Technical Document）の検討が開始された。現在では規制当局への申請資料のフォーマットとして日米EU以外の国でもeCTDはCTDと同様に受入可能なフォーマットとして活用されている。以来，eCTDはM2 EWGで検討し，v3.0の作成及び維持管理を行ってきた。その後，CTD施行後の変更要望や電子化技術の向上に伴い，より専門的な集団での検討が必要となり，2010年にM2からeCTD議題を独立させ，新たにM8 EWGを設立し，eCTDに関連する課題の検討を行っている。

1　提案の背景

　製薬企業が承認審査のために規制当局へ提出する資料は膨大である。このため，申請資料を作成する製薬企業，申請資料を審査する規制当局側の双方から，電子化による効率化が求められ，申請資料の電子的なフォーマットの検討が開始された。

　eCTDは2001年から検討を開始し，2004年にeCTD v3.0として合意され，各国で運用を開始した。

　eCTD v3.0は，現在までに軽微な改訂を重ね，現在v3.2.2が日米EUをはじめさまざまな国々で運用されている。一方で，ICH内での新規ガイドラインの制定や，各国規制要件の変更，現運用での課題等を考慮し，最新の技術を活用した汎用性の高いeCTDの新仕様としてv4.0の検討を行うこととなった。

2　主要ポイント

　eCTDの新仕様（eCTD v4.0）を検討するにあたり，先に述べたとおり，2010年にM2から

eCTD議題を独立させ，新たにM8 EWGを設立し，M8 EWGとして新仕様への要求事項を最終化した．要求事項には，eCTD v3.0シリーズの運用において認められた課題への対応に加え，①汎用性を高めること，②一度規制当局に提出した資料を再利用できること，③現行から新バージョンへの円滑な移行を可能とすることが追加された．

以下に，eCTD v3.0シリーズとv4.0の主な違いをまとめる（表1）．

表1　v3.0シリーズとv4.0の違い

		v3.0シリーズ	v4.0	改善ポイント
技術面		XML DTD	XML Schema	従来CTDや申請資料構成の変更が難しかったが，v4では容易に変更が可能などDTDの機能を拡張して柔軟性を高めた
		各国特異的なM1と共通のM2-5	共通のM1-5	M1を含めたグローバル共通の仕様
		属性を申請ごとに手入力 例： 申請区分：「1-1」，「1-(1)，(1) 新有効成分含有医薬品」，など記述がバラバラ	一般化できる属性値をコードで管理 例： 申請区分コード：jp_1_1	コード化することでコンピューターが扱いやすくなり，大量の属性情報を効率的に管理できる
		CTD構造をすべて階層化しているためフォルダ構造が細分化	フォルダ構造が簡素化	フォルダパスが短くなり，文字制限の影響を受けにくくなる．
		Leaf file：PDF		変更なし
運用面		ICHガイドラインから逸脱しないレベルで地域固有の運用を継続 例： 申請資料改訂提出の際，日本のみすべての情報を提出（米・EUは改訂箇所のみ）	v3の実装経験を踏まえ，可能な限り共通化 例： 申請資料改訂提出の際，ICH全極において改訂箇所のみ提出	グローバル共通運用
		既提出資料の再利用不可	既提出資料の再利用可能	資料の重複提出不要

2011年からeCTD v.4.0要求事項に基づき，導入に向けた具体的な課題抽出及び検討が開始され，2012年6月にStep 2 for Testing用文書が合意された．Step 2 for Testingは，当初，ICH全極がテストに用いることができるeCTD作成Tool完成を待ち，2013年1月より開始予定であったが，スケジュールを遵守しながら当該Toolを調達することが困難であったため，当該Toolの完成を待たずにテストを開始した．2013年6月Brussels会議では各極が実施したテスト結果をレビューするとともに必要文書の修正内容に合意し，2014年11月Lisbon会議にてStep 2としてガイドライン案の合意に至った．

2015年1月より各極で収集されたPublic Commentに基づきガイドライン案を修正し，2015年12月のJacksonville会議を経て2016年1月にICH eCTDガイドラインとして「eCTD v4.0 Implementation Package」を合意した．Implementation Packageには，eCTDの技術的な仕様を示すeCTD v4.0 Implementation Guideに加え，eCTDの骨格となるXML schemaや各種コードの定義書等が含まれる．なお，XML schemaとは，申請資料の構成や規制当局が審査の際必要な情報を電子的に判別するものである．

M8 EWGでは，v4.0の要求仕様を，米国で医療情報交換のための標準規約であり，データの公開の際の電子的形式を定めているHL7（Health Level 7）のRPS（Regulated Product Submission）に基づき技術的な観点から検討した。RPSを活用することにより，規制当局へ提出する申請資料の構成（CTD）やその内容に加え，規制当局側の審査方針に基づき電子的にレビューできる仕様となっている。また，M8 EWGではeCTDを作成するためのツールを構築する技術者向けにSupporting Documentationとして規制要件に伴う技術的要件を説明した資料ならびに，製薬企業の主に薬事担当者向けにより一般的な記載表現でeCTD v4.0を説明したOrientation Material等を作成した。

3 意義

　eCTDガイドラインの主たる意義は，製薬企業側の申請資料作成業務及び規制当局側の審査業務の効率化とコスト軽減であり，これはeCTDのバージョンを通して一貫している。しかしながら，時間経過とともに，実運用の中で認められたさまざまな課題への対応や技術の進歩，業務のあり方の変遷等が反映された結果，バージョンの違いにより技術仕様や運用が異なることがある。eCTD v4.0は，eCTD v3シリーズを運用をしている国での運用経験からあがったさまざまな課題に対応するとともに，今後も進化し続ける技術や業務運用に対して，将来にわたり，より柔軟に対応することを可能とすべく策定した。

　eCTD v3シリーズは，初期導入から軽微変更を経て10年以上運用され，ICH全極において申請資料の電子化普及に大きく貢献した。一方で，技術的に容易に変更できる仕様となっていなかったため，その変更には規制当局及び申請者双方のシステムを大幅に改修する必要が生じる傾向にあった。ICH全極での施行後，時間経過とともに改善すべき事項であっても，軽々に変更することは困難であった。このような課題を解決するために，M8 EWGは，eCTD V4.0の技術的要求として，eCTDの基盤となるXMLの構造と，申請資料の構成や提出する文書情報を技術的に切り離すことで，柔軟性を高めた。これにより，将来，仮にCTDの構成が変わったり，提出する情報の増減や変更があったりしても，XMLの構造には影響を及ぼさないため，製薬企業や規制当局内のシステムに，大幅な改修を必要としないシステムが開発され普及することが期待できる。また，ICHにおいても，新たなガイドラインの制定に対応するために，その都度，技術的な仕様基盤を再考する必要はなくなるであろう。さらに，CTDに限らず，あらゆる文書に転用できる技術仕様であるため，治験，調査，市販後等，医薬品や化合物のライフサイクルを通して規制当局と授受する種々規制文書や，医療機器等の非医薬品の規制文書の授受に活用することで，これらのシステムの一部を統一し，申請企業及び規制当局双方のシステム開発・運用費の削減を可能とすることが期待できる。

3.1 今後の予定

　現在運用されているeCTD v3シリーズから，eCTD v4.0への移行を経て，eCTD v4.0の運用定着が今後の課題である。現在，各国の規制当局が中心となり，eCTDv4.0の導入及び本格稼働を目指し，①パイロット試験の実施，②移行期間の設定（現行バージョンとv4.0の両バー

ジョンの受入可能期間），③eCTD v4.0への完全移行（現行バージョンの受入終了）の3ステップを進めている．特にパイロット試験ではeCTD v4.0の実運用を見据えたパイロット試験を各規制当局が計画中である．また，日本はeCTD v3.2.2は実装せずにv4.0へ移行するが，eCTD v3.2.2からv4.0へのデータ移行は，欧米で承認申請を実施している製薬企業にとって大きな課題である．M8 EWGで合意された移行マッピング・メッセージでは対応していないバージョンのeCTD（v3.2以前）で提出された資料の移行処置等，各国の規制当局の対応策に基づき更なる検討が必要となる可能性がある．M8 EWGではeCTD v4.0の定着に向けさらなる検討を行い，可能な限り標準化を検討する．各国または地域固有の実装についても可能な限りM8 EWGで共有し，eCTDを活用する規制当局，製薬企業，ならびにサポートベンダーともに協力し合い，真のeCTD v4.0運用定着につなげていきたい．

また，M8 EWGではeCTDの新仕様検討と並行し，現行v3シリーズの変更要望書に基づき，現在運用されているCTD ガイドラインの別添であるグラニュラリティ・ドキュメント（階層構造に関する文書）の改訂を，M4Q IWG（Implementation Working Group）と連携して検討を行ってきた．ICHではさまざまなガイドラインが作成されており，新たなガイドラインに基づく記載事項をCTDのどの場所に記載するか各EWGにおいてあらかじめ検討し，必要に応じてM8EWGと協議するプロセスを各ガイドライン作成過程に組み込むことも検討されている．

eCTDでの申請が主流となった今，製薬企業側での電子的な申請資料の作成方法や，規制当局側でのレビュー方法が変わってきている．今後もCTDの記載要求や構造の変更，新ガイドラインのCTDへの影響を踏まえ，電子的に申請資料や情報を扱うことのメリットを最大限活用できる対応策を継続して検討する．

おわりに

eCTDは長期にわたり，申請資料の電子化を目指し検討が進められ，運用されてきた．先に述べた通り申請資料を電子化することのメリットとして，コストや時間の短縮が挙げられている．M8 EWGではメリットに加え，申請資料を電子化することで懸念されるデータ改ざんやすり替えのリスク等に対応するために仕様の検討を行ってきた．一方で電子化を推奨する上での課題として製薬企業，規制当局ともに対応するシステムの構築及び維持管理は必須となる．また，電子化一般的な課題である保存性や新技術への対応等，課題も多い．今後eCTD v4.0の本格運用が各国で始まるが，上述の課題を考慮しつつ，電子化のメリットを最大限提示すべく検討を行っていく．

［藤川 明世］

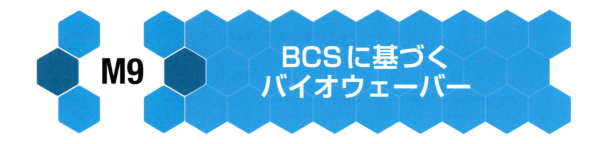

M9 BCSに基づくバイオウェーバー

1 提案の背景

Biopharmaceutics Classification System (BCS) は，1995年にAmidonら[1]により提唱された，原薬をその溶解性及び膜透過性に基づき4つのクラスに分類する概念である。Class Iは溶解性及び膜透過性が高い医薬品，Class IIは溶解性が低く，膜透過性が高い医薬品，Class IIIは溶解性が高く，膜透過性が低い医薬品，Class IVは溶解性及び膜透過性が低い医薬品と定義されている（表1）。

表1 BCSのクラス

		溶解性	
		高	低
膜透過性	高	Class I	Class II
	低	Class III	Class IV

BCSに基づく生物学的同等性試験の免除（バイオウェーバー）に関するガイドラインは，現在，米国[2]，欧州[3]，WHO[4]及びカナダ[5]において公表されているが，各ガイドラインに規定されているBCSによる分類及びBCSに基づくバイオウェーバーにおける要件には相違があり，申請者は対象地域ごとに異なる対応を求められている。

このような状況の中，M9「BCSに基づくバイオウェーバー」は2016年6月のリスボン会議にて新規トピックとして採択され，その後，コンセプトペーパー・ビジネスプランの承認，専門家作業部会（EWG）の発足，大阪・モントリオール・ジュネーブでの計3回の対面会議を経て今日に至っている。現在，M9では，BCSによる分類及びBCSに基づくバイオウェーバーにおける各種要件の国際調和と有用性の高いガイドラインの制定を目指して検討を行っている。

2 主要ポイント

表2に，M9ガイドラインの基本骨子を示す。

表2　M9ガイドラインの基本骨子

```
1. Introduction
    1.1 Background and Objective
    1.2 Scope
2. Biopharmaceutics classification of the drug
   substance
    2.1 Solubility
    2.2 Permeability
3. Support of the eligibility of a drug product
   for a BCS-based biowaiver
    3.1 Excipients
    3.2 In vitro dissolution
4. Documentation
5. Glossary
```

　米国（ドラフト版）[6]，欧州，WHO及びカナダのガイドラインに共通して，高溶解性（Class IとClass III）の医薬品に対してBCSに基づくバイオウェーバーを許容している状況を踏まえ，M9においてもバイオウェーバーの適用対象をClass I及びClass IIIとすることが合意された[7]。

　以下に，本トピックにおける議論の主要ポイントをコンセプトペーパー[8]より抜粋する。

2.1 BCSによる分類に必要なデータ

　溶解性評価における各種要件のうち，溶解性の検討用量については，米国と欧州に考え方の違いがある。米国では「最高含量」が既定のpH範囲で溶解するか否かで溶解性を分類しているのに対し，欧州では「1回あたりの最高臨床用量」を検討用量としており，この点についてどのように調和を図るかが最大の課題である。

　膜透過性については，高低の判断基準値を設定するとともに，その評価方法については，米国において臨床試験（絶対的バイオアベイラビリティ試験あるいはマスバランス試験）データ以外にも，Caco-2細胞膜を用いた *in vitro* 透過性試験データも許容しており，欧州との相違点であることから，Caco-2細胞によるデータの採用可否や位置づけが主要な論点である。

　また，BCSによる分類に必要な溶解性及び膜透過性の評価に，文献等の公表データの利用を可能とするか否かについても，併せて検討する。

2.2 BCSに基づくバイオウェーバーに必要なデータ

　製剤の溶出プロファイルの類似性の判断基準については，BCSのクラス（Class IとClass III）ごとに設定する必要がある。さらに，溶出試験の装置（方法），温度，回転速度，試験液（pH）等の各種試験条件についても，一定の基準を設定することが望まれる。

　製剤処方の類似性については，薬物の吸収速度や量に影響を及ぼす可能性のある添加剤を

特定することをはじめとして，添加剤の量的類似性のクライテリアの設定，添加剤が吸収に影響しないことを証明するために必要なデータ等について検討する。

さらに，BCSに基づくバイオウェーバーを含量違いの製剤に適用できるか否かについても議論する。

3 意義

現在複数の規制当局より公表されているBCSに基づくバイオウェーバーに関するガイドラインにおける要件にはいくつかの相違点があり，このことが医薬品のグローバル開発にとって障壁となっている。本トピックでの議論が，既存のガイドライン間の相違点を解消し，医薬品のグローバル開発の効率化に貢献できれば，非常に意義深いことである。また，現在日本には同ガイドラインが存在しないため，ICHガイドラインの制定が，日本におけるBCSの科学的な考え方の導入を促し，それに基づくバイオウェーバーに関するガイドラインの早期制定へと導くことを期待したい。

今後，M9のEWGが，現在検討中のいくつかの課題について，サイエンスベース・リスクベースの議論により解決を図り，国際調和のとれた有用なガイドラインを制定することを強く望んでいる。

［高橋　豊］

■引用文献

1) G. L. Amidon, H. Lennernas, V. P. Shah, and J. R. Crison：A Theoretical Basis for a Biopharmaceutic Drug Classification：The Correlation of in Vitro Drug Product Dissolution and in Vivo Bioavailability. Pharm. Res., 12, 413-420, 1995
2) Guidance for Industry：Waiver of In Vivo Bioavailability and Bioequivalence Studies for Immediate-Release Solid Oral Dosage Forms Based on a Biopharmaceutics Classification System. U.S. Department of Health and Human Services, Food and Drug Administration, Center for Drug Evaluation and Research (CDER), 2000
3) COMMITTEE FOR MEDICINAL PRODUCTS FOR HUMAN USE (CHMP)：GUIDELINE ON THE INVESTIGATION OF BIOEQUIVALENCE. European Medicines Agency (EMA), 2010
4) Guidance Document：General notes on Biopharmaceutics Classification System (BCS) -based biowaiver applications. World Health Organization, 2014
5) Guidance Document：Biopharmaceutics Classification System Based Biowaiver. Health Canada, 2014
6) DRAFT GUIDANCE：Guidance for Industry：Waiver of In Vivo Bioavailability and Bioequivalence Studies for Immediate-Release Solid Oral Dosage Forms Based on a Biopharmaceutics Classification System. U.S. Department of Health and Human Services, Food and Drug Administration, Center for Drug Evaluation and Research (CDER), 2015
7) M9：BCSに基づくバイオウェーバー, Biopharmaceutics Classification System-based Biowaivers. ICH日本シンポジウム2016（第35回ICH即時報告会），2016
8) Final Concept Paper, M09: Biopharmaceutics Classification System-based Biowaivers. September 12, 2016

M10 生体試料中薬物濃度分析法バリデーション

1 提案の背景

　生体試料中薬物濃度分析法バリデーションのガイドラインは，医薬品開発において，規制当局に提出される生体試料中薬物濃度データの信頼性確保のため，分析法の観点から推奨される事項をまとめた指針となる。

　生体試料中薬物濃度分析法バリデーションに関するガイドラインは，日米欧の他，各地域から発出されている。生体試料中薬物濃度分析法バリデーションに関する初めてのガイダンスは2001年に米国でFDAから発出され[1]，2013年にはその改訂版のドラフトガイダンスが発出された[2]。欧州ではEMAから2011年[3]に生体試料中薬物濃度分析法バリデーションに関するガイドラインが発出された。日本においてもMHLWから，低分子化合物の液体クロマトグラフィー，ガスクロマトグラフィー，またはそれらと質量分析法を組み合わせた分析法を対象としたガイドライン[4]が2013年に，リガンド結合法を対象としたガイドライン[5]が2014年に発出されている。

　それ以外の地域では，ブラジルANVISAがFDAに次いで2003年（2012年に改訂版が発出）に，2013年に韓国MFDS，2015年に中国CFDAからもそれぞれガイドラインが発出されており，M10ガイドラインはICHに参加しているこれらの地域でも受け入れ可能なガイドラインとすることが必要である。

　各極ガイドラインには，生体試料中薬物濃度分析法に関する規制当局からの要件が示される一方，ガイドライン間の一部で相違が見られ，各社ともその対応に頭を悩ませているのが現状である。例えば，バリデーションの各項目で，それぞれのガイドラインの最も厳しい要求事項や許容基準を採用し試験を実施しているケースや，申請する国に合わせて追加のバリデーションを実施するケースなど非効率なリソースの使用，医薬品開発の遅延などが懸念されてきた。

　本トピックはこのような背景のもと，本邦MHLW/PMDAから提案され，2016年6月にリスボン会合で複合領域の新規トピック（M10）として採択された。

2 主要ポイント

　最初の対面会合である大阪会合では，三極（FDA，EMA，MHLW）の現行ガイドラインの比較によるギャップ分析が行われた。その時の議論は，ICH日本シンポジウム2016（第35回ICH即時報告会）及び医薬品医療機器レギュラトリーサイエンス誌で報告されている[6]。

三極ガイドラインの比較について表1〜3に示す。

これまで3回の対面会合（大阪，モントリオール，ジュネーブ）ではM10ガイドラインに組み入れるべき内容の枠組みを完成させた。大阪会合で目次案の作成を行い，次のモントリオール会合までに目次についてのEWGメンバーによる同意はおおむね得られた。

表1　MHLW/EMA/FDA BMV guidelines − Scope −

MHLW 2013 & 2014	EMA 2011	FDA draft 2013
Methods 　LC or GC with or without mass spectrometry 　Ligand-binding assay	Chromatographic methods Ligand-binding assay	LC or GC with or without mass spectrometry Ligand-binding assay, <u>Immunological and microbiological procedures</u>
Phases 　Clinical studies (Inc. BE studies) 　Non-clinical TK studies	Clinical studies (Inc. BE studies) Non-clinical TK studies	Clinical studies (Inc. BE studies) Non-clinical TK studies <u>Non-clinical PK studies</u>
Analytes 　Drugs, Metabolites 　(Inc. biologics with same amino acid sequence as endogenous substance; LBA) 　<u>(Exc.endogenous compounds：Chtomatography)</u>	Drugs Metabolites	Drugs, Metabolites <u>Endogenous compounds (Conceptual)</u> <u>Biomakers (Conceptual)</u>
Biological matrices 　Not specified (e.g., serum, plasma, urine)	Not specified (e.g.,blood, serum, plasma, urine and <u>saliva</u>)	Not specified (e.g.,blood, serum, plasma, urine, <u>tissue</u>, <u>skin</u>)

下線：三極の相違箇所

2.1　適用範囲

表1に示すようにScope（適用範囲）については，Methods（方法），Phases（試験のフェーズ），Analytes（分析対象物質），Biological matrices（生体試料）の点からハーモナイズしていく必要がある。いずれの項目も各ガイドライン間で差異が見られるが，基本的には，共通事項はM10ガイドラインに組み入れることとなった。

これまでの議論の結果，方法については，クロマトグラフィー法及びリガンド結合法を対象とすることに加え，市販キット，Dried blood methods等についても考慮すべき課題として記載することとなった。分析対象については，薬物（Chemical and biological drugs）及び代謝物（ICH M3(R2)で規定）を対象とすることとなったが，バイオマーカー及び抗薬物抗体についてはM10ガイドラインの適用外となった。生体試料については，血液，血漿，血清，その他の体液，組織等を例示した。試験のフェーズについては，規制当局に提出される重要な非臨床TK/PK試験（Pivotal nonclinical TK/ PK studies）及びすべての臨床試験が対象となった。

2.2　分析法バリデーション

各極のガイドラインのクロマトグラフィーのセクション（表2），リガンド結合法のセクション（表3）についても下線で示している箇所で相違が見られている。その他，細部でも差異が見られており，以下の点に留意してガイドラインの作成に取り組んでいる。

表2 MHLW/EMA/FDA BMV guidelines -Chromatography section-

MHLW (Chromatogr.) 2013	EMA 2011	FDA draft 2013

3. Reference Standard
4. Analytical Method Validation
  4.1 Full validation
    4.1.1 Selectivity
    4.1.2 Lower limit of quantification
    4.1.3 Calibration curve
    4.1.4 Accuracy and precision
    4.1.5 Matrix effect
    4.1.6 Carry-over
    4.1.7 Dilution integrity
    4.1.8 Stability
  4.2 Partial validation
  4.3 Cross validation
5. Analysis of Study Samples
  5.1 Calibration curve
  5.2 QC samples
  5.3 ISR
  5.4 Carry-over
<u>6. Points ot Note</u>
  6.1 Calibration range
  6.2 Reanalysis
  6.3 Chromatographic integration
  6.4 System suitability
  6.5 Recovery
	4. Analytical Method Validation
	  4.1 Full validation of an analytical methods
	    4.1.1 Selectivity
	    4.1.2 Carry-over
	    4.1.3 Lower limit of quantification
	    4.1.4 Calibration curve
	    4.1.5 Accuracy
	    4.1.6 Precision
	    4.1.7 Dilution integrity
	    4.1.8 Matrix effect
	    4.1.9 Stability
	  4.2 Partial validation
	  4.3 Cross validation
	5. Analysis of Study Samples
	  5.1 Analytical run
	  5.2 Acceptance criteria of an analytical run
	  5.3 Calibration range
	  5.4 Reanalysis of study samples
	  5.5 Integration
	6. ISR
		A. Reference standards
		
		B. Bioanalytical Method Development and Validation
		  1. Selectivity
		  2. Accuracy, precision and recovery
		  3. Calibration curve
		  4. Sensitivity
		  5. <u>Reproducibility</u>
		  6. Stability
		
		C. Validation Method : Use, Data Analysis, and Reporting

下線：三極の相違箇所

表3 MHLW/EMA/FDA BMV guidelines -LBA section-

MHLW (LBA) 2014	EMA 2011	FDA draft 2013

3. Reference Standard
4. Analytical Method Validation
  4.1 Full validation
    4.1.1 Specificity
    4.1.2 Selectivity
    4.1.3 Calibration curve
    4.1.4 Accuracy and precision
    4.1.5 Dilution linearity
    4.1.6 Stability
  4.2 Partial validation
  4.3 Cross validation
5. Analysis of Study Samples
  5.1 Calibration curve
  5.2 QC samples
  5.3 ISR
<u>6. Points to Note</u>
  6.1 Calibration range
  6.2 Reanalysis
  6.3 Carry-over
  <u>6.4 Cross-talk</u>
  6.5 Critical reagents
  <u>6.6 Interfering substances</u>
	7.1 Method Validation
	  7.1.1 Full validation
	    7.1.1.1 Reference standards
	    7.1.1.2 Specificity
	    7.1.1.3 Selectivity
	    7.1.1.4 Carry-over effect
	    7.1.1.5 Matrix selection
	    <u>7.1.1.6 Minimum required dilution</u>
	    7.1.1.7 Calibration curve
	    7.1.1.8 Precision and accuracy
	    7.1.1.9 Dilution linearity
	    <u>7.1.1.10 Parallelism</u>
	    7.1.1.11 Stability of the sample
	    7.1.1.12 Reagents
	    <u>7.1.1.13 Commercial kits</u>
	7.2 Partial Validation and Cross-validation
	7.3 Analysis of Study Samples
	  7.3.1 Analytical run
	  7.3.2 Acceptance criteria
	  7.3.3 ISR
		A. Key reagents
		
		B. Bioanalytical Method Development and Validation
		  1. Selectivity (Interference, Matrix effects)
		  2. Accuracy, precision and <u>recovery</u>
		  3. Calibration curve
		  4. Sensitivity
		  5. <u>Reproducibility</u>
		  6. Stability
		
		C. Validation Method: Use, Data Analysis, and Reporting

下線：三極の相違箇所

- 選択性（Selectivity），特異性（Specificity）

　これまでのガイドラインでは特異性という用語はリガンド結合法でのみ用いられてきた。今回M10ガイドラインを作成するにあたり，クロマトグラフィーのセクションにおいても選択性はクロマトグラム上で生体試料中成分由来のピークを測定対象物質及び内標準物質と区別して検出できることとした。特異性は生体試料中成分由来の以外の成分（測定対象関連物質，代謝物等）を測定対象物質及び内標準物質と区別して検出できることとして，明確に区別する。

- 真度及び精度（Accuracy，Precision）

　QC試料の濃度，繰り返し数などで，三極のガイドラインで差異が見られている。特に，リガンド結合法でのQC試料の濃度，繰り返し数などで差異が見られる上，実施方法も明確でない記載も見られていることから，各極で受け入れ可能な実施方法，許容基準を設定する必要がある。

- 安定性（Stability）

　リガンド結合法の許容基準でEMA及びMHLW/PMDAとFDAガイドラインの間で乖離が見られることから，妥当な基準を設定する。FDAガイドラインでは安定性に関連する試験項目としてReproducibilityがあり，ガイドラインへの記載の必要性を検討する必要がある。

- 回収率（Recovery）

　FDAガイドラインでは実施すべき項目，MHLW/PMDAガイドラインでは注意事項で記載，EMAガイドラインでは記載がなく，ガイドライン間で差異が見られた。また，実施方法においてもFDAガイドラインとMHLW/PMDAガイドラインで違いがあるため，ハーモナイズが必要である。

- MRD（Minimum required dilution）

　EMAガイドラインではバリデーション項目での記載が見られるが，MHLW/PMDAガイドラインでは測定法開発段階（Method development）で設定することとされている。

- パラレリズム（Parallelism）

　EMAガイドラインでは実施方法，許容基準が明記されている。FDAガイダンスでは実施方法等の記載はないが，要求事項である。MHLW/PMDAガイドラインではQ＆Aでケースバイケースの対応が求められている。実施方法等の妥当性も含め議論する必要がある。
　また，パラレリズムの実施には実試料を用いる必要があるため，バリデーションの項目で記載するか，実試料分析の項目で記載するか議論となっている。

- ISR（Incurred sample reanalysis）

　EMAガイドライン及びMHLW/PMDAガイドラインで試験方法，許容基準で差は見られな

い。ISRを実施する試料数は1000を超えない実試料数に対してその約10%，1000を超える試料数では，超過数に対して約5％に相当する試料を加えた数を目安とする。判定は初回定量値からの乖離度で行われる。一方，FDAガイダンスでは試料数に関わらず7%に相当する数と，三極で不一致となっていたが，おおむね合意できる方向である。対象となる試験についてもEWGメンバー内で議論を進めている。

2.3 クロスバリデーション

　MHLW/PMDAガイドラインのQC試料の平均真度の許容基準は±20%以内である点で（LBAセッションでは±30%），EMAガイドライン及びFDAガイドラインと差異がみられている。MHLW/PMDAガイドラインでは施設間変動を考慮し，許容基準が広げられている。また，MHLW/PMDAガイドライン及びEMAガイドラインではQC試料もしくは実試料での実施を要求しているのに対し，FDAガイドラインでは両方の試料を用いた試験の実施を求めている。

3 意義

　欧州，米国，日本及びその他の地域において，生体試料中薬物濃度分析法に関するガイドラインが発出され，各極における規制要件が示されている。これらガイドラインでは分析法バリデーション及び実試料分析における評価項目や判定基準等に関して，各極ガイドラインの要求事項に相違が見られ，細部においても不一致が見られる。各極ガイドラインの相違が，バイオアナリシスデータの有効活用（各極申請への利用）の障壁となっており，それぞれの要求事項に対応するため，最も厳しい要件での試験の実施や追加の試験が必要となるケースがある。M10ガイドラインの策定は，これら非効率なリソースの使用や医薬品開発遅延の懸念を払拭できると考えられる。

［田中誠治］

■引用文献

1) FDA. Guidance for Industry：Bioanalytical Method Validation Revision1. US Department of Health and Human Services, FDA, CDER, CVM, 2001
2) FDA. Guidance for Industry：Bioanalytical Method Validation.：Draft Guidance. US Department of Health and Human Services, FDA, CDER, CVM, 2013
3) EMA Committee for Medical Products for Human Use（CHMP）. Guidline on Bioanalytical Method Validation. 2011（EMEA/CHMP/EWP/192217/2009）
4) 厚生労働省医薬食品局審査管理課長．医薬品開発における生体試料中薬物濃度分析法バリデーションに関するガイドラインについて．薬食審査発0711第1号，平成25年7月11日
5) 厚生労働省医薬食品局審査管理課長．医薬品開発における生体試料中薬物濃度分析法（リガンド結合法）バリデーションに関するガイドラインについて．薬食審査発0401第1号，平成26年4月1日
6) 石井明子：複合領域に関するトピックの動向 M10：生体試料中薬物濃度分析法バリデーション Bioanalytical Method Validation，医薬品医療機器レギュラトリーサイエンス　48（8），555, 2017

> 「ICHガイドライン」の原文は【PHARM TECH JAPAN ONLINE】(運営：じほう)に掲載しています。本サイトに会員登録(無料)いただくと閲覧が可能です。
>
> 【PHARM TECH JAPAN ONLINE】：https://ptj.jiho.jp/
> (※本サイトの検索ワードは「PTJ ONLINE」です。)

ICH改革とICHガイドライン解説
国際調和の新展開

定価　本体6,000円(税別)

平成30年4月2日　発　行

編　集　　日本製薬工業協会 ICHプロジェクト編集委員会
発行人　　武田　正一郎
発行所　　株式会社　じほう

　　　　　101-8421　東京都千代田区神田猿楽町1-5-15(猿楽町SSビル)
　　　　　電話　編集　03-3233-6361　販売　03-3233-6333
　　　　　振替　00190-0-900481
　　　　　＜大阪支局＞
　　　　　541-0044　大阪市中央区伏見町2-1-1(三井住友銀行高麗橋ビル)
　　　　　電話　06-6231-7061

©2018　　　　　　　　　　組版　(株)シンクス　　印刷　シナノ印刷(株)
Printed in Japan

本書の複写にかかる複製，上映，譲渡，公衆送信(送信可能化を含む)の各権利は株式会社じほうが管理の委託を受けています。

JCOPY ＜(社)出版者著作権管理機構　委託出版物＞
本書の無断複製は著作権法上での例外を除き禁じられています。
複製される場合は，そのつど事前に，(社)出版者著作権管理機構(電話 03-3513-6969，FAX 03-3513-6979，e-mail：info@jcopy.or.jp)の許諾を得てください。

万一落丁，乱丁の場合は，お取替えいたします。
ISBN 978-4-8407-5067-7